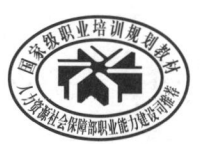

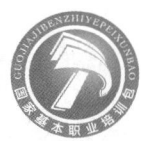

国家级职业培训规划教材 人力资源社会保障部职业能力建设司推荐
国家基本职业培训包
职业技能等级认定培训教材
职业培训包教材资源

保健按摩师

（技师　高级技师）

保健按摩师职业技能等级认定培训教材编审委员会　组织编写

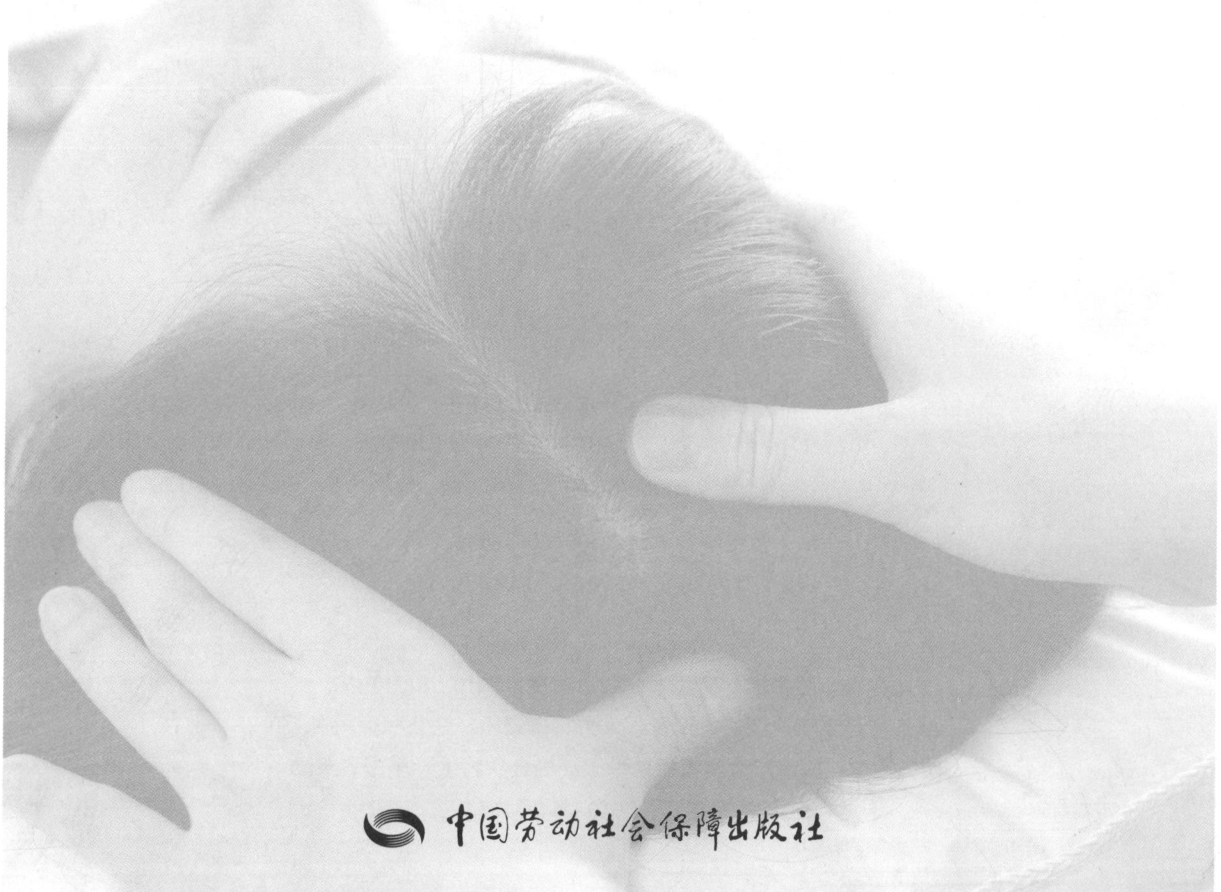

中国劳动社会保障出版社

图书在版编目(CIP)数据

保健按摩师：技师、高级技师/保健按摩师职业技能等级认定培训教材编审委员会组织编写． -- 北京：中国劳动社会保障出版社，2023

职业技能等级认定培训教材

ISBN 978-7-5167-6058-1

Ⅰ.①保… Ⅱ.①保… Ⅲ.①保健-按摩疗法（中医）-职业技能-鉴定-教材 Ⅳ.①R244.1

中国国家版本馆CIP数据核字（2023）第185712号

中国劳动社会保障出版社出版发行

（北京市惠新东街1号 邮政编码：100029）

*

北京宏伟双华印刷有限公司印刷装订 新华书店经销

787毫米×1092毫米 16开本 23.25印张 380千字
2023年10月第1版 2023年10月第1次印刷

定价：88.00元

营销中心电话：400-606-6496
出版社网址：http://www.class.com.cn

版权专有 侵权必究

如有印装差错，请与本社联系调换：（010）81211666
我社将与版权执法机关配合，大力打击盗印、销售和使用盗版图书活动，敬请广大读者协助举报，经查实将给予举报者奖励。
举报电话：（010）64954652

编审委员会

主　任： 卢穗华

副主任： 杨　翀　黄　耿

委　员： 郭　翔　陈美仁　陈丁生　余琴华　何　东　陆彦青
　　　　　沈　彤　林　清　何华香　张伯琦

本书编审人员

主　编： 何华香　余琴华

副主编： 陈泽林　凌　敏　张　雪

编　者：（以姓氏笔画为序）
　　　　　王晓江　王　蓉　叶敏仪　李　珊　杨　颖　肖尊雄
　　　　　张伯琦　张焙强　林　洽　柯俊业　晏锦胜　崔伟霞
　　　　　谢少坤　樊　犇　潘雅文　戴小红

主　审： 郭　翔

前　　言

  为加快建立劳动者终身职业技能培训制度，全面推行职业技能等级制度，推进技能人才评价制度改革，促进职业培训包制度与职业技能等级认定制度的有效衔接，进一步规范培训管理，提高培训质量，保健按摩师职业技能等级认定培训教材编审委员会组织有关专家依据《保健按摩师国家职业标准（2023年版）》（以下简称《标准》）和职业培训包（以下简称培训包），编写了保健按摩师职业技能等级认定培训教材（以下简称等级教材）。

  保健按摩师等级教材紧贴《标准》和培训包要求编写，内容上突出职业能力优先的编写原则，结构上按照职业功能模块分级别编写。该等级教材共包括《保健按摩师（基础知识）》《保健按摩师（保健按摩　脊柱按摩）（初级　中级　高级）》《保健按摩师（足部按摩　反射疗法）（初级　中级　高级）》《保健按摩师（技师　高级技师）》4本。《保健按摩师（基础知识）》是各级别保健按摩师均需掌握的基础知识，其他各级别教材内容分别包括各级别保健按摩师应掌握的理论知识和操作技能。

  本书是职业技能等级认定推荐教材，也是职业技能等级认定题库开发的重要依据，已纳入职业培训包教材资源，适用于职业技能等级认定培训和中短期职业技能培训。

  本书在编写过程中得到广州卫生职业技术学院、湖南中医药高等专科学校、广州龙脊康门诊部有限公司等单位的大力支持与协助，在此一并表示衷心的感谢。

保健按摩师职业技能等级认定培训教材编审委员会

目 录 CONTENTS

第一部分 技师

职业模块 1　脏腑保健按摩 1

　培训课程 1　脏腑保健按摩相关知识 3
　　学习单元 1　脏腑保健按摩常用经脉 3
　　学习单元 2　脏腑保健按摩常用腧穴 9
　　学习单元 3　脏腑保健按摩特色手法 11
　　学习单元 4　脏腑保健按摩基本常识 15
　培训课程 2　常见疾病的脏腑保健按摩 17
　　学习单元 1　消化系统常见病的保健按摩 17
　　学习单元 2　运动系统常见病的保健按摩 27
　　学习单元 3　生殖系统常见病的保健按摩 40
　　学习单元 4　内分泌系统常见病的保健按摩 49

职业模块 2　脊柱按摩 59

　培训课程 1　颈椎相关病按摩 61
　　学习单元 1　颈型颈椎病按摩 61
　　学习单元 2　落枕按摩 64
　　学习单元 3　小儿肌性斜颈按摩 66
　　学习单元 4　颈源性眩晕按摩 69
　培训课程 2　胸椎相关病按摩 73
　　学习单元 1　背肌筋膜炎按摩 73
　　学习单元 2　胸椎小关节紊乱按摩 76
　　学习单元 3　脊源性心悸按摩 78
　　学习单元 4　脊源性胃脘痛按摩 80
　培训课程 3　腰骶椎相关病按摩 82

学习单元 1	腰肌劳损按摩	82
学习单元 2	腰椎间盘突出症按摩	85
学习单元 3	急性腰扭伤按摩	87
学习单元 4	骶髂关节损伤按摩	89

职业模块 3　反射疗法 … 93

培训课程 1　常见病耳部反射区疗法 … 95
 学习单元 1　扁桃体炎的耳部反射区疗法 … 95
 学习单元 2　结膜炎的耳部反射区疗法 … 96
 学习单元 3　肥胖的耳部反射区疗法 … 98
 学习单元 4　便秘的耳部反射区疗法 … 99
 学习单元 5　假性近视的耳部反射区疗法 … 100
 学习单元 6　失眠的耳部反射区疗法 … 101
 学习单元 7　消化不良的耳部反射区疗法 … 102
 学习单元 8　痛经的耳部反射区疗法 … 103
 学习单元 9　颈椎病的耳部反射区疗法 … 104
 学习单元 10　腰痛的耳部反射区疗法 … 105

培训课程 2　常见病手部反射区疗法 … 107
 学习单元 1　手部反射区疗法相关知识 … 107
 学习单元 2　五脏不适症的手部反射区按摩 … 109
 学习单元 3　六腑不适症的手部反射区按摩 … 116

职业模块 4　制定保健按摩方案 … 125

培训课程 1　体质辨识 … 127
 学习单元 1　九种体质的基本类型及特征 … 127
 学习单元 2　辨别体质的基本方法 … 131

培训课程 2　体质保健 … 135
 学习单元 1　平和体质的保健方案 … 135
 学习单元 2　气虚体质的保健方案 … 139
 学习单元 3　阳虚体质的保健方案 … 142
 学习单元 4　阴虚体质的保健方案 … 144

学习单元 5　痰湿体质的保健方案 …………………………………… 147
　　学习单元 6　湿热体质的保健方案 …………………………………… 149
　　学习单元 7　血瘀体质的保健方案 …………………………………… 152
　　学习单元 8　气郁体质的保健方案 …………………………………… 154
　　学习单元 9　特禀质的保健方案 ……………………………………… 157

职业模块 5　培训与指导 ……………………………………………………… 161
　培训课程 1　专业培训 ……………………………………………………… 163
　　学习单元 1　制订培训计划和编写培训教案 ………………………… 163
　　学习单元 2　业务培训 ………………………………………………… 173
　　学习单元 3　撰写论文 ………………………………………………… 185
　培训课程 2　技能指导 ……………………………………………………… 190
　　学习单元 1　制定技能指导方案 ……………………………………… 190
　　学习单元 2　技能指导 ………………………………………………… 197

第二部分　高级技师

职业模块 6　保健按摩 ………………………………………………………… 201
　培训课程 1　疑难杂症按摩 ………………………………………………… 203
　　学习单元 1　高血压按摩 ……………………………………………… 203
　　学习单元 2　胸痛按摩 ………………………………………………… 219
　　学习单元 3　糖尿病按摩 ……………………………………………… 226
　　学习单元 4　更年期综合征按摩 ……………………………………… 236
　　学习单元 5　脑卒中后遗症按摩 ……………………………………… 244
　培训课程 2　关节按摩手法 ………………………………………………… 252
　　学习单元 1　上肢关节按摩手法 ……………………………………… 252
　　学习单元 2　下肢关节按摩手法 ……………………………………… 257
　　学习单元 3　背腰部关节按摩手法 …………………………………… 261
　培训课程 3　辅助疗法 ……………………………………………………… 266
　　学习单元 1　刮痧 ……………………………………………………… 266
　　学习单元 2　拔罐 ……………………………………………………… 277

职业模块 7　健康管理 ……………………………………………………… 283

培训课程 1　建档 ………………………………………………………… 285
学习单元 1　采集受术者健康信息 …………………………………… 285
学习单元 2　对受术者进行健康评估 ………………………………… 289
学习单元 3　建立健康档案 …………………………………………… 294

培训课程 2　随访 ………………………………………………………… 296
学习单元 1　分析受术者健康状况 …………………………………… 296
学习单元 2　对受术者进行随访 ……………………………………… 298

培训课程 3　分析 ………………………………………………………… 304
学习单元 1　分析受术者健康状况 …………………………………… 304
学习单元 2　分析受术者预后发展 …………………………………… 315

培训课程 4　指导 ………………………………………………………… 322
学习单元 1　保健养生方案指导 ……………………………………… 322
学习单元 2　保健养生方法指导 ……………………………………… 326

职业模块 8　按摩机构管理 …………………………………………………… 333

培训课程 1　按摩机构建立及企业形象 ………………………………… 335
学习单元 1　建立保健按摩机构 ……………………………………… 335
学习单元 2　建立和调整企业形象 …………………………………… 341

培训课程 2　企业管理方法 ……………………………………………… 345
学习单元 1　营销管理 ………………………………………………… 345
学习单元 2　人力资源管理 …………………………………………… 354

参考文献 …………………………………………………………………………… 361

第一部分 技师

职业模块 ❶
脏腑保健按摩

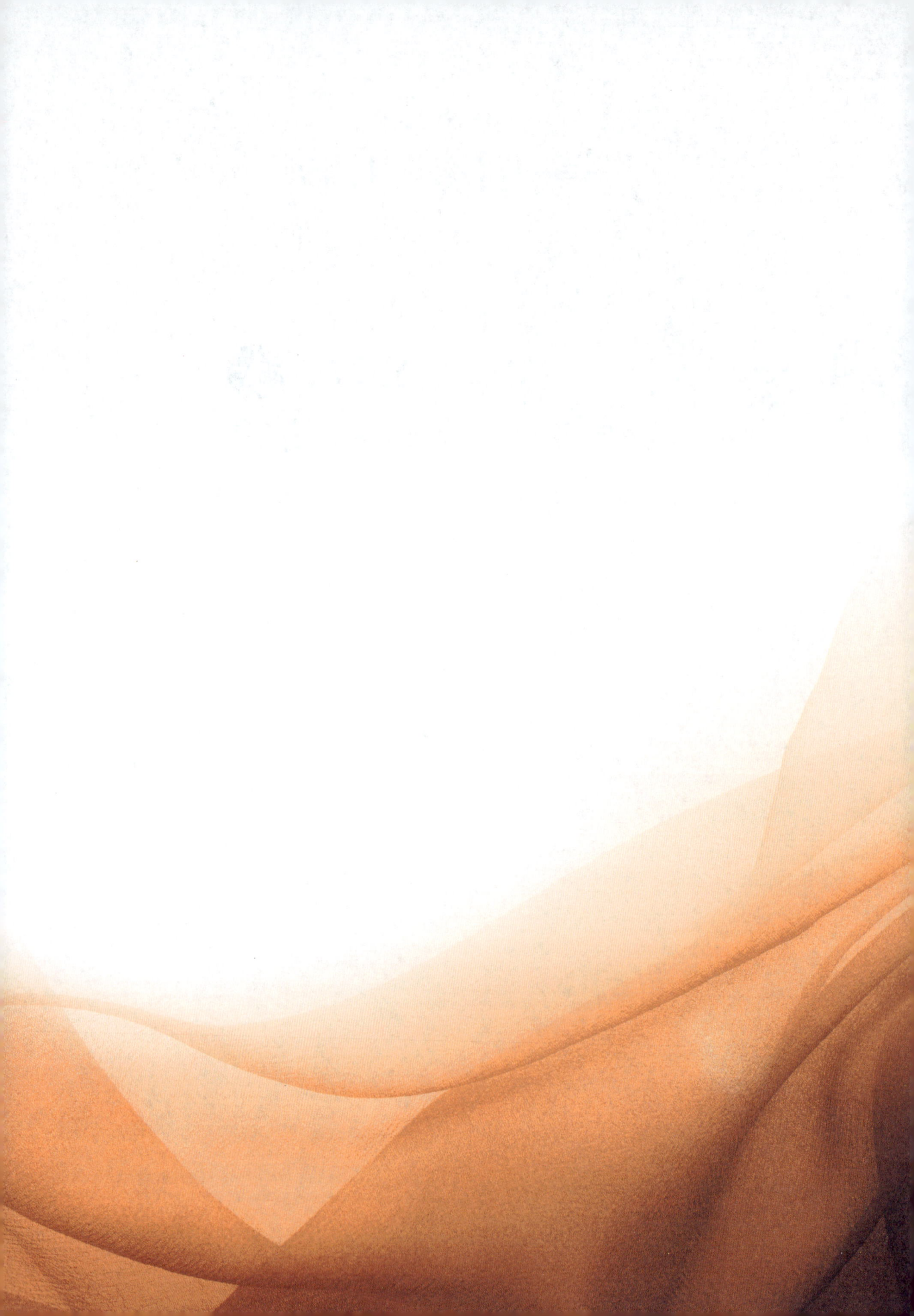

培训课程 1

脏腑保健按摩相关知识

脏腑保健按摩是指在中医理论指导下，根据脏腑经络学说，将特定按摩手法运用于人体躯干部位（腹部为主），调节冲、任、督、带脉与脏腑功能，以防治内科、妇科及男科等病证的方法。脏腑按摩具有疏通经络、调畅气机、平衡阴阳、开郁散结、活血化瘀等作用。

学习单元 1　脏腑保健按摩常用经脉

脏腑保健按摩以五脏整体性为核心理念，利用气机升降的基本规律，通过调节冲、任、督、带脉与脏腑之气，调节全身气血。常用经脉有冲脉、任脉、督脉及带脉等。

一、冲脉

冲脉是奇经八脉之一，起于胞中，贯穿全身，气血旺盛，能调节十二经气血。"冲"字有"要道、要冲"之意，是经脉气血的要道，故又称为"十二经脉之海""血海"。冲脉与生殖机能关系密切，《黄帝内经素问》上古天真论云："太冲脉盛，月事以时下"。这里所说的"太冲脉"即指冲脉。

冲脉在循行中并于足少阴肾经，隶属于足阳明胃经，又通于足厥阴肝经，上行于脊柱内，故冲脉有调节某些脏腑（主要是肝、肾和胃）气机升降的功能。

冲脉无所属腧穴，其交会穴有会阴、阴交（任脉），气冲（足阳明经），横骨、大赫、气穴、四满、中注、肓俞、商曲、石关、阴都、通谷、幽门（足少阴经），共14穴。

主治：月经不调、崩漏、不育等妇科病，阳痿、遗精、早泄等男科病，感冒、咳嗽、胃痛、呃逆、泄泻、便秘、心悸、不寐、眩晕、消渴、郁证、肥胖等内科病。

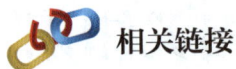 **相关链接**

冲脉循行（见图1-1）

冲脉起于胞中，下出于会阴，并在此分为二支。

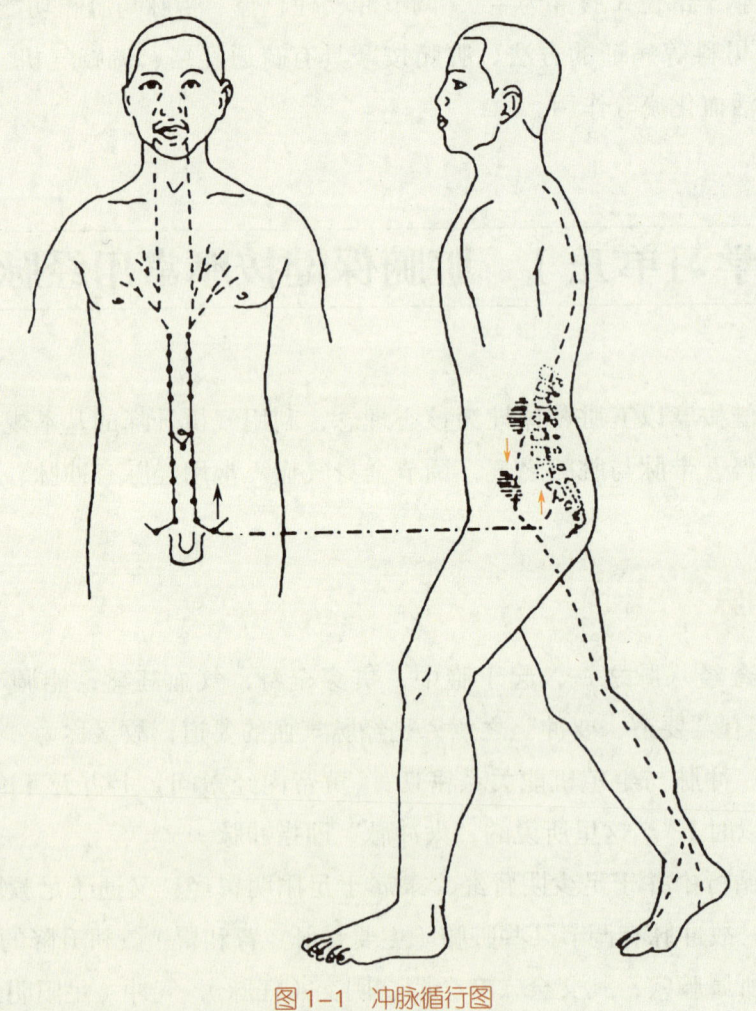

图1-1　冲脉循行图

> 上行支：其前行者（冲脉循行的主干部分）沿腹前壁挟脐（脐旁五分）上行，与足少阴经相并，散布于胸中，再向上行，出咽喉上部、后鼻道，环绕口唇；其后行者沿腹腔后壁，上行于脊柱内（伏冲之脉）。
>
> 下行支：出会阴下行，沿股内侧下行到大趾间。（下行支入足少阴肾经的大络，从气冲部分出。沿大腿内侧下行，进入腘窝中。下行于小腿深部胫骨内侧，至足内踝之后的跟骨上缘分出前后两支，后支与足少阴经并行，将精气灌注于足三阴经；向前行的分支，从内踝后的深部跟骨上缘处分出，沿足背进入大趾间，将精气渗注到阳明经络脉中而温养肌肉。）

二、任脉

任脉最早记载于《黄帝内经》，是奇经八脉之一，与督、冲二脉皆起于胞中，同出会阴，称为"一源三歧"。任，有统率一身阴经之意，还有"妊养"之意。

任脉循行于腹部正中，与足三阴经脉交会于中极、关元，与阴维脉交会于天突、廉泉，又与冲脉交会于阴交。足三阴经脉上交于手三阴经脉，因此任脉联系了全身所有阴经。任脉为阴脉经气所汇聚之处，具有调节全身诸阴经经气的作用，称"阴脉之海"。任脉起于胞中，有"主胞胎"的功能，为男子贮藏精气，女子维系胞宫之所，又为"生气之原"。

任脉腧穴有会阴（督脉、冲脉会）、曲骨（足厥阴会）、中极（足三阴会）、关元（足三阴会）、石门、气海、阴交（冲脉会）、神阙、水分、下脘（足太阴会）、建里、中脘（手太阳、少阳、足阳明会）、上脘（手阳明、手太阳会）、巨阙、鸠尾、中庭、膻中、玉堂、紫宫、华盖、璇玑、天突（阴维会）、廉泉（阴维会）、承浆（足阳明会），共24穴。

主治：头面、颈、胸、腹的局部病证及相应的内脏器官疾病，神志病，部分腧穴主治虚脱等症。

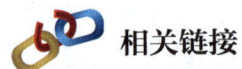 **相关链接**

任脉循行（见图1-2）

任脉起于胞中，下出于会阴，在会阴部分支，其中一支经阴阜，沿腹部正中线上行，经咽喉部（天突穴），上行到达下唇内，左右分行，环绕口唇，交会于督脉之龈交穴，再分别通过鼻翼两旁，上至眼眶下（承泣穴），交于足阳明经。另一支循背脊内部上行，为经络"气血之海"。

任脉别络，从鸠尾向下，散布于腹部。

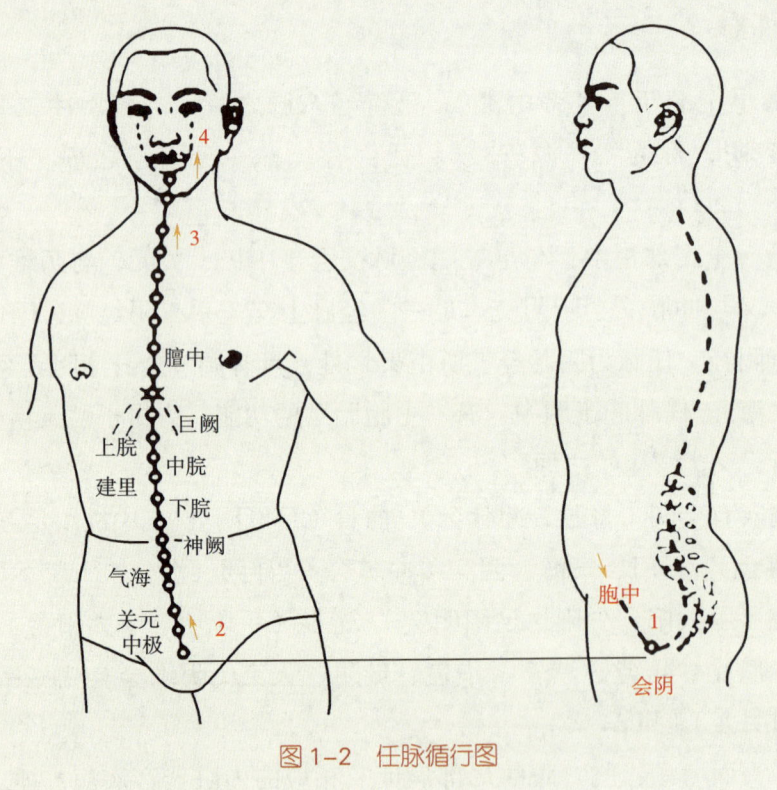

图1-2 任脉循行图

三、督脉

督脉是奇经八脉之一，最早见于《黄帝内经素问》骨空论，"督"字有总督、督促的含义。督脉在背后脊中，其脉气与手足阳经相交会，大椎是其集中点；阳维脉与督脉交会于风府、哑门。督脉总制诸阳，对全身阳经脉气有统率、督促的作用。督脉循行于脊里，入络于脑，又络肾，与脑、髓、肾关系密切。体腔内的脏腑通过足太阳膀胱经背部的腧穴受督脉经气的支配，因此脏腑的功能活动亦与督脉有关。故督脉有"总督诸阳"和"阳脉之海"之称，总督一身之阳气。

督脉腧穴有长强、腰俞、腰阳关、命门、悬枢、脊中、中枢、筋缩、至阳、灵台、神道、身柱、陶道、大椎、哑门、风府、脑户、强间、后顶、百会、前顶、囟会、上星、神庭、素髎、水沟、兑端、龈交，共28穴。

主治：髓海不足之头昏头重、眩晕、健忘、耳聋、耳鸣等病证，督脉阳气虚衰，经脉失养之腰脊酸软、阳痿、遗精、痛经、闭经、月经不调、不孕等病证。

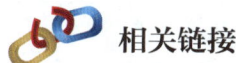

相关链接

督脉循行（见图1-3）

督脉起于小腹内，下出会阴，向后至尾骶部的长强穴，沿脊柱正中上行，经项部至风府穴，进入脑内，属脑，沿头部正中线，上至巅顶的百会穴，经前额正中下行鼻柱至鼻尖的素髎穴，过人中，至上齿正中的龈交穴。

其支者分本络与别络循行全身经络。与任脉、冲脉相通，与足太阳膀胱经、足少阴肾经相合，联系心、肾、脑。

（1）本络：与足太阳膀胱经同起于眼内眦睛明穴，上额前，至头顶，络入脑中。由脑转出左右颈部，顺下项肩部，内挟脊内行，至腰脊部入肾，下出前阴，回到会阴穴。

（2）别络：由会阴起，绕阴部前行，至耻骨借足少阴肾经股内处，入腹内循任脉，行至小腹胞中（关元穴）。在胞中此内气分两路，其一后络至两肾，另一内气走冲脉气街，上行入喉，环绕口唇，一股内行至督脉龈交穴而终，另一股外行上脸颊至双目下方，入目内眦。

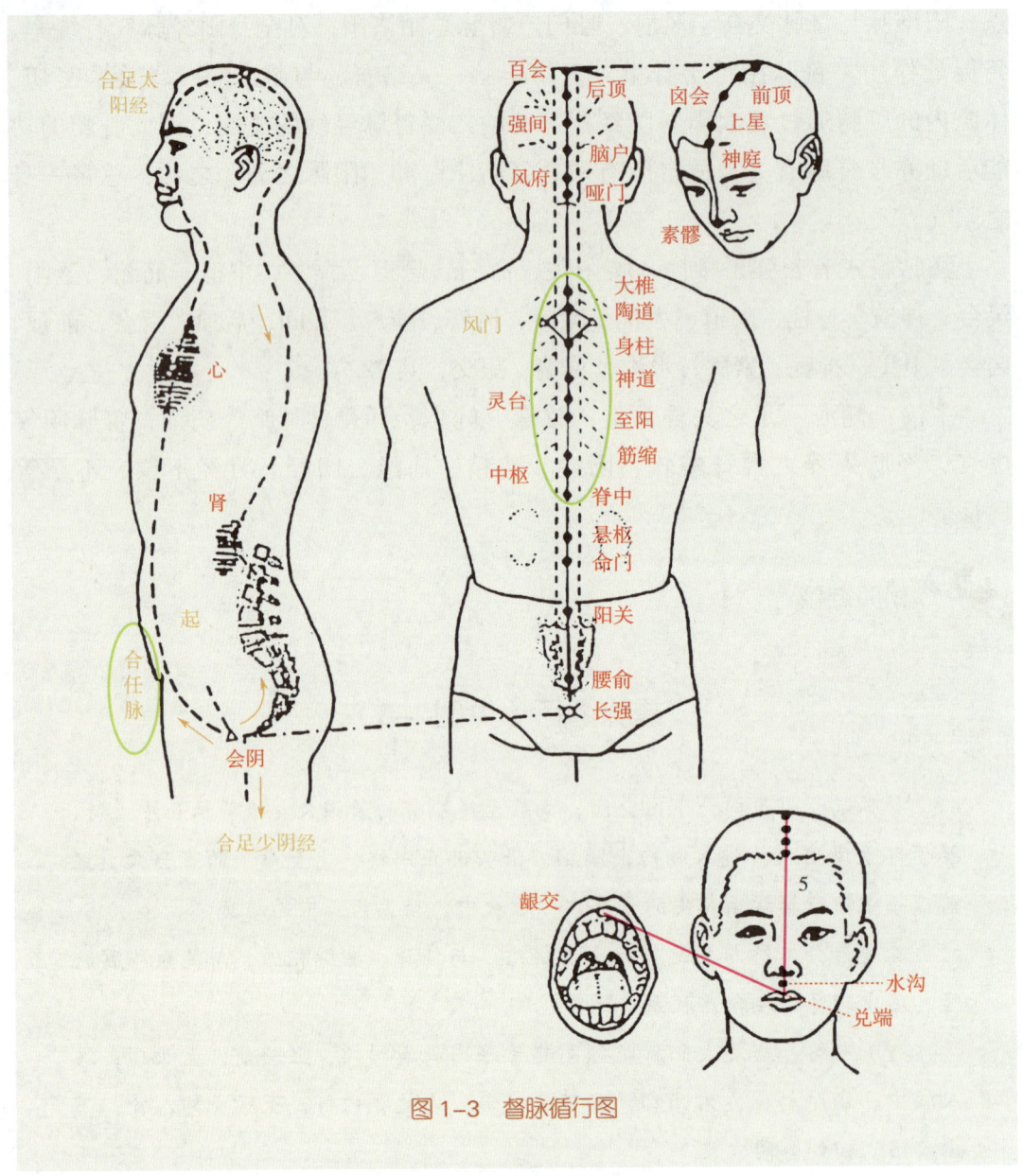

图1-3 督脉循行图

四、带脉

带脉是奇经八脉之一,"带"之言"束"也,犹如束带一般,横于腰际,是人体唯一横行的经脉。《儒门事亲》中说:"冲、任、督三脉同起而异行,一源而三歧,皆络带脉"。带脉出于第二腰椎,位于上下枢纽地带,有"点束诸脉",约束诸经的作用,约束全身纵行的各条经脉,以调节脉气、协调冲任。

带脉无所属腧穴,其交会穴为带脉(足少阳胆经,带脉同名穴位)、五枢、维道共3穴。

主治：带脉受损之腰痛、便秘、腹部胀满、肥胖等内科病证，痛经、闭经、月经不调、带下、习惯性流产等妇科病证，以及阳痿、遗精等男科病证。

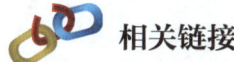相关链接

带脉循行（见图1-4）

带脉循行起于季胁的章门穴处，斜向下合足少阳经循行到带脉穴，绕身一周如束带，并于带脉穴处再向前下方沿髋骨上缘斜行到少腹。

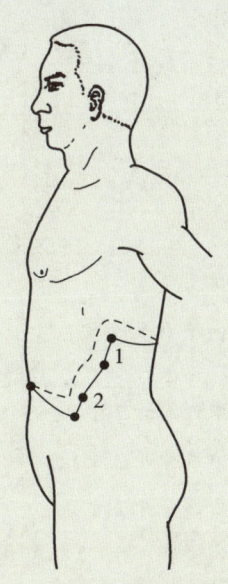

图1-4 带脉循行图

学习单元2 脏腑保健按摩常用腧穴

脏腑按摩以五脏为中心，五行生克制化为原则，经络理论为基础，通过俞募配穴，疏通经络使脏腑气血阴阳平衡，达到保健养生、防治疾病的效果。除足三

里、血海、三阴交、背俞穴等常用腧穴外，脏腑按摩的特色腧穴有膻中、上脘、中脘、下脘、神阙、关元、气海、中极、巨阙、建里、承满、梁门、太乙、天枢、气冲、中府、章门、日月、带脉等胸腹部腧穴（见表1-1）。

表1-1　脏腑保健按摩常用腧穴

归经	腧穴	定位	腧穴功用
任脉	中极	前正中线上，脐下4寸	调畅气血，通利膀胱
	关元	前正中线上，脐下3寸	温阳散寒，补气养血
	气海	前正中线上，脐下1.5寸	培补元气，益肾固精，回阳益寿，调畅气机
	神阙	前正中线上，脐中央	回阳固脱，化气行水，调补冲任
	下脘	前正中线上，脐上2寸	健运脾胃，温补肾阳，通利水湿，润养胞宫
	建里	前正中线上，脐上3寸	健脾和胃，理气宽中
	中脘	前正中线上，脐上4寸	健胃消食，调和肝脾，健脾益气
	上脘	前正中线上，脐上5寸	清利头目，补肺纳气，健脾和胃，疏泄肝气
	巨阙	前正中线上，脐上6寸	开胸顺气，宣上畅中
	膻中	胸部，前正中线上，平第4肋间，两乳头连线中点	宽胸理气，活血通络，清肺止咳
胃经	承满	脐中上5寸，前正中线旁开2寸	理气和胃，降逆止呕，和胃化滞
	梁门	脐中上4寸，前正中线旁开2寸	理气和胃，降逆止呕，和胃化滞
	太乙	脐中上2寸，前正中线旁开2寸	消食导滞，涤痰开窍，镇静安神
	天枢	横平脐中，前正中线旁开2寸	健脾和胃，理气化滞，调经和营
	气冲	腹股沟区，耻骨联合上缘，前正中线旁开2寸，动脉搏动处	调和营血，调理冲任，濡润宗筋
肺经	中府	胸部，平第1肋间隙，前正中线旁开6寸	止咳平喘，清泻肺热，健脾益气，利水化湿
肝经	章门	侧腹部，第11肋游离端下方	疏肝健脾，理气散结，清利湿热
	期门	胸部，乳头直下，平第6肋间隙，前正中线旁开4寸	健脾疏肝，理气活血
胆经	日月	乳头直下，平第7肋间隙，前正中线旁开4寸	疏肝利胆，化湿和中，降逆和胃
	带脉	侧腹部，第11肋游离端垂线与脐水平线的交点	调和气血，解痉止痛

学习单元 3　脏腑保健按摩特色手法

脏腑按摩是按摩的一个重要分支，包括揉腹法、振腹法、拿腹法、推腹法、摩腹法等特色手法。手法要求持久、有力、均匀、柔和、深透，发力稳、准、轻、巧等。

一、揉腹法

1. 概念

揉腹法是施术者掌、指微屈，以手掌附着于受术者腹部特定部位（一般环扣脐周），前臂主动摆动，以劳宫穴为中心，带动腕关节婉转环旋，使大鱼际、掌根、小鱼际、小指指根及四指指腹螺纹面、拇指桡侧缘依次按压于腹部特定操作部位，从而在相应部位做循环不断的环转揉动动作的按摩手法。

2. 作用

调和气血，散瘀消积，舒经理气。

3. 分类

根据手掌放置方式、施力方式及运动轨迹的不同，可分为旋揉法、叠揉法、掌运法。

（1）旋揉法。旋揉法为单手操作手法，一手五指的掌指关节、指间关节屈曲，掌心空虚，如持鼠标状，虚扣于腹部特定部位，以虚掌边缘着力，按照手掌大鱼际、掌跟、小鱼际、小指指根至四指指腹螺纹面、拇指桡侧缘的顺序，在操作部位交替环转揉动，如图 1-5 所示。

（2）叠揉法。叠揉法为双手操作手法，以右手作叠手为例。右手虚掌置于左手虎口处，叠于左手之上。双手掌心空虚，虚扣于腹部特定部位，以虚掌边缘着力，右手掌跟、小鱼际、小指尺侧至左手四指指腹螺纹面、小指尺侧、小鱼际、掌跟的顺序，交替环转揉动，如图 1-6 所示。

（3）掌运法。掌运法可单手操作，也可叠手操作。一手五指并拢呈全掌附着于腹部特定部位，四指、掌面和掌根部交替扣压于操作接触面或特定穴位，在受术部位做垂直于躯干纵轴的弧线形往复推送（如图 1-7 所示）及回带（如图 1-8 所示），带动腹腔内容物运动而发热。

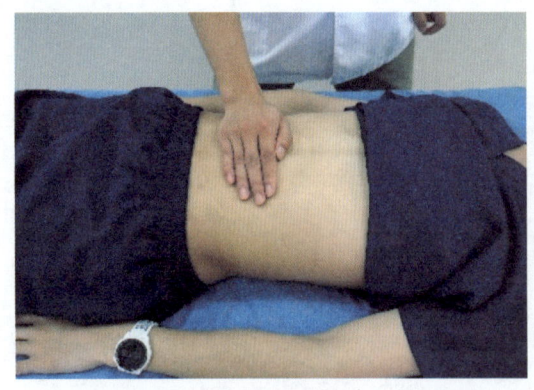

图 1-5 旋揉法

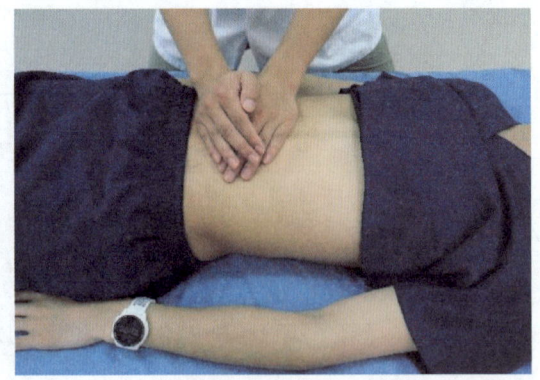

图 1-6 叠揉法

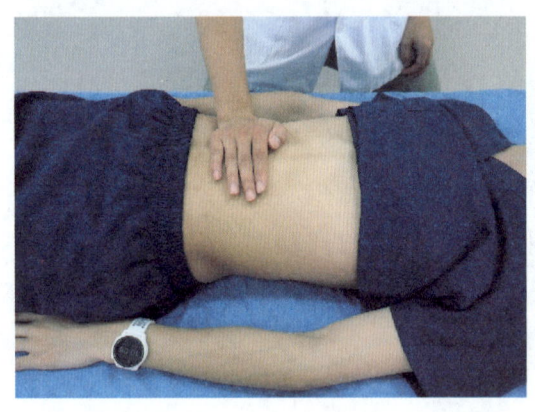

图 1-7 掌根推送

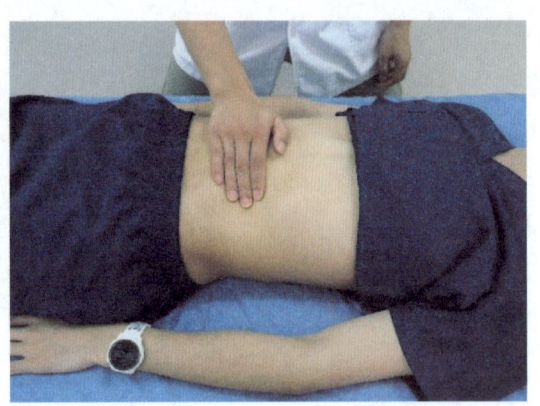

图 1-8 指掌回带

4. 操作要领

旋揉法和叠揉法揉动过程中腕关节屈伸环转与前臂的主动摆动相配合，并施加适当的压力，带动皮下组织及腹腔内容物运动而发热。操作时用力须连贯柔和，力度均匀，避免在操作部位皮肤上摩擦跳跃。可固定于特定操作部位揉动（如旋揉脐周），也可在腹部边揉动边顺时针或逆时针移动。频率为每分钟 20～60 次。

掌运法在推送及回带操作过程中，腕关节需灵活屈伸，带动皮下组织及肠腑来回运动，尽量避免与操作部位皮肤的摩擦。操作过程需柔和舒适，频率为每分钟 15～60 次。

以上揉腹操作过程中，避免使用指端着力，防止指甲伤到皮肤。

二、振腹法

1. 概念

振腹法是以施术者肢体的快速震颤带动受术部位产生谐振以达到治疗效果的

一类手法。

2. 作用

温中散寒，调气和血。

3. 分类

根据操作时着力部位的不同，可分为掌振法和指振法，脏腑按摩的振腹法以掌振法为主。掌振法：受术者仰卧，施术者一手手掌劳宫穴置于受术者神阙穴，掌根对关元穴，中指于任脉上，拇指和小指置于胃经走行上，手掌以虚劲做连续快速的振颤动作，如图1-9所示。

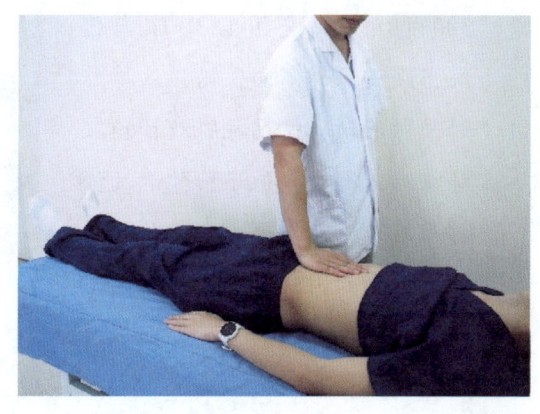

图1-9 掌振法

4. 操作要领

施术者五指放松，将手掌置于特定部位，沉肩、垂肘，注意力集中于掌部，以前臂肌群的静止性收缩使手臂产生快速而强烈的振动波，通过手掌传导到操作部位，使局部皮肤及皮下组织产生震颤，频率可达每分钟600次。

此方法操作难度较高，持续操作容易产生肌肉疲劳，需长期练习。前期以前臂静止用力产生振动，熟练后即可以腕部抖动产生振动，从而保持均匀与持久。

5. 应用

振腹手法温里作用显著，被广泛用于内、妇科病的保健和治疗，多用于脾胃虚寒、寒气犯胃、脾肾虚寒所致的各类里寒证，如症见腰腹畏寒、胃寒作痛、腹冷泄泻、形寒肢冷等。以温胃散寒为主时，可垂直震颤；以通腑降气，促进排空为主时，可将振动波指向膀胱；以补虚温里为主时，可指向命门，增加振动波长。

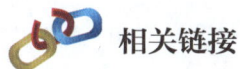 相关链接

振腹按摩之松振法

20世纪90年代初臧福科教授在传统振法基础上，改良并创立了"松振法"。以上肢屈伸肌群快速小幅度的交替收缩放松，在前臂肌群松弛状态下

发出可控制的自主震颤，通过手掌传导到治疗部位，产生有节律的振动，振动频率为每分钟300~400次（见图1-10）。与传统振腹法操作不同，松振法操作时手臂原动肌、拮抗肌放松地交替收缩，大大降低了初学者的操作难度。这种不通过肌肉静止性收缩产生的振法，逐渐被广泛应用在脏腑按摩操作。

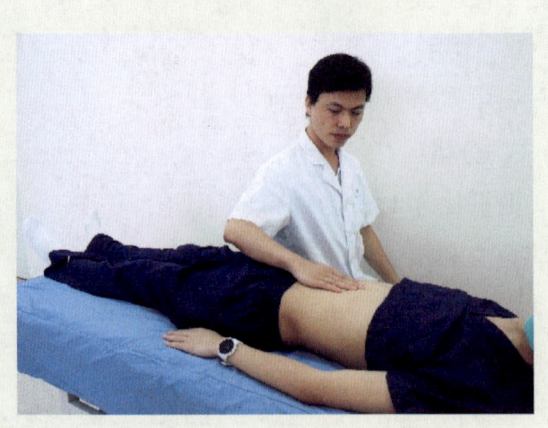

图1-10　松振法

用松振法操作时要求沉肩、松腕，手掌放松置于受术部位，动作轻柔温和，保持一定的振幅、频率，使振动波向深层渗透、向远端传导，不可重力按压。

根据振源的不同，可将松振法分为腕振法、肩振法和肘振法。腕振法是通过前臂腕伸肌群和屈肌群的交替收缩带动腕关节小幅度的快速屈伸产生振动。肘振法则通过肱二头肌和肱三头肌的交替收缩带动肘关节小幅度、快速屈伸而产生振动。肩振法则通过胸大肌的自主收缩放松带动肩锁带产生小幅度的快速下沉上抬交替而产生振动。肩振法常与按法相结合，使产生的振动由浅入深，再由深入浅使治疗局部在振动的同时形成有规律的起伏。

三、脏腑保健按摩注意事项

1. 腹部操作时受术者仰卧屈髋屈膝，腹部放松。
2. 过饥过饱时不宜腹部按摩。
3. 按摩前排空小便。
4. 穴位点按时顺自然呼吸，起伏有度，不可蛮力下压。
5. 擦法操作时，施术部位涂抹按摩油，以防擦伤皮肤。

学习单元 4　脏腑保健按摩基本常识

一、适应证

脏腑按摩广泛应用于防治因脏腑功能失调等原因导致的内科、妇科、男科病证。

1. 内科病证

消化系统病证如胃痛、胃下垂、消化道溃疡、胆囊炎等；内分泌系统病证如肥胖、糖尿病、甲状腺结节等。

2. 妇科病证

乳腺增生、子宫肌瘤、卵巢囊肿、痛经、闭经、月经不调等。

3. 男科病证

阳痿、早泄、前列腺增生等。

4. 其他病证

肩周炎、腰椎间盘突出症、腰膝酸软等。

二、禁忌证

1. 恶性病

腹部肿瘤、腹主动脉瘤、恶性肿瘤骨转移、骨关节结核、骨髓炎等。

2. 严重疾病

严重心脏病、肝病，脓毒血症等。

3. 各种急性传染病

病毒性肝炎、肺结核、具有传染性的肺炎等。

4. 各种感染性疾病

骨髓炎、化脓性关节炎、脑脓肿、蜂窝组织炎等。

5. 急性损伤

脑卒中急性期、内脏挫裂伤、急腹症、截瘫初期等。

6. 出血性疾病

女性经期或孕期及外伤、便血、尿血等。

三、注意事项

1. 保持按摩操作的周边环境安静、整洁、宽敞并具有保护隐私条件。
2. 操作前洗手消毒，剪指甲，去掉戒指等装饰物，避免误伤。
3. 受术者在行腹部操作前，应先排空膀胱。
4. 腹部操作时，嘱受术者屈髋屈膝，以放松腹部肌肉、皮肤，降低不适感。

培训课程 2

常见疾病的脏腑保健按摩

学习单元 1　消化系统常见病的保健按摩

一、消化性溃疡

消化性溃疡指胃肠道黏膜因胃液的胃酸和消化作用失常等原因发生的炎性缺损，消化性溃疡常发生于胃、十二指肠，故又常被称作胃溃疡、十二指肠溃疡，如图 1-11 所示。

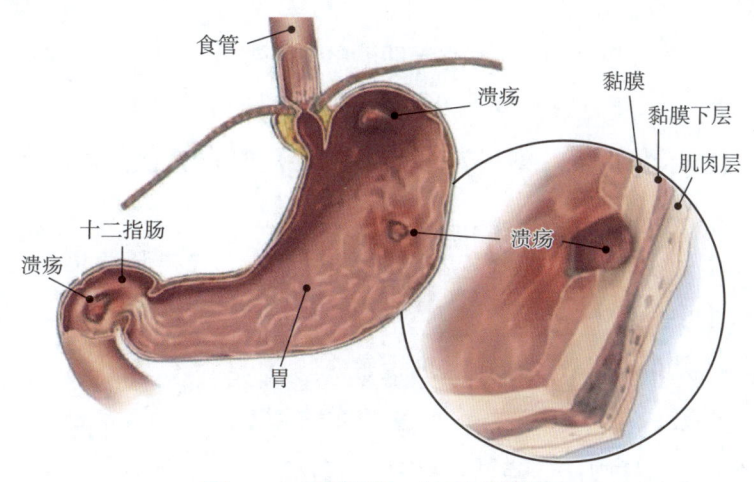

图 1-11　胃溃疡、十二指肠溃疡

1. 主要病因

消化性溃疡是一种多因素疾病，目前认为，胃酸和胃蛋白酶侵蚀黏膜是胃溃疡、十二指肠溃疡形成的主要原因。在正常生理情况下胃黏膜、十二指肠黏膜具有完善的防御和修复机制，长期接触有强侵蚀力的胃酸和能水解蛋白质的胃蛋白酶，依旧可以维持黏膜的完整性。溃疡发生是黏膜侵袭和防御失衡的结果，胃酸在溃疡形成中起关键作用。一般认为，主要有以下因素：

（1）幽门螺杆菌（Hp）感染：Hp感染引起的胃黏膜炎症，削弱了胃黏膜的屏障功能，导致被胃酸等腐蚀而致溃疡。

（2）非甾体抗炎药（NSAID）：非甾体抗炎药的长期使用是引起消化性溃疡的另一个常见原因。严重者甚至会引起消化道出血、穿孔等病证。

（3）胃酸和胃蛋白酶：溃疡总属因胃酸和胃蛋白酶对黏膜自身的消化所致，使用抑制胃酸分泌药物可以促进溃疡愈合，但胃酸侵蚀消化道黏膜只是在正常黏膜防御和修复功能遭破坏时才会发生。

（4）其他原因：如长期吸烟、遗传Hp易感性、急性应激、消化道蠕动异常等，都可能导致溃疡发作或加重。

2. 主要表现

胃溃疡、十二指肠溃疡典型症状为慢性、周期性、节律性的上腹部疼痛。疼痛性质可有钝痛、灼痛、胀痛、剧痛、饥饿样不适。发作时剑突下、上腹部或右上腹部可有局限性压痛。疼痛常喜温喜按，伴纳少神倦，泛酸干呕，少寐舌淡，苔白，脉沉弱或沉细。有部分病例仅表现为上腹部胀闷不适、嗳气反酸等。一些长期服用非甾体抗炎药的病人及老年病人，可无腹痛或消化不良症状，首发即出现消化道出血、穿孔等证。典型的消化性溃疡腹痛特点如下：

（1）慢性过程，反复或周期性发作：慢性腹痛可达几年或10余年，反复发作，并且发作常有季节性，典型者多在季节变化时发生，如秋冬或冬春之交时发作。

（2）节律性上腹痛：胃溃疡多表现为餐后痛；十二指肠溃疡多表现为饥饿痛或夜间痛，进餐可缓解。

（3）腹痛症状可被抑酸剂或抗酸剂缓解。

3. 常用手法及穴位

（1）常用手法：揉腹法、点法、按法、揉法、摩法、擦法等。

（2）常用穴位：脾俞、胃俞、胆俞、足三里、溃疡穴等穴。

 小贴士

溃疡穴

溃疡穴为经外奇穴。位于背部,第12胸椎棘突与第1腰椎棘突之间,旁开5寸处,当膀胱经胃仓穴旁开2寸处,左右计两穴。主治胃溃疡、十二指肠溃疡等。临床可做灸法、点揉法等。

4. 消化性溃疡保健按摩操作

 操作技能

体位:卧位。

操作方法:

(1)揉腹:受术者仰卧位,按摩师于受术者中脘穴采用旋揉法或叠揉法操作约5分钟(见图1-12),以受术者自感局部腹腔内发热为度。再以旋揉法围绕脐周顺时针揉腹约5分钟(见图1-13),以受术者自感腹内松软为度。

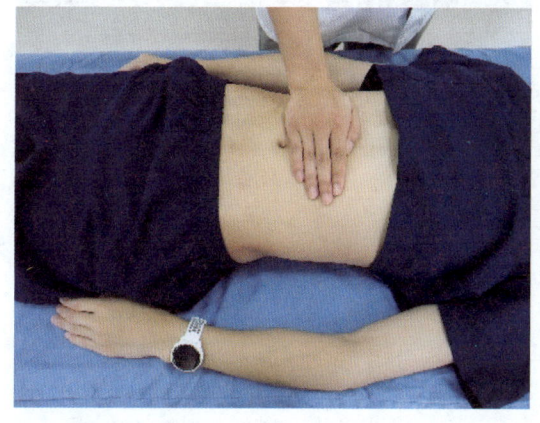

图1-12 旋揉中脘穴

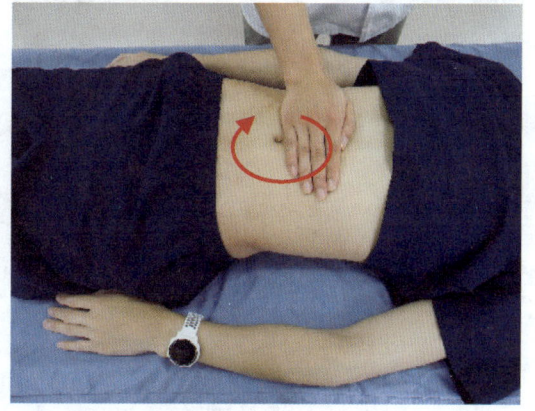

图1-13 顺时针揉腹

(2)点穴:双手拇指分别点揉天枢穴、足三里穴约1分钟(见图1-14、图1-15)。

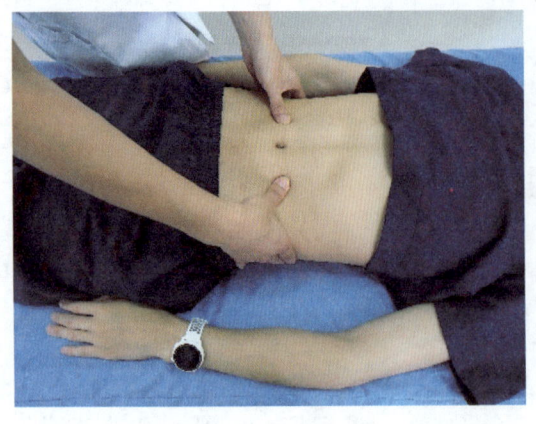
图 1-14 点揉天枢穴

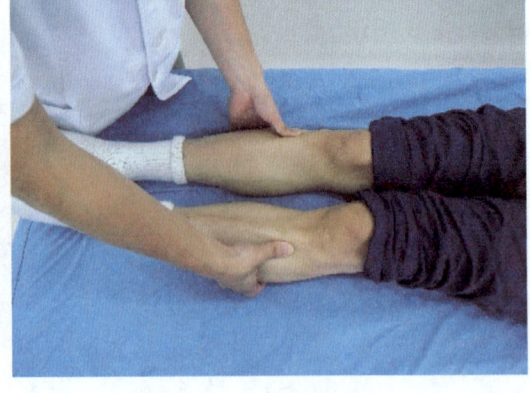
图 1-15 点揉足三里穴

（3）滚膀胱经：受术者俯卧位，按摩师用滚法，在背部脊柱两侧沿膀胱经自上而下至三焦俞，往返操作 6～9 遍，如图 1-16 所示。

（4）点背部腧穴：分别点按脾俞、胃俞、胆俞、溃疡穴各 1 分钟。

（5）擦膀胱经：在背部脊柱两侧沿膀胱经循行分别施擦法（见图 1-17），以受术者自感透热为度。

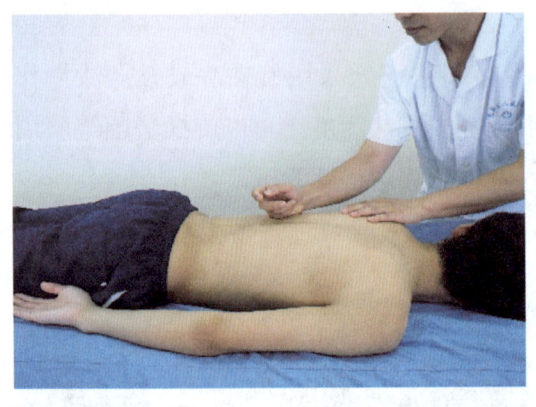
图 1-16 滚膀胱经

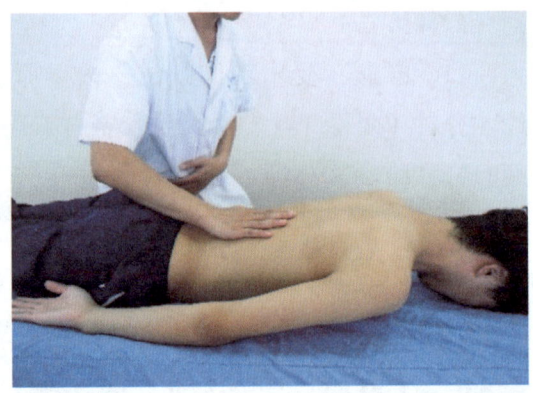
图 1-17 擦膀胱经

5. 注意事项

妇女妊娠期、恶性肿瘤、急腹症等禁止腹部按摩。

二、胆囊炎

胆囊炎是胆囊（见图 1-18）细菌性感染或者如胆汁成分改变等化学性刺激引起的胆囊炎性病变，可分为急性胆囊炎和慢性胆囊炎两种类型。

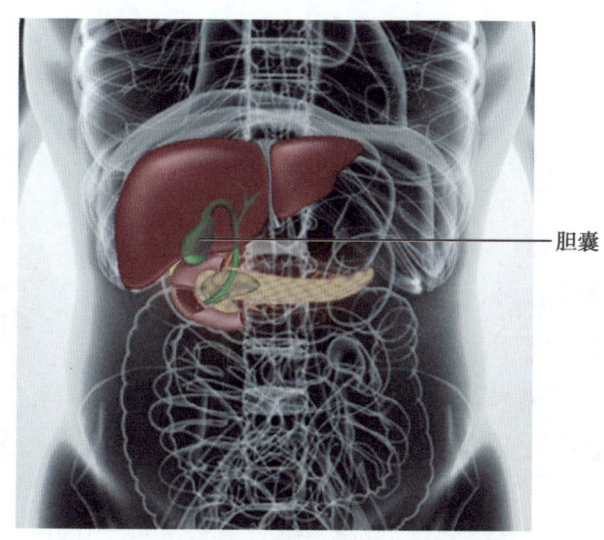

图 1-18　胆囊

1. 主要病因

急性胆囊炎多见于结石或寄生虫嵌顿导致的胆囊管梗阻或感染等。

慢性胆囊炎常由急性或亚急性胆囊炎反复发作，或长期的胆囊结石使胆囊功能异常发展而来。根据胆囊内是否存在结石，可分为结石性和非结石性两类，结石性胆囊炎在慢性胆囊炎中占主要部分，非结石性胆囊炎常由感染或胆盐与胰酶引起。

2. 主要表现

急性胆囊炎临床可见突发上腹中部或右上腹剧烈绞痛样疼痛，或持续伴阵发性加重的胀痛，可放射至右肩和右肩胛下部等处，可伴有发热、畏寒、恶心、呕吐等。炎症严重时，可出现黄疸。

慢性胆囊炎没有特异的症状和体征，患者一般有急性胆囊炎病史。慢性胆囊炎患者平时可无主观症状，或有餐后上腹饱胀、嗳气、呃逆、纳差；在饮食不规律或高脂肪饮食后出现右上腹隐痛；劳累后出现胆绞痛发作等。慢性胆囊炎患者急性发作时症状表现与急性胆囊炎一致。

3. 常用手法及穴位

（1）常用手法：揉腹法、点法、按法、推法、揉法、摩法、擦法等。

（2）常用穴位：肝俞、胆俞、阳陵泉、太冲、胆囊等穴。

 **小贴士**

胆囊穴

胆囊穴为经外奇穴。位于小腿外侧，正坐或侧卧位时，当腓骨小头前下方凹陷处（阳陵泉）直下2寸（见图1-19），压痛取穴。主治急、慢性胆囊炎，胆结石，胆绞痛，胆道蛔虫病等胆囊病证。临床可灸或点按等。

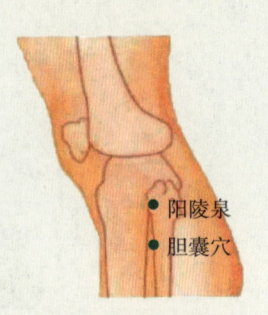

图1-19 胆囊穴

4. 胆囊炎保健按摩操作

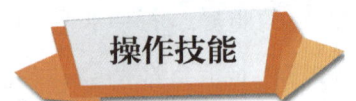 **操作技能**

体位：卧位。

操作方法：

（1）揉腹：受术者仰卧位，按摩师于受术者神阙穴采用旋揉法或叠揉法操作约5分钟，以受术者自感腹内局部微热为度。

（2）顺时针揉腹：围绕脐周，以旋揉法按结肠走行顺时针揉腹约5分钟，以受术者自感腹内松软为度。

（3）掌运胆腑：按摩师掌心劳宫穴处置于受术者建里穴附近，以掌运法操作约5分钟，以受术者自感局部透热为度，如图1-20所示。

（4）点穴：双手拇指分别点揉建里穴、阳陵泉穴、胆囊穴约1分钟。

（5）背部操作：受术者俯卧位，按摩师用擦法或按揉法，在背部脊柱两侧沿膀胱经往返操作6~9遍，以膈俞、肝俞、胆俞、脾俞及附近压痛点为重点。

（6）点穴：双手拇指分别点按肝俞、胆俞、脾俞穴各约1分钟。

（7）擦法：采用横擦法在背部膈俞至胃俞区域施术，以受术者自感透热为度，如图1-21所示。

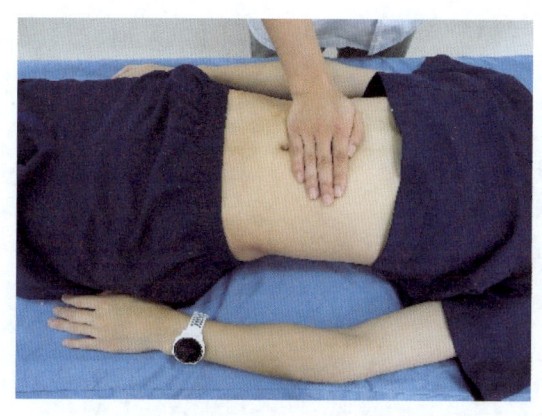

图1-20 掌运胆腑

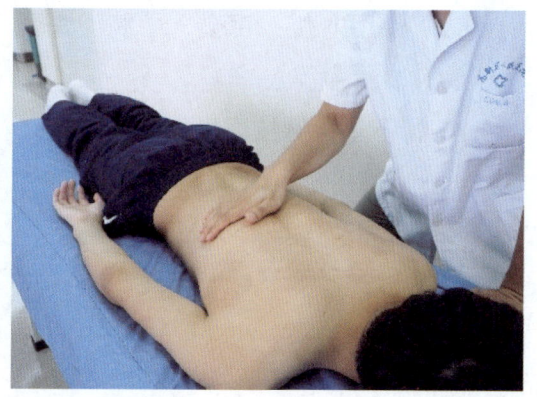

图1-21 横擦背部腧穴

5. 注意事项

并发严重感染、急腹症等禁止腹部按摩。

三、胃下垂

胃下垂是指因膈肌悬力不足、内脏支撑韧带松弛或腹内压降低等因素导致站立时胃大弯最低点抵达盆腔的疾病,常伴有十二指肠球部位置改变。30~50岁常见,多发生于瘦长体型、经产妇及患消耗性疾病等人群。

1. 主要病因

本病无明确病因,一般认为与体型、饮食等因素有关。正常情况下,胃与十二指肠两端是由胃上口韧带、腹壁系膜等与食管贲门部韧带、十二指空肠弯固定。当有韧带松弛、脂肪承托减少等情况时可形成胃下垂。

中医认为,胃下垂属"胃缓"范畴,系因长期饮食失节,或七情内伤,或劳倦过度,导致中气下陷,升降失常的以脾胃虚弱为特点的疾病。

2. 主要表现

胃下垂者常体形消瘦,立位时可见下腹部凸出呈葫芦样外形,进食后胃区可有振水音。轻度胃下垂一般无明显症状;中度以上者常出现胃肠动力差、消化不良的症状;重度可有餐后上腹不适,易饱胀、厌食、恶心、嗳气及便秘等症状,餐后久站及劳累后可加重,往上托扶下腹部时上腹坠胀可减轻,亦可出现站立性晕厥、低血压、心悸、乏力、眩晕等其他内脏下垂的表现。

3. 常用手法及穴位

(1)常用手法:分推腹阴阳、揉腹法、振腹法、点法、按法、揉法、推法等。

（2）常用穴位：百会、中脘、关元、气海、关元、中极、梁门、天枢、足三里、脾俞、胃俞等穴。

4. 胃下垂保健按摩操作

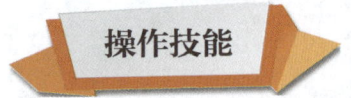

体位：卧位。

操作方法：

（1）分推腹阴阳：以双手大鱼际及拇指桡侧于受术者腹部，自鸠尾至气海，从任脉向两侧腰际分推（见图1-22），如此3~5遍，以受术者自感局部透热为度。

（2）揉腹：受术者仰卧位，按摩师以旋揉法围绕脐周逆时钟揉腹约5分钟，以受术者自感腹内松软为度。

（3）振腹：按摩师于受术者神阙穴处，以掌振法向上行振腹操作约5分钟。再以手掌小鱼际侧面为着力部位，轻托下腹部或下垂的胃部斜向上进行振法操作约3分钟（见图1-23），使振动向上传导。以受术者自感局部透热为度。

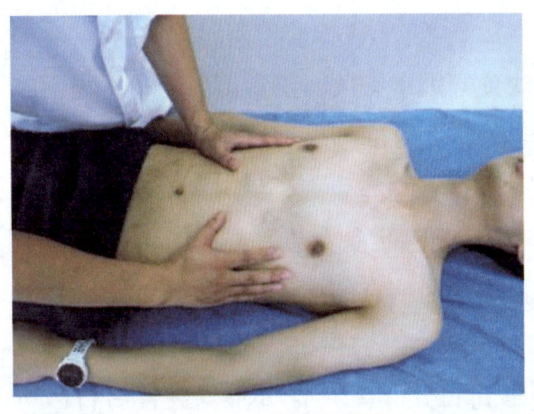

图1-22　分推腹阴阳

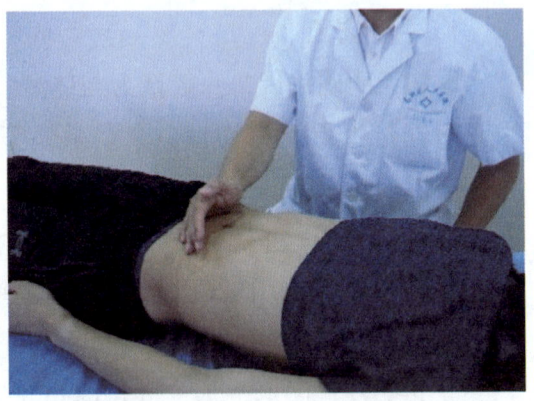

图1-23　小鱼际托胃振腹

（4）点穴：双手拇指分别点揉百会、中脘、天枢、关元、气海、足三里穴各约1分钟。

（5）背部操作：受术者俯卧位，按摩师用按揉法在背部脊柱两侧沿膀胱经自膈俞至三焦俞，由轻到重往返操作6~9遍，如图1-24所示。

（6）捏脊：受术者暴露背部，按摩师沿脊柱两旁一寸处，用双手食指、中指、无名指和拇指（此为反捏法，也可拇指和四指螺纹面对捏，为正捏法）从尾骶开始，将皮肤轻轻捏起，然后将皮肤慢慢地向前捏拿，一直移动到大椎处，如此操作3~5遍，如图1-25所示。

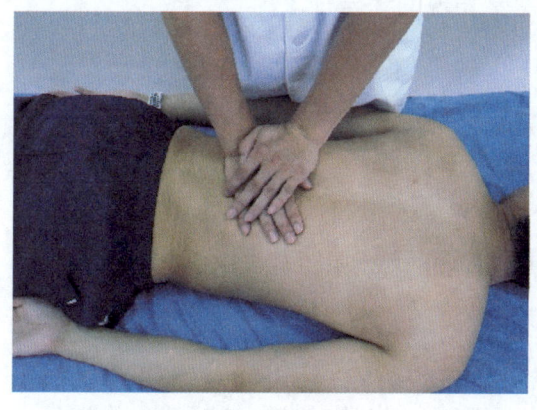

图1-24 按揉膀胱经　　　　　　　　　图1-25 捏脊

（7）推膀胱经：以推法在背部脊柱两侧沿膀胱经循行自上而下操作5~9遍，以透热为度，如图1-26所示。

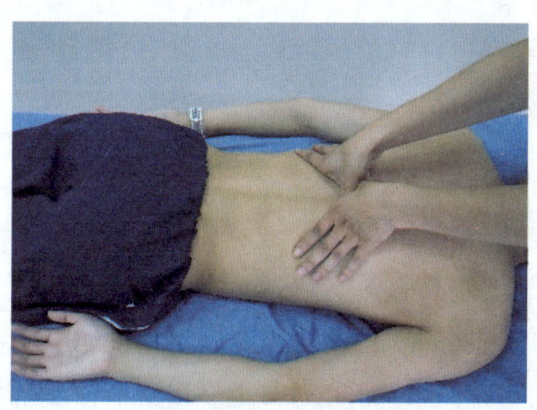

图1-26 推膀胱经

5. 注意事项

（1）振腹操作振法方向向上，提升中气。

（2）养成良好的饮食习惯，定时定量，加强营养，可少食多餐。

（3）加强和缓的体育锻炼，如散步、太极拳等，进食后、饭后减少活动。

（4）避免有跑步、跳跃等动作的剧烈运动。

（5）必要时可以结合药物治疗。

四、胃神经官能症

胃神经官能症又称胃功能紊乱，是由生物、心理、社会因素共同作用导致的以反酸、恶心、嗳气、胸骨后灼热感等为主要表现的综合征。

1. 主要病因

该病的病因至今尚不明确，情绪紧张、焦虑等精神因素是本病证的主要诱因。

2. 主要表现

主要表现为反酸、嗳气、厌食、恶心、呕吐、剑突下灼热感、食后饱胀、上腹不适或疼痛等症状，情绪变化时可引发或加重症状，常伴有失眠、抑郁、焦虑、头痛等。

3. 常用手法及穴位

（1）常用手法：分推腹阴阳、揉腹法、振腹法、点法、按法、揉法、推法等。

（2）常用穴位：上脘、中脘、下脘、梁门、天枢、关元、气海、足三里、脾俞、胃俞等穴。

4. 胃神经官能症保健按摩操作

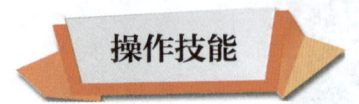
操作技能

体位：卧位。

操作方法：

（1）分推腹阴阳：按摩师以双手大鱼际及拇指桡侧于受术者腹部，自鸠尾至气海，从任脉向两侧腰际分推，如此3~5遍，以受术者自感局部透热为度。

（2）揉腹：受术者仰卧位，按摩师以旋揉法围绕脐周顺时针揉腹约5分钟，以受术者自感腹内松软为度。

（3）振腹：按摩师于受术者下脘穴处，以掌振法操作约5分钟，以受术者自感局部透热为度。

（4）点穴：双手拇指分别点揉上脘、中脘、下脘、梁门、天枢、关元、气海、足三里穴各约1分钟。

（5）背部操作：受术者俯卧位，按摩师用按揉法在背部脊柱两侧沿膀胱经自厥阴俞至三焦俞，由轻到重往返操作6~9遍。

（6）捏脊：受术者暴露背部，按摩师沿脊柱两旁一寸处，用双手食指、中指、无名指和拇指（此为反捏法，也可拇指和四指螺纹面对捏，为正捏法）从尾骶开始，将皮肤轻轻捏起，然后将皮肤慢慢地向前捏拿，一直移动到大椎处，如此操作6～9遍。

（7）推膀胱经：以推法在背部脊柱两侧沿膀胱经循行自上而下操作5～9遍，以透热为度。

5. 注意事项

（1）养成良好的饮食习惯，可少食多餐，避免辛辣刺激、难以消化的食物。

（2）戒烟酒，加强体育锻炼。

学习单元 2　运动系统常见病的保健按摩

一、肩关节周围炎

肩关节周围炎，简称肩周炎，是指因肩关节囊及周围软组织各种急慢性损伤、受凉、退行性改变等因素导致慢性非特异性炎症，出现以肩关节周围疼痛、活动受限为主要特征的一种病症。本病好发于50岁左右的中老年人，女性发病率高于男性，另有"五十肩""漏肩风""冻结肩"等别称。

 小贴士

肩关节

广义的肩关节是由锁骨、肱骨及肩胛骨构成的四个关节（盂肱、肩锁、肩胸及胸锁关节）共同组成的复合关节，是上肢与躯干连接的部分。通常所说肩关节常指肩胛骨关节盂和肱骨头构成的球窝关节，是上肢最大、最灵活的关节。

1. 主要病因

确切病因未明，一般认为与年龄、气候环境、慢性劳损及关节周围软组织退

行性病变等因素有关。50岁左右进入更年期，此阶段性激素水平迅速下降，神经、内分泌及免疫功能失调，致使肩袖磨损部位出现自身免疫反应，逐渐导致关节囊周围弥漫性无菌性炎症改变。

中医认为肝主筋，中年之后人体气血渐衰，肝肾亏虚、筋肉失于濡养。加之肩部反复外伤劳损、外感风寒湿邪或因伤长期制动，易致肩部经脉气血不通，产生局部组织退变。外伤劳损只是外因，气血虚弱、血不荣筋才是根本。

2. 主要表现

肩周炎属于自限性疾病，病程一般为数月，也可长达2年，处理失当易产生肌腱、筋膜粘连，影响生活质量。根据不同病理过程和病情状况，可将肩周炎分为急性疼痛期、粘连僵硬期和缓解恢复期。

（1）急性疼痛期。主要表现为逐渐加重的肩部疼痛，由于疼痛引起肌肉痉挛，韧带、关节囊挛缩导致肩关节活动受限，但肩关节被动活动度尚可。此期通常为1～3个月，若治疗得当，可直接进入缓解恢复期。

（2）粘连僵硬期。肩部疼痛逐渐减轻，但肩周软组织广泛粘连，导致肩关节活动范围严重受限。主动和被动的肩内、外旋和外展活动均受限，出现"肩胛联动症"的"耸肩"现象，甚至肌肉挛缩。此期一般为3～6个月。

（3）缓解恢复期。肩部疼痛症状减轻，肩关节的挛缩、粘连逐渐消除，肩关节活动范围逐渐增加。此期约为6个月，若坚持主动运动，大多可不治自愈。

3. 常用手法及穴位

（1）常用手法：揉腹法、点法、按法、揉法、擦法、拨法、拔伸法、搓斗法、牵抖法等。

（2）常用穴位：肝俞、肾俞、肩前、肩髃、肩髎、肩贞、天宗等穴。

 小贴士

肩前穴

肩前穴，又名肩内陵穴。该穴位于肩关节内侧喙突处，自然垂臂，位于腋前纹端与肩髃穴连线中点处（见图1-27）。主治肩关节及其周围软组织疾患、上肢瘫痪等。临床可灸、点按等。

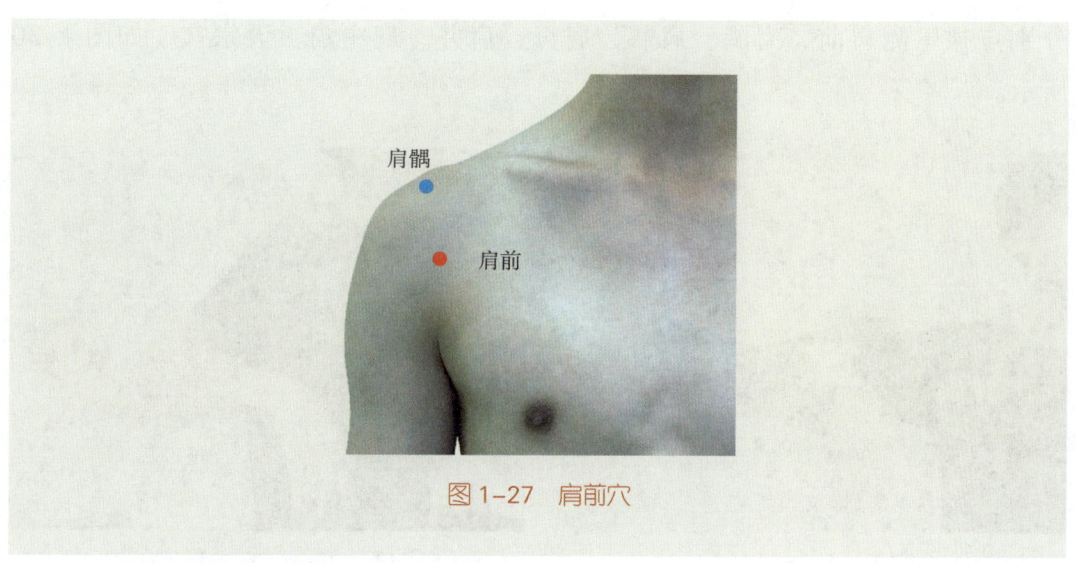

图1-27 肩前穴

4. 肩周炎保健按摩操作

体位：坐位、仰卧位。

操作方法：

（1）揉腹：受术者仰卧位，按摩师于受术者神阙穴采用旋揉法或叠揉法操作约5分钟，以受术者自感腹内局部微热为度；再以掌心劳宫穴处置于受术者关元穴附近，以掌运法操作约5分钟，以受术者自感局部透热为度；受术者坐位，按摩师双手拇指分别点揉肝俞穴、肾俞穴各约1分钟。以调补肝肾、补气养血。

（2）肩部放松：端坐位，按摩师以一手托起患肢手臂，另一手在患侧肩周（肩前、肩后、肩胛上、肩外侧）施以揉法、㨰法（见图1-28）操作（也可边操作边小幅度、缓慢地动态牵伸肩关节），以舒筋活血，放松局部软组织。

（3）肩部理筋：对患侧三角肌束及相应压痛点做垂直肌纤维走向的拨法，充分放松肌肉，如图1-29所示；拇指

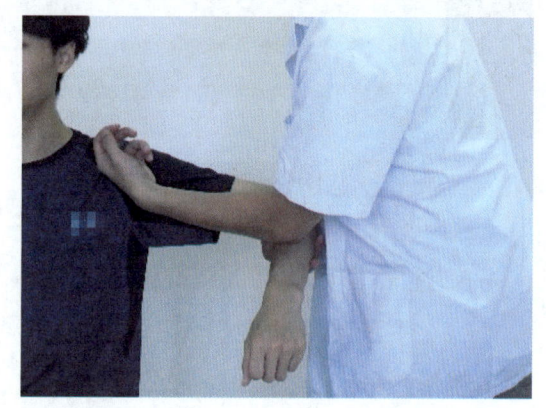

图1-28 肩部㨰法

分别点揉患侧肩前、肩髃、肩髎、肩贞、肩井、肩中俞、天宗穴，如图1-30所示。

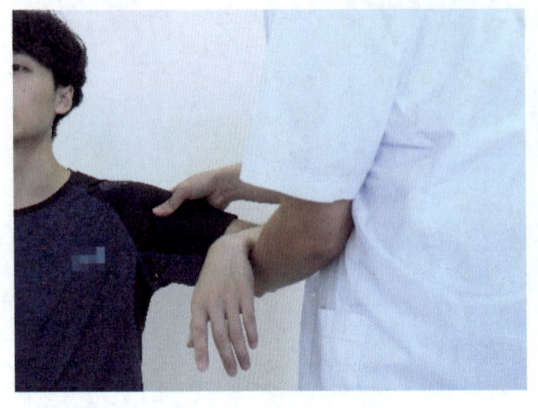

图1-29　肩部拨法

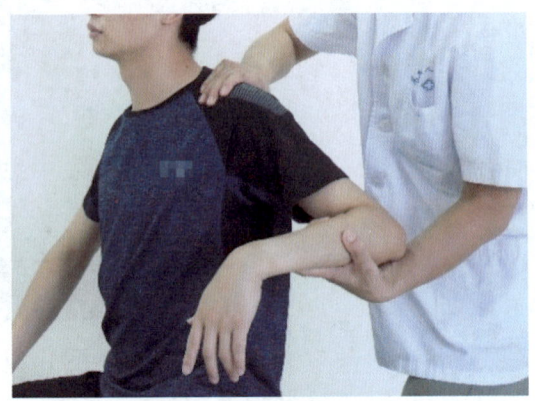

图1-30　点揉肩部穴位

（4）关节牵伸：按摩师一手扶住患侧肩胛部，另一手握住受术者患侧手腕，做各方向的关节牵伸、旋转活动（如托肘摇肩、大幅度摇肩等）。

（5）搓抖松肩：按摩师双手合抱患肩做抱肩搓揉法，以深透热为宜。再用搓法（见图1-31）从肩关节至前臂往返操作3~5遍，最后肩外展约60°行牵抖法（见图1-32）抖肩，舒筋活络。

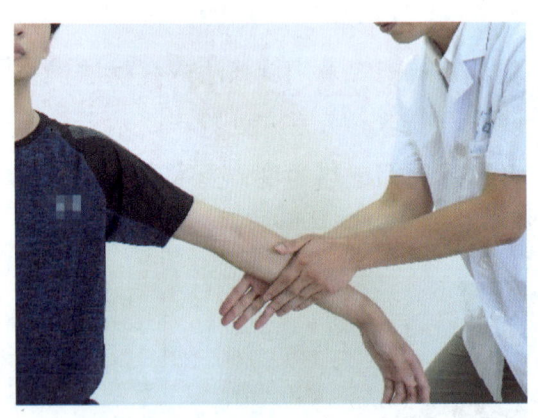

图1-31　上肢搓法

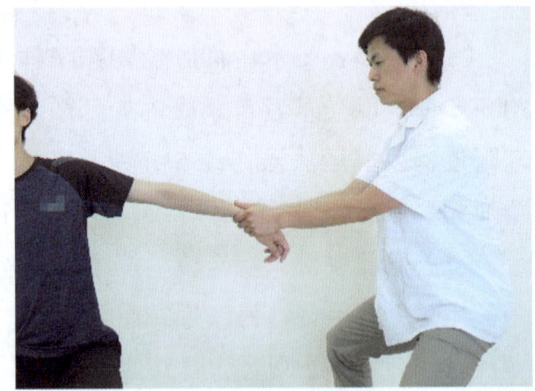

图1-32　上肢抖法

5. 注意事项

（1）手法治疗时会引起不同程度的疼痛，用力要以受术者能忍受为度，切忌简单粗暴。

（2）肩周炎按摩一般隔日1次，频次不可太密，以免症状加重。

二、膝关节骨性关节炎

膝关节骨性关节炎，又称膝骨关节炎、增生性膝关节炎、退行性膝关节炎、老年性膝关节炎、软骨软化性膝关节病等，是因膝关节退行性改变和慢性积累性关节磨损导致。以关节软骨退变、关节周围继发骨质增生为特征，出现疼痛、活动受限和关节变形为主要临床表现的慢性关节疾病，可继发于创伤或畸形性关节炎。

 小贴士

膝关节解剖结构

膝关节由股骨远端、胫骨近端及髌骨组成的滑车关节（见图1-33），是人体关节面最大、最复杂的负重关节。其外包以关节囊，内有前、后交叉韧带及半月板，两侧有内、外侧副韧带。周围的肌肉、肌腱也是膝关节重要组成部分。

交叉韧带是维持膝关节稳定的关节内最重要和最坚强的韧带结构，前交叉起于股骨外髁内侧面，止于胫骨内侧隆突的前外侧，限制胫骨前移和内旋；后交叉起于股骨内髁内侧面，止于胫骨平台后缘，限制胫骨的后移；交叉韧带还可限制膝关节的过度旋转。

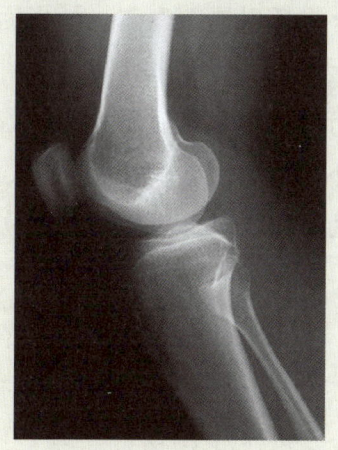

图1-33 膝关节

半月板是膝关节内的C型纤维软骨盘，能加深胫骨关节面，可以吸收撞击、传导载荷、分散应力，使关节更加稳定，同时有一定的活动性，可调节滑膜及保护关节软骨等。

侧副韧带防止关节向内、向外翻，内侧副韧带也可限制外旋。

1. 主要病因

膝骨关节炎病因迄今为止尚不完全清楚，目前认为与年龄、遗传、BMI、异常的生物力学等相关，其中年龄是最主要的危险因素。继发性膝骨关节炎可因关节畸形、损伤及关节本身炎症等引起。

膝骨关节炎是一种长期、渐进的病理过程。多种因素相互作用，导致关节软骨发生磨损和代谢异常。负重部位的关节软骨最先发病，软骨的边缘血管增生，软骨内化骨形成骨赘；其次是负重较多部位的软骨下骨密度增加；负重较少的软骨发生萎缩。随着生物应力的变化不断再塑形，同时关节囊纤维变性和增厚，最终导致关节畸形，患肢肌肉逐渐出现失用性萎缩，肌力下降。

膝骨关节炎属中医"痹症"范畴，与"虚""邪""瘀"关系密切。肾主骨，肝主筋，筋能约束骨节。人至中年后肝肾渐亏，骨节失养，复有风寒湿侵袭，痹阻经络，气血不荣而发病。肝肾亏虚是发病根本，风、寒、湿邪侵袭及跌仆扭伤是发病诱因。

2. 主要表现

膝骨关节炎病程发展缓慢，疼痛、功能障碍和畸形是主要临床表现。

早期以局部疼痛、肿胀为主，活动时膝部发软无力，下蹲或蹲起困难，休息可缓解。之后疼痛逐渐加重，可出现晨起短暂的膝关节僵硬，一般不到30分钟可自行缓解；久坐后站立行走，需缓慢活动膝关节后才能迈步。中、晚期出现膝关节不稳定，行走时失去平衡，不能持重，常伴有膝内翻畸形，少数可见膝外翻、屈曲挛缩畸形，部分患者因增生骨赘膝关节呈骨性肥大。

3. 常用手法及穴位

（1）常用手法：揉腹法、拿法、拨法、点法、按法、推法、揉法、拔伸法、擦法等。

（2）常用穴位：肝俞、肾俞、梁丘、血海、犊鼻、鹤顶、足三里、阳陵泉等穴。

 小贴士

鹤顶穴

鹤顶穴为经外奇穴。位于膝前区，髌底中点的上方凹陷中（见图1-34）。可通利关节，祛风除湿，活络止痛。用于治疗膝痛、鹤膝风、腿足无力、下肢痿软、瘫痪、脚气等病证。临床可灸、点揉等。

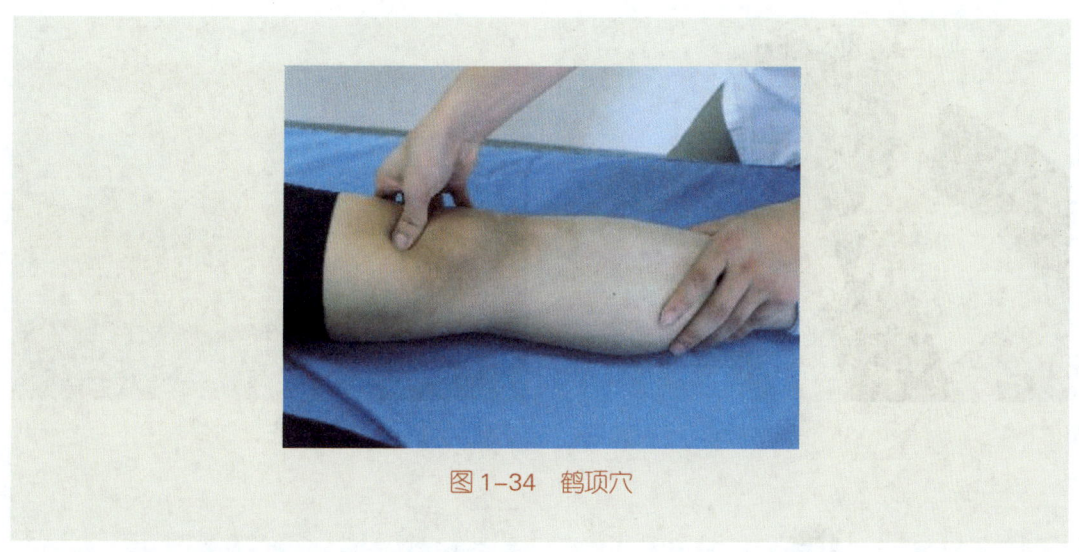

图 1-34 鹤顶穴

4. 膝关节骨性关节炎保健按摩操作

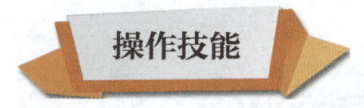

体位：卧位。

操作方法：

（1）揉腹：受术者仰卧位，按摩师于受术者神阙穴采用旋揉法或叠揉法操作约 5 分钟，以受术者自感腹内局部发热为度；再以掌心劳宫穴处置于受术者关元穴附近，以掌运法操作约 5 分钟，以受术者自感局部透热为度。以调补肝肾，补气养血。

（2）通络止痛：受术者膝下垫枕，按摩师在膝关节周围（股四头肌、髌骨内外侧、胫骨上端内外侧等位置）以揉法、拿法或拨法，由轻渐重操作约 5 分钟，以酸胀为度；再以拇指点按梁丘、血海、鹤顶、内膝眼、犊鼻、阴陵泉、阳陵泉、足三里穴，以受术者自觉酸胀感为度，以舒筋通络。

（3）推揉髌骨：按摩师用两手拇指及食、中指夹持髌骨，上、下、左、右方向轻柔推挤数次（见图 1-35），并按揉髌骨周边（见图 1-36），时间约 3 分钟，以活血止痛。

（4）关节牵伸：按摩师以一手扶受术者腘窝部，另一手握住小腿下端，将其屈髋屈膝慢速地向腹部按压（见图 1-37），再伸直下肢并向下牵拉（见图 1-38），重复操作 3~6 遍以滑利关节。

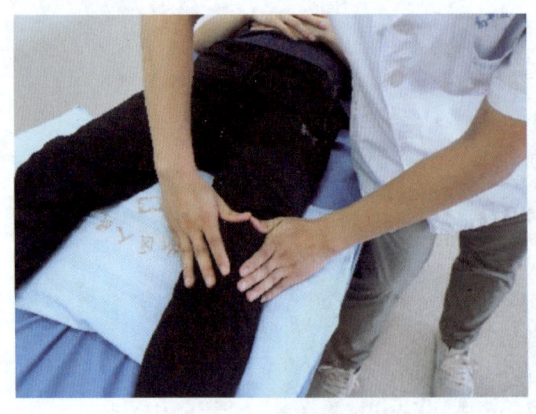
图 1-35 推挤髌骨

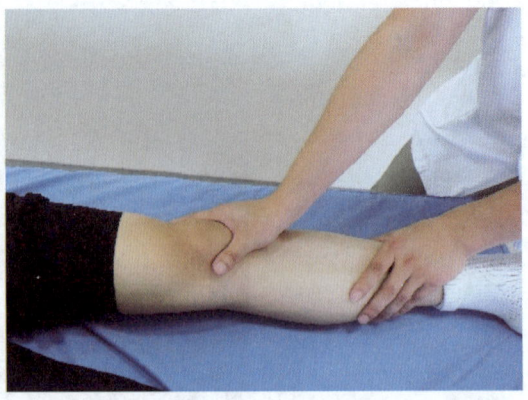
图 1-36 按揉髌骨周边

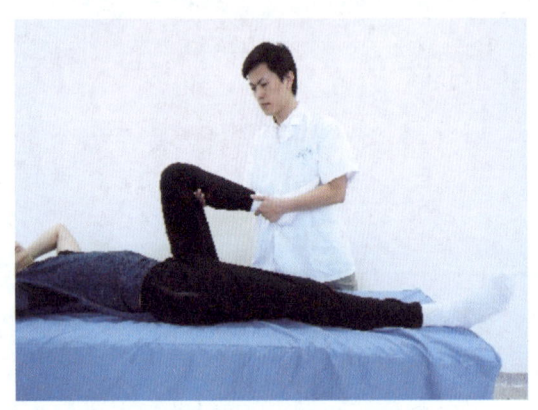
图 1-37 屈髋屈膝

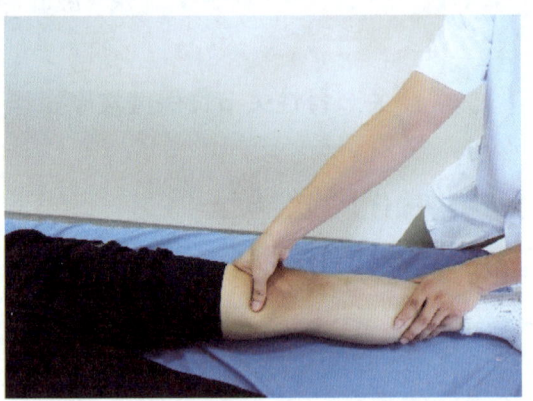
图 1-38 牵伸下肢

（5）点穴：受术者俯卧，按摩师用双手拇指分别点揉肝俞、肾俞、委中、阿是穴等穴各约 1 分钟，以受术者有酸胀感为度。

（6）在腘窝及膝关节周围行擦法，以透热为度。

5. 注意事项

关节屈伸操作时动作宜缓慢，幅度以受术者能忍受为宜。

三、腰椎间盘突出症

腰椎间盘突出症是指因退变、劳损、外伤等原因导致纤维环部分或完全破裂、髓核突出，刺激或压迫神经根出现以腰痛、下肢放射痛为主要表现的临床综合征。好发于 20～50 岁的青中年人，男性多于女性。腰椎间盘突出按照病理分为膨出型、突出型和脱出游离型，按照突出部位分为中央型、旁中央型、侧方型。

 小贴士

椎间盘

椎间盘是指两个相邻椎骨的椎体之间的软骨连接（见图 1-39），由中央的髓核和周围的纤维环组成。椎间盘除寰枢椎之外，具有"弹性垫"样作用，可缓冲外力对脊柱的震动，也可增加脊柱的运动幅度。成人有 23 个椎间盘，厚薄各异，胸椎间盘最薄，腰部最厚。

髓核是柔软而富有弹性的胶状物质，纤维环则由多层坚韧的纤维软骨环按同心圆排列组成（见图 1-40），保护髓核并限制髓核向周围膨出。

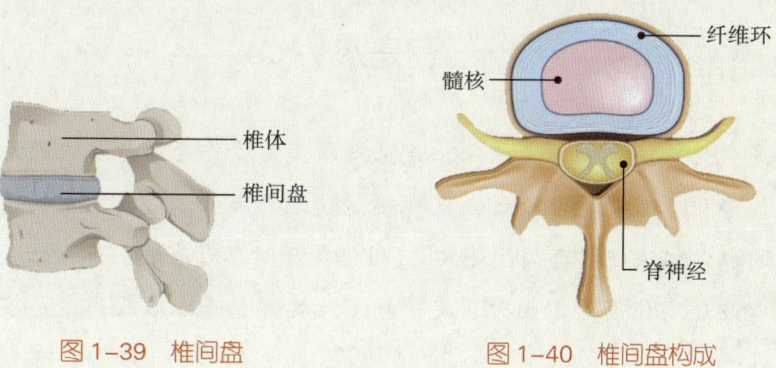

图 1-39　椎间盘　　　　　图 1-40　椎间盘构成

1. 主要病因

椎间盘退行性变是腰椎间盘突出症的病理基础，长期积累的劳损则是椎间盘退变的主要原因。腰椎间盘退变，纤维环裂隙因积累性损伤而逐步扩大，再遇外伤使退变髓核组织从纤维环裂隙薄弱处突出。腰椎间盘突出只是腰椎间盘突出症的主要病因，但腰椎间盘突出症的症状表现严重程度与腰椎间盘突出程度并无完全的相关关系。

2. 主要表现

以腰腿痛为主要症状。为减轻疼痛，患者行走时上身前倾，休息时弯腰、屈髋、屈膝的"三屈位"侧卧。腰活动受限，椎旁叩压痛并向同侧下肢放射，直腿抬高试验阳性，肌力减弱。

突出的椎间盘刺激不同节段的神经根，可出现不同部位的皮肤感觉减退、肌

力下降、腿反射减弱等体征。L_3/L_4 椎间盘突出压迫 L_4 神经根，可引起小腿前内侧感觉异常，踝背伸（胫前肌）肌力减退，膝反射减弱；L_4/L_5 椎间盘突出压迫 L_5 神经根，可引起小腿前外侧、足背前内侧皮肤感觉异常，拇趾背伸肌力减退；L_5/S_1 椎间盘突出压迫 S_1 神经根，可引起小腿后外侧、足背外侧缘及足底皮肤感觉减退，拇趾拓屈力量减弱；中央型突出则可有鞍区麻木，膀胱、肛门括约肌功能障碍等。

3. 常用手法及穴位

（1）常用手法：揉腹法、振腹法、推法、擦法、点法、按揉、拿法等。

（2）常用穴位：阿是穴、肝俞、肾俞、大肠俞、环跳、承扶、殷门、委中、昆仑等穴。

 小贴士

阿是穴

阿是穴又称不定穴、天应穴，是根据以痛为腧作为治疗取穴的无名敏感反应点。多位于病变局部附近，也有距离较远的部位，没有固定的位置和名称。它的取穴方法即"有痛便是穴"，根据按压时患者有酸、麻、胀、痛、重等感觉和皮肤变化而予以临时认定。刺激此类部位可以减轻患者原有症状的敏感点。

4. 腰椎间盘突出症保健按摩操作

 操作技能

体位：卧位。

操作方法：

（1）腰背部操作：①直推膀胱经：受术者俯卧位，按摩师两拇指或掌跟大鱼际部沿脊柱两侧膀胱经自肩向下至秩边穴直推6~9遍。②擦腰骶部：擦法于腰、骶、臀部操作约5分钟，调理松解肌肉。双手拇指由轻及重，分别点揉肝俞、肾俞、大肠俞（见图1-41）及腰部阿是穴各约1分钟。

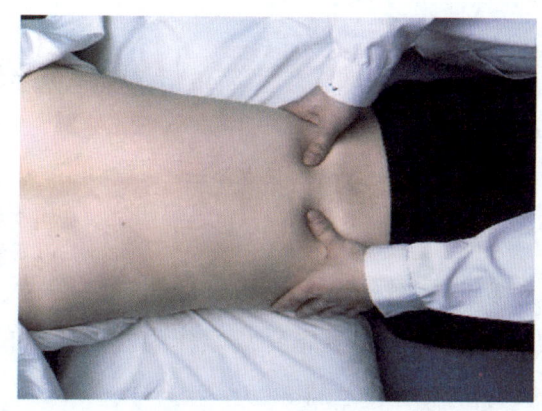

图 1-41　点揉大肠俞穴

（2）双下肢操作：①擦膀胱经：按摩师以前臂擦法自承扶穴沿大腿后侧至承山穴操作 3～5 遍，如图 1-42 所示。②点穴：双手拇指分别点按环跳、承扶、殷门、委中、昆仑穴各约 0.5 分钟。③拿揉承山穴约 2 分钟，以受术者自感酸胀为度。④直推下肢：按摩师以单掌直推下肢（见图 1-43），自承扶穴至跗阳穴操作 5～9 遍。先做患侧，再做健侧。

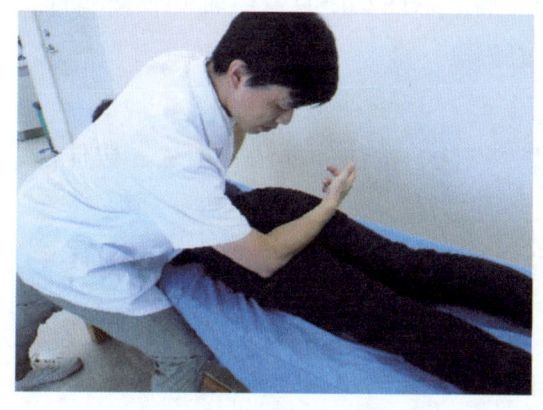

图 1-42　前臂擦下肢膀胱经

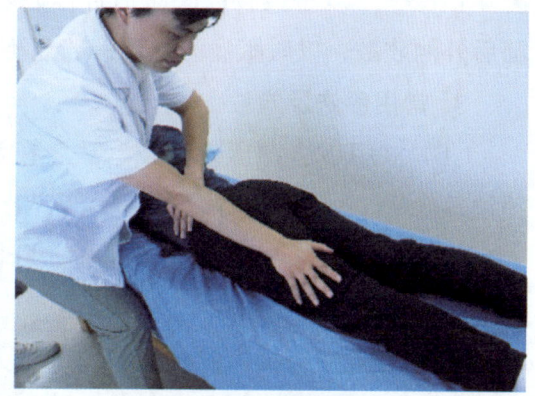

图 1-43　直推下肢

（3）揉腹：受术者仰卧位，按摩师以旋揉法围绕脐周先逆时针再顺时针揉腹共约 5 分钟，以受术者自感腹内松软为度。再以掌心劳宫穴处置于受术者关元穴附近，以掌运法操作约 5 分钟，以受术者自感局部透热为度；以调补肝肾，调理松解肌肉。

（4）振腹：按摩师于受术者神阙穴处，以掌振法行振腹操作约 3 分钟，以受术者自感局部透热为度。

5. 注意事项

（1）用力要以受术者能忍受为度，切忌简单粗暴，避免症状加重。

（2）急性期手法宜轻柔。

四、慢性腰肌劳损

慢性腰肌劳损又称功能性腰痛，主要指腰部肌肉、筋膜、韧带等软组织的慢性疲劳性损伤，以腰或腰骶部胀、酸痛反复发作为主要表现的病证，是腰痛的常见原因之一。属中医"肾虚腰痛"范畴。

1. 主要病因

慢性腰肌劳损常由长期姿势不良的累积性损伤，急性腰扭伤失治或治疗不彻底，先天畸形，素体虚弱、寒湿邪侵袭等所致。

2. 主要表现

缓慢起病，病程缠绵难愈，腰部酸痛，天气变化或劳累后腰痛加重为主要表现。腰部活动功能基本正常，经休息或适当活动、改变体位后症状可减轻，腰部喜热怕冷，常双手捶腰或叉腰后伸以减轻疼痛。急性发作时，疼痛可沿臀部向大腿后外侧放散，以酸胀痛为主，一般痛不过膝。

3. 常用手法及穴位

（1）常用手法：揉腹法、拿法、拨法、点法、按法、推法、揉法、拔伸法、擦法等。

（2）常用穴位：阿是穴、脾俞、肝俞、肾俞、大肠俞、环跳、承扶、委中、承山等穴。

4. 慢性腰肌劳损保健按摩操作

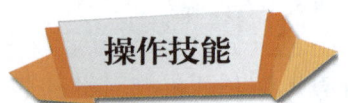
操作技能

体位：卧位。

操作方法：

（1）腰背部操作：受术者俯卧位。①直推膀胱经：按摩师以两手掌沿脊柱两侧膀胱经自肩胛内侧向下至腰骶部直推6~9遍，如图1-44所示。②擦腰骶部：以擦法于腰、骶、臀部及两大腿后侧操作5~8分钟，如图1-45所示。③点穴：

双手拇指由轻至重分别点揉脾俞、肝俞、肾俞、大肠俞、环跳、承扶、委中及腰部阿是穴各约 1 分钟，如图 1-46 所示。拿揉承山穴约 2 分钟，以受术者自感酸胀为度，如图 1-47 所示。按摩师以单掌直推下肢，自承扶穴至跗阳穴操作 5~9 遍。

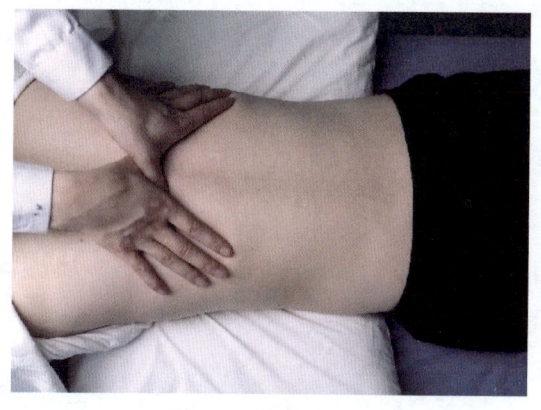

图 1-44　直推膀胱经

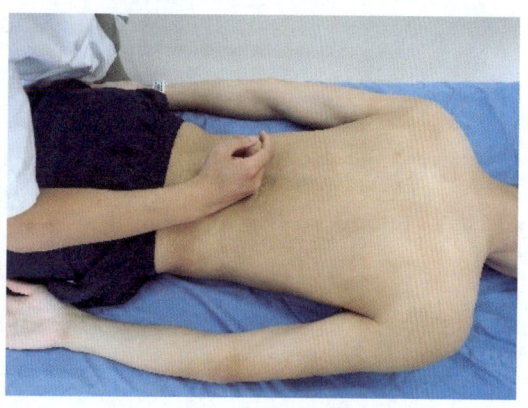

图 1-45　滚揉腰骶部

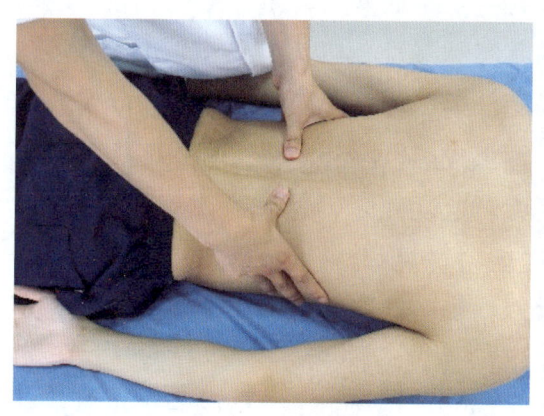

图 1-46　点揉穴位

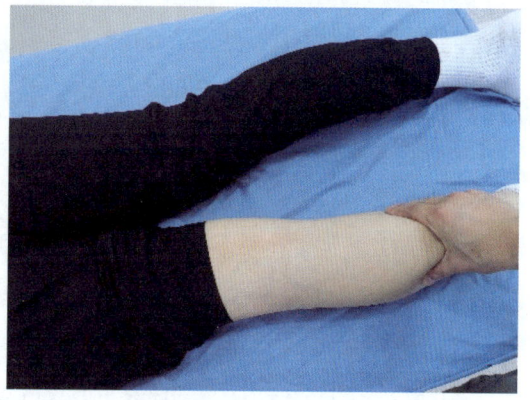

图 1-47　拿揉承山穴

（2）揉腹：受术者仰卧位，按摩师以旋揉法围绕脐周先逆时针再顺时针揉腹共约 5 分钟，以受术者自感腹内松软为度。再以掌心劳宫穴处置于受术者关元穴附近，以掌运法操作约 5 分钟，以受术者自感局部透热为度；以调补肝肾，调理松解肌肉。

（3）振腹：按摩师于受术者神阙穴处，以掌振法行振腹操作约 5 分钟，以受术者自感局部透热为度。

5. 注意事项

用力要以受术者能忍受为度，切忌简单粗暴。

学习单元 3　生殖系统常见病的保健按摩

一、阳痿

阳痿是指未到性功能衰退年龄的青壮年男子性交时，出现阴茎不能有效勃起，无法进行正常性生活的一种病证，表现为阴茎痿弱不举，或临房举而不坚，或坚而不能持久。现代医学称勃起功能障碍，包括由血管、神经、激素等导致的器质性功能障碍、心理性功能障碍和混合性功能障碍。

1. 主要病因

根据病因可分为器质性功能障碍、心理性功能障碍和混合性功能障碍。

器质性因素包括血管性病变、神经损伤、手术或外伤、内分泌疾病等。血管性原因（如动脉粥样硬化、动脉狭窄、阴茎静脉漏及心功能异常等）和几乎所有高血压的危险因素（如吸烟、高脂血症、肥胖等）均可增加阳痿的发病概率。心理性功能障碍是指因压力、紧张、焦虑、抑郁或感情不和等精神心理因素引起的勃起功能障碍。此外，精神性疾病也是诱发勃起功能障碍的常见病因。另外，阴茎本身疾病及长期服用药物（如抗高血压药、抗抑郁药、抗精神病药、抗雄激素药、抗组胺药、毒品等）均可以导致阳痿。精神心理因素和器质性病因共同导致的勃起功能障碍，为混合性勃起功能障碍。

中医认为，本病主因纵欲太过（如房事不节、手淫过度）致肾气损伤，精气虚寒；或先天不足，命门火衰；或惊恐伤肾，肾不作强；或情志不畅，气机失调；或湿热下注，宗筋弛纵等。根据病因的不同，可分为命门火衰、惊恐伤肾、湿热下注、肝气不舒、心脾两虚 5 种证型。与肝、脾、肾关系紧密。

2. 主要表现

未到性功能衰退年龄的青壮年健康男子在性交时，阴茎痿弱不举，或临房举而不坚，或坚而不能持久，以致无法进行正常的性生活。可伴有神疲乏力、腰酸膝软、畏寒肢冷等症。

3. 常用手法及穴位

（1）常用手法：揉腹法、拿法、点法、按法、推法、揉法、搛法、擦法等。

（2）常用穴位：气海、关元、大赫、三阴交、脾俞、肝俞、肾俞、八髎等穴。

4. 阳痿保健按摩操作

操作技能

体位：仰卧位。

操作方法：

（1）揉腹：受术者仰卧位，按摩师采用旋揉法或叠揉法在神阙穴操作约5分钟，再以神阙穴为中心沿顺时针方向操作约3分钟，以受术者自感局部腹内发热为度。

（2）掌运丹田：以掌运法于受术者关元穴操作约5分钟，或用掌振法操作约2分钟，以受术者自感局部透热为度。

（3）拿揉太阴：以拿法或拨揉法在大腿前内侧足太阴脾经循行部位操作约3分钟，如图1-48所示。

（4）点穴：双手拇指分别点揉气海、关元、大赫、三阴交穴各约1分钟。

（5）背部操作：受术者俯卧位，按摩师以擦法或推法，在背部脊柱两侧沿膀胱经自脾俞而下至膀胱俞操作6~9遍。

（6）点穴：双手拇指分别点按脾俞、肝俞、肾俞、八髎穴各约1分钟。

（7）横擦腰骶：在腰骶部施横擦法，以透热为度，如图1-49所示。

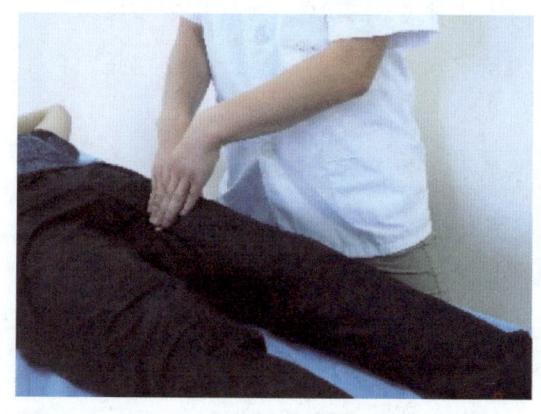
图1-48 拿揉足太阴脾经

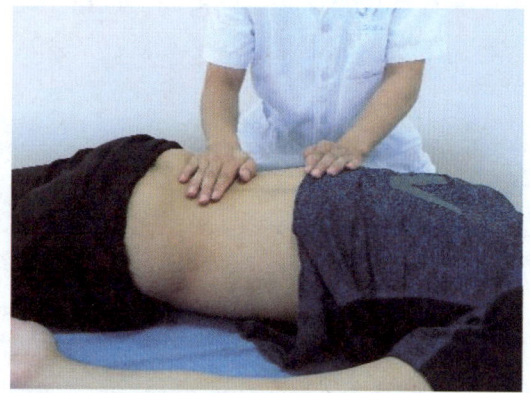
图1-49 横擦腰骶

5. 注意事项

（1）本病多为功能性障碍，不能忽视心理疏导。

（2）适当参加体育锻炼，保持规律的生活作息，适当加强营养，戒除烟酒。

二、月经不调

月经不调是指以月经周期、出血量异常为主要特征的妇科常见病。月经周期异常分为月经先期、月经后期、月经先后不定期。月经先期指月经周期提前7天以上，甚至10天一行者，亦称月经超前、经行先期、经早；月经后期指月经周期延后7天以上，甚至三五月一行者，亦称经行后期、经期错后、经水过期、经迟；月经先后不定期指月经不按周期来潮，或提前或延后7天以上者，亦称经水先后无定期、经乱等。

 小贴士

> 月经是性征发育的女性，伴随卵巢周期性变化而出现的子宫内膜周期性脱落及出血，规律月经的出现是生殖功能成熟的重要标志。月经周期是指从月经来潮出血的第1天到下次月经第1天的间隔，平均28天，一般为21～35天。每次月经出血的持续时间称为行经期，一般为3～8天，平均4～6天。经量是指一次月经的总失血量，正常经量为20～60 mL，一般认为超过80 mL为月经过多。
>
> 月经先期和月经先后不定期常容易与崩漏混淆，崩漏虽然有周期紊乱的表现，但崩漏是月经周期、经期、经量均发生严重的紊乱。出血量多如注为崩，出血量少但淋漓不断为漏。月经不调虽有周期异常的改变，但经期并无明显异常。
>
> 偶发的月经后期需要排除早孕，早孕虽也有月经停止来潮表现，但有如头晕、乏力、食欲不振、喜酸食物或厌恶油腻、恶心、晨起呕吐等早孕反应；妇科检查可见子宫体增大、变软、宫颈紫蓝色；妊娠试验阳性；盆腔B超扫描可见子宫腔内有孕囊。月经后期则无以上表现。

1. 主要病因

一般认为月经不调与长期的精神压抑、精神紧张或遭受重大精神刺激和心理创伤等情绪异常，经期受寒冷刺激，过度节食，烟酒过量等密切相关。有研究表明女性体内脂肪需达到体重22%才能维持正常的月经周期。机体能量摄入不足致

使雌激素合成障碍影响月经来潮,甚至经量稀少或闭经。每天吸烟1盒以上或饮高度酒100 mL以上的女性月经失调发生率是无烟酒史女性的3倍。

中医认为,月经不调的原因有外感寒热、内伤情志、房事不节、产育过多等,以致冲任失调、气血失和。月经先期主要因热扰冲任,经血失约;或气虚统摄无权,冲任失调。月经后期主要因精血亏虚,冲任失养;或血寒凝滞、气滞血瘀;或饮食思虑过度,脾气受损,痰湿内盛,血行受阻。月经先后不定期主要因肝郁气滞,疏泄失常,气血失调;或肾虚房劳,藏泻失司,冲任失调,致血海蓄溢失常。

2. 主要表现

(1)月经先期:常有情志内伤或损伤脾肾的病史;月经周期提前7天以上,甚至1月两潮或十日一行,连续改变3个月经周期以上,但经期无明显异常。子宫附件彩超等盆腔辅助检查无明显器质性病变。

(2)月经后期:常有先天不足,初潮较迟,或有感寒饮冷、情志不遂病史。连续3个月经周期以上出现月经周期延后7天以上,甚至三五月一行,但经期基本正常。妇科检查可见子宫大小正常或略小。

(3)月经先后不定期:常有情志内伤或房劳病史。连续出现3个月经周期以上的月经周期提前或延后7天以上,更迭不定,但经期正常。妇科检查可见子宫大小正常或偏小。

3. 常用手法及穴位

(1)常用手法:揉腹法、一指禅推法、摩法、点法、按法、揉法、擦法、擦法等。

(2)常用穴位:关元、气海、子宫、血海、足三里、三阴交、太冲、肝俞、脾俞、肾俞、八髎等穴。

 **小贴士**

子宫穴

子宫穴为经外奇穴。位于下腹部,脐中下4寸,前正中线旁开3寸,在腹内、外斜肌中如图1-50所示。

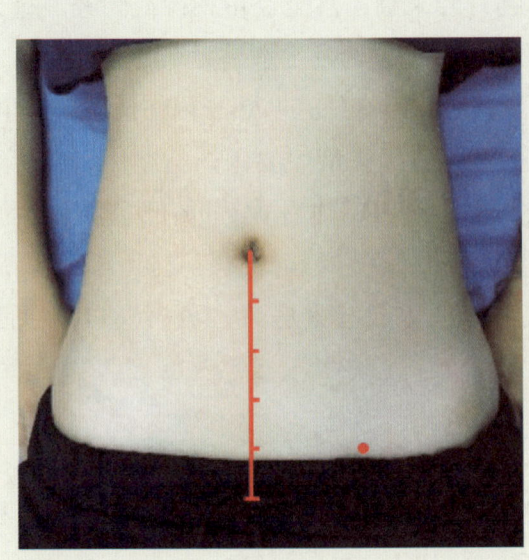

图1-50 子宫穴

主治阴挺、月经不调、痛经、崩漏、不孕等妇科病。临床可灸、点揉等。

4. 月经不调保健按摩操作

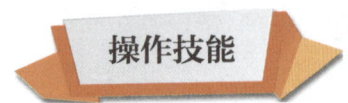

体位：卧位。

操作方法：

（1）揉腹：受术者仰卧位，按摩师于受术者神阙穴采用旋揉法或叠揉法操作约5分钟，以受术者自感腹内微热为度。

（2）顺时针揉腹：围绕脐周，以旋揉法按结肠走行顺时针揉腹约5分钟，以受术者自感腹内松软为度。

（3）掌运丹田：按摩师掌心劳宫穴处置于受术者关元穴附近，以掌运法操作约5分钟，如图1-51所示，以受术者自感局部透热为度。

（4）点穴：双手拇指分别点揉关元、气海、子宫（见图1-52）、三阴交、太冲穴各约1分钟。

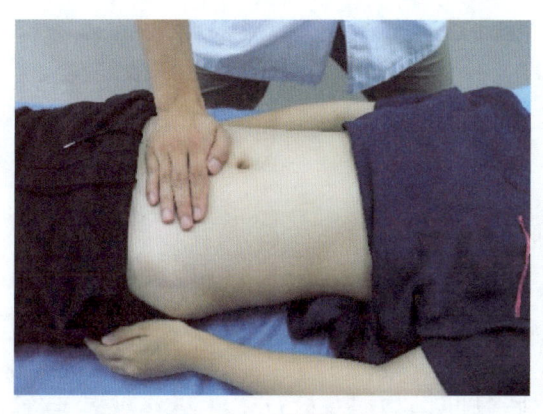 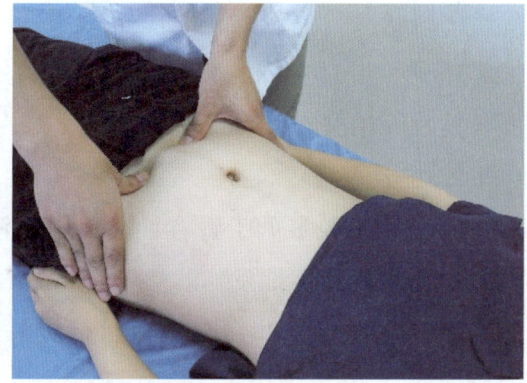

图 1-51　掌运丹田　　　　　　　　　图 1-52　点揉子宫穴

（5）背部操作：受术者俯卧位，按摩师用㨰法或按揉法在背部脊柱两侧膀胱经往返操作6~9遍，以膈俞、肝俞、脾俞、肾俞及腰骶部为主。

（6）点穴：双手拇指分别点按肝俞、脾俞、肾俞、八髎穴各约1分钟。

（7）横擦腰骶：采用横擦法在腰骶部区域施术，以透热为度。

5. 注意事项

（1）月经来潮前3天经量较大时，不宜按摩。

（2）注意休息，保持心情舒畅，避免情志过极。

（3）调节饮食，忌食生冷寒凉或辛辣之品。

（4）注意经期卫生，随天气环境变化增减衣物，宜保暖，避风寒。

三、痛经

痛经是指经期或行经前后出现下腹疼痛、坠胀，或痛引腰骶的疾病，又称"经行腹痛"。可伴有性情急躁、乳房胀痛、恶心呕吐等症状。

痛经分为原发性痛经和继发性痛经。原发性痛经又称功能性痛经，多见于青少年女性，生殖器无器质性病变。继发性痛经多因盆腔及生殖器官的器质性病变引发，如子宫内膜异位症、子宫腺肌病、盆腔炎等，临床多见于育龄期女性。

脏腑推拿尤其适宜治疗原发性痛经，以下内容以原发性痛经为例。

1. 主要病因

月经时子宫内膜的前列腺素含量增高引起子宫平滑肌过强收缩，血管痉挛，造成子宫缺血、乏氧状态是原发性痛经的主要原因。另外，精神、神经因素也与痛经相关。

中医认为，痛经病机是气血亏虚，不荣则痛或气血运行不畅，不通则痛。与情志不舒，肝郁气滞；伤于寒邪，气血凝滞；气血不足，血海失养；房劳多产，肝肾精亏等相关。

2. 主要表现

原发性痛经多见于青春期少女，初潮后1~2年即可出现。以小腹疼痛为主，随月经周期规律性地发作。疼痛多自月经来潮前1~2天开始，常在行经第1天达到高峰，一般持续2~3天后可自行缓解。呈痉挛性或胀痛伴下坠感，严重者可放射到腰骶、肛门、阴道、股内侧等位置，偶有面色苍白、冷汗、手足发凉甚至晕厥等。也有少数患者于经血将净或经净后1~2天始觉腹痛或腰痛。原发性痛经多无阳性体征。

3. 常用手法及穴位

（1）常用手法：揉腹法、拿法、点法、按法、推法、揉法、㨰法、擦法等。

（2）常用穴位：气海、关元、中极、水道、血海、阴陵泉、三阴交、脾俞、肝俞、肾俞、八髎等穴。

4. 痛经保健按摩操作

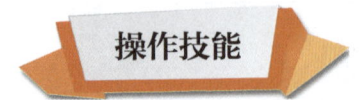

操作技能

体位：卧位。

操作方法：

（1）揉腹：受术者仰卧位，按摩师采用旋揉法或叠揉法以神阙穴为中心沿顺时针方向操作约5分钟，以受术者自感局部腹内发热为度。

（2）掌运丹田：以掌运法于受术者关元穴操作约5分钟，以受术者自感局部透热为度。

（3）振腹：按摩师于受术者神阙穴处，以掌振法行振腹操作约5分钟，以受术者自感局部透热为度。

（4）点穴：双手拇指分别点揉气海、关元、中极、水道、血海、阴陵泉、三阴交穴各约1分钟。

（5）背部操作：受术者俯卧位，按摩师用㨰法或推法，在背部脊柱两侧沿膀胱经自脾俞而下至膀胱俞操作6~9遍。

（6）点穴：双手拇指分别点按脾俞、肝俞、肾俞、八髎穴各约1分钟。

（7）横擦腰骶：在腰骶部八髎处施横擦法，以受术者自感透热为度。

5. 注意事项

（1）在月经来潮前一周行按摩3次，连续3个月经周期。

（2）注意经期保暖，避免寒冷，忌食生冷，注意经期卫生。

（3）适当休息、调节情绪，心情愉快，避免忧郁、恼怒和过度疲劳。

四、前列腺增生

前列腺增生又称前列腺肥大，是指前列腺移行带增生导致以排尿困难、夜尿频数为主要表现的泌尿系梗阻性疾病，是40岁以上男性的常见疾病。

属中医学"癃闭""精癃"等范畴，小便不利，短少点滴，病势较缓者称为"癃"；小便困难，闭塞不通，病势较急者称为"闭"；两者常合而称为"癃闭"。

 小贴士

前列腺

前列腺是男性生殖器附属腺中最大的不成对的实质性腺体，由前列腺组织和肌组织构成，位于膀胱与尿生殖膈之间，包绕尿道根部，其形状和大小均似稍扁的栗子。上端宽大，下端尖细，腺体后面较平坦，贴近直肠，可经直肠指诊触及，如图1-53所示。

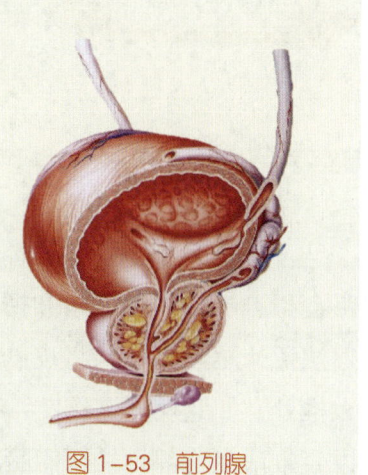

图1-53 前列腺

1. 主要病因

前列腺增生的病因不明。一般认为是由于上皮、间质细胞增殖、凋亡的平衡遭到破坏，导致前列腺移行带增生而致泌尿系梗阻。

中医认为本病以脾肾亏虚为本，湿热、血瘀、气滞为标。病位在精室与膀胱，与肺、脾、肾、三焦密切相关。肾主水司二便，与膀胱相表里。本病的发生主要是由于年老肾虚，气化失司，开阖不利；或湿热下注膀胱；或热壅于肺，致膀胱气化不利；或饮食不节，劳倦伤脾，脾气虚弱，不能升清降浊等诸多原因影响三焦气化而发生"癃闭"。

2. 主要表现

主要有下尿路刺激症状和膀胱出口梗阻症状。下尿路刺激症状的表现主要有尿频、尿急、夜尿频数，甚至出现急迫性尿失禁、血尿等。膀胱出口梗阻症状则表现为排尿困难，初为排尿踌躇、排尿时间延长、尿线变细而尿无力，逐渐出现尿流中断、尿末滴沥、尿不尽感，甚至可出现急性尿潴留、充盈性尿失禁等。

3. 常用手法及穴位

（1）常用手法：揉腹法、一指禅推法、摩法、点法、按法、揉法、滚法、擦法等。

（2）常用穴位：关元、气海、血海、足三里、三阴交、太冲、肝俞、脾俞、肾俞、八髎等穴。

4. 前列腺增生保健按摩操作

体位：卧位。

操作方法：

（1）背部操作：①捏脊：受术者暴露背部，按摩师沿脊柱两旁一寸处，用双手食指、中指、无名指和拇指（此为反捏法，也可拇指和四指螺纹面对捏，为正捏法）从尾骶开始，将皮肤轻轻捏起，然后将皮肤慢慢地向前捏拿，一直移动到大椎处，如此反复操作3~5遍。②直推膀胱经：按摩师用两拇指或掌跟大鱼际部以直推法在背部脊柱两侧膀胱经自上而下推6~9遍。③横擦腰骶：采用横擦法在腰骶部区域施术，以透热为度。

（2）掌运丹田：按摩师将掌心劳宫穴处置于受术者关元穴附近，以掌运法操作约5分钟，以受术者自感局部透热为度。

（3）揉腹：按摩师采用旋揉法或叠揉法以神阙穴为中心沿顺时针方向操作约 5 分钟，以受术者自感腹内发热为度。

（4）点穴：双手拇指分别点揉关元、气海、中极、归来、三阴交、太冲穴各约 1 分钟。

（5）振腹：按摩师于受术者神阙穴处，以掌振法行振腹操作约 5 分钟，以受术者自感局部透热为度。

5. 注意事项

（1）避免憋尿、久坐，加强体育锻炼。

（2）戒烟酒，忌食生冷寒凉或辛辣之品。

（3）注意休息，合理节制房事。

学习单元 4　内分泌系统常见病的保健按摩

一、肥胖症

肥胖症是由多种原因导致体内脂肪堆积过多，从而体重异常增加的一类疾病，多伴有头晕乏力、神疲懒言、少动气短等症状。

肥胖症可加重或者并发糖尿病、高血压病、动脉粥样硬化、冠心病、高脂血症、痛风、胆石症等多种疾病，对健康危害很大。它不是指单纯的体重增加，而是体内脂肪组织，尤其是甘油三酯积蓄过剩而导致的一种状态。

肥胖症分为单纯性肥胖和继发性肥胖，前者无明确病因，后者继发于神经、内分泌或代谢疾病、或有遗传、药物等明确病因。以下内容以单纯性肥胖症为例，继发性肥胖症可在积极治疗原发病基础上参考以下内容。

成年男子体内脂肪含量超过 20%～25%，成年女子体内脂肪含量超过 30%，可确诊为肥胖。

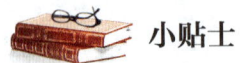 **小贴士**

肥胖度自测

目前常用的肥胖评估方式有体重指数评估法、腰围测定法、皮脂测定法等。

体重指数（BMI）是一种计算身高比体重的指数。具体计算方法是以体重（kg）除以身高（m）的平方，即BMI=体重÷身高^2（kg/m^2）。研究表明，体重指数能较好地反映机体的肥胖程度。体重指数评估表见表1-2。

表1-2 体重指数评估表

体重过轻	健康体重	超重	肥胖
BMI<18.5	18.5≤BMI<24	24≤BMI<28	28≤BMI

腰围测定法是在肋最低点与髂嵴上缘两水平线间中点线的水平，于正常呼吸的呼气之末、吸气未开始时测量的围长，亚太地区成年男性腰围≥90 cm、女性腰围≥80 cm则为肥胖。

皮脂测定法又称皮肤褶厚度测定法，测量部位为上臂部及肩胛下角下方。上臂部一般取左上臂肩峰至桡骨头连线之中点，即肱三头肌肌腹部位。测量方法即将捏起皮肤皱襞，使用卡尺测量皮肤皱襞厚度。两处结果相加男性≥4 cm、女性≥5 cm即可诊断为肥胖。

但以上测定只是在特定角度测定的参考值，其单一指标并不能完全代表体内脂肪的含量。

1. 主要病因

单纯性肥胖目前原因不明。中医认为肥胖多因先天禀赋、过食肥甘、缺乏运动、情志失节等导致气虚阳衰、痰湿淤滞、水液运化失职导致。

2. 主要表现

主要表现为体型肥胖、体重超标、肌肉松软，甚至头晕乏力、行动不便、少动气短等。肥胖症是一种营养过剩性病证，还可有糖类、脂肪、水液电解质代谢和内分泌方面的异常。

3. 常用手法及穴位

（1）常用手法：揉腹法、分推法、点法、按法、推法、捏脊、擦法等。

（2）常用穴位：上脘、中脘、下脘、梁门、天枢、气海、关元、血海、足三里、丰隆、脾俞、胃俞、三焦俞、膀胱俞、环跳、委中、承山等穴。

4. 肥胖症保健按摩操作

操作技能

体位：卧位。

操作方法：

（1）揉腹：受术者仰卧位，按摩师采用旋揉法或叠揉法在神阙穴操作约 5 分钟，再以神阙穴为中心沿顺时针方向操作约 3 分钟，以受术者自感局部腹内发热为度。

（2）分推腹阴阳：以双手大鱼际及拇指桡侧于受术者上腹部，自鸠尾至气海，从任脉向两侧腰际分推 3~5 遍，以受术者自感局部透热为度。

（3）点穴：双手拇指分别点揉上脘、中脘、下脘、梁门、天枢、气海穴各约 1 分钟。

（4）掌运神阙：按摩师掌心劳宫穴处置于受术者神阙穴，以双手掌运法操作约 5 分钟，以受术者自感腰腹透热为度。

（5）捏脊：受术者俯卧位暴露背部，按摩师沿脊柱两旁一寸处，用双手食指、中指、无名指和拇指（此为反捏法，也可拇指和四指螺纹面对捏，为正捏法）从尾骶开始，将皮肤轻轻捏起，然后将皮肤慢慢地向前捏拿，一直移动到大椎处，如此反复操作 3~5 遍。

（6）推膀胱经：按摩师以手掌或掌跟沿脊柱两旁膀胱经，用推法从大杼自上而下至膀胱俞操作 3~5 遍。

（7）点穴：双手拇指分别点按脾俞、胃俞、三焦俞、膀胱俞、环跳、委中、承山穴各约 1 分钟。

（8）横擦腰骶：在腰骶部施横擦法，以受术者自感透热为度。

5. 注意事项

（1）捏脊法操作时轻柔和缓，左右交替向前移动，不可生扯硬拉。

（2）适当参加体育锻炼。保持规律的生活作息，合理安排饮食。

二、糖尿病

糖尿病是由遗传和环境等因素相互作用所引起的以长期高血糖为基本特征的代谢性疾病，因胰岛素分泌及/或作用缺陷引起的糖、脂肪和蛋白质代谢紊乱。临床上以多尿、烦渴、多饮、多食、消瘦等为主要症状。属于中医"消渴"范畴。

1. 主要病因

糖尿病是一个复合病因的综合征，确切病因至今未明。一般认为与以下因素有关。

（1）遗传因素：糖尿病具有家族遗传易感性。

（2）肥胖：肥胖是糖尿病发病的重要原因，特别是腹型肥胖。

（3）活动减少：体力活动减少是2型糖尿病发病的重要因素。

（4）饮食结构：高热量、高脂肪、高蛋白质食物摄入过多不仅会造成体内脂肪储积，还可抑制代谢率而导致肥胖。肥胖容易引发2型糖尿病。

（5）情志因素：精神紧张、情绪激动、心理压力过大可造成内分泌代谢调节紊乱，导致血糖升高。

（6）病毒感染：某些病毒感染可破坏胰岛β细胞，导致胰岛素分泌缺乏，引发糖尿病。

（7）妊娠：妊娠期母体因妊娠分泌多种激素，导致胰岛素抵抗，从而产生妊娠糖尿病。

总之，糖尿病的基本病理变化是由于胰岛素绝对或相对缺乏或胰岛素抵抗，引起糖、脂肪、蛋白质和水、电解质代谢紊乱。

 **小贴士**

糖尿病分型

糖尿病分成四种类型，即1型糖尿病、2型糖尿病、妊娠糖尿病、特殊类型糖尿病。

（1）1型糖尿病也称为胰岛素依赖型糖尿病，患者胰岛β细胞被破坏导致胰岛素的绝对缺乏，多见于儿童和青少年。患者需长期注射胰岛素。

（2）2型糖尿病也称为非胰岛素依赖型糖尿病或成年发病型糖尿病，常见于中老年人。2型糖尿病是最常见的糖尿病，多数患者在饮食控制或口服降糖药治疗后可有效控制血糖。

（3）妊娠糖尿病是指原来无糖尿病，在妊娠期间初次发现糖耐量受损或糖尿病。

（4）特殊类型糖尿病是指由于胰岛受损、其他内分泌疾病、药物等导致的糖尿病。

2. 主要表现

糖尿病的典型表现为"三多一少"，即多饮、多食、多尿，体重减少。部分2型糖尿病患者还可伴有软弱、乏力或外阴皮肤瘙痒等症状。

（1）多饮：因多尿导致细胞内脱水，刺激中枢产生口渴感以致饮水频繁。饮水量和排尿量成正相关关系。

（2）多食：由于多尿，且尿糖升高，糖分丢失引起食欲亢进。多食易饥，血糖升高，尿糖增多，如此恶性循环。

（3）多尿：多尿指尿量和频次两方面。糖尿病患者每日尿量可达3 000～4 000 mL，最高达10 000 mL以上。每日排尿次数甚至可达20次以上。

（4）消瘦：机体不能充分利用葡萄糖，而加速脂肪和蛋白质被分解利用，致体重下降、形体消瘦。

（5）疲乏：体内水、电解质及酸碱平衡出现紊乱，葡萄糖利用率低下，容易有疲乏感。

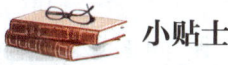 **小贴士**

并非所有糖尿病患者都有典型的"三多一少"症状，有的以多饮、多尿为主，有的以消瘦、乏力为主，有的以急性或慢性并发症为首发症状，甚至有的直至发生酮症酸中毒、高渗性昏迷才被确诊。

3. 常用手法及穴位

（1）常用手法：揉腹法、分推法、点法、按法、推法、揉法、擦法、捏脊、擦法等。

（2）常用穴位：中脘、下脘、天枢、气海、地机、三阴交、肺俞、脾俞、胃俞、三焦俞、肾俞、承山等穴。

4. 糖尿病保健按摩操作

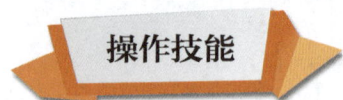

体位：卧位。

操作方法：

（1）揉腹：受术者仰卧位，按摩师采用旋揉法或叠揉法在神阙穴操作约5分钟，再以神阙穴为中心沿顺时针方向操作约3分钟，以受术者自感局部腹内发热为度。

（2）分推腹阴阳：以双手大鱼际及拇指桡侧于受术者上腹部，自鸠尾至气海，从任脉向两侧腰际分推3~5遍，以受术者自感局部透热为度。

（3）点穴：双手拇指分别点揉中脘、下脘、天枢、气海、地机、三阴交穴各约1分钟。

（4）掌运水分：按摩师掌心劳宫穴处置于受术者下脘、水分穴部位，以双手掌运法操作约5分钟，以受术者自感胃腹透热为度。

（5）捏脊：受术者俯卧位暴露背部，按摩师沿脊柱两旁一寸处，用双手食指、中指、无名指和拇指（此为反捏法，也可拇指和四指螺纹面对捏，为正捏法）从尾骶开始，将皮肤轻轻捏起，然后将皮肤慢慢地向前捏拿，一直移动到大椎处，如此反复操作3~5遍。

（6）推揉膀胱经：按摩师以手掌或掌跟沿脊柱两旁膀胱经，用推法或擦法从肺俞自上而下至膀胱俞操作3~5遍，以受术者自感透热为度。

（7）点穴：双手拇指分别点按肺俞、脾俞、胃俞、三焦俞、肾俞、承山穴各约1分钟。

（8）横擦腰骶：在肾俞、命门及腰骶八髎部施横擦法，以透热为度。

5. 注意事项

（1）捏脊法操作时轻柔和缓，左右交替向前移动，不可生扯硬拉。

（2）推拿对轻、中度糖尿病的症状改善疗效较好，但中西医药物治疗必须认真坚持。

（3）高危急症如酮症酸中毒者，不宜按摩。

（4）严格遵守糖尿病饮食，忌烟酒辛辣之物。

三、乳腺增生症

乳腺增生症是指发于乳房部位的非炎症性、非肿瘤性腺内组织增生。因乳腺小叶的生理性增生与复旧不全，乳腺出现形状大小不一的肿块。本病是女性最常见的乳房疾病，约占女性乳腺疾病的75%，多见于20～40岁。中医称为"乳癖"。

1. 主要病因

乳腺在内分泌激素作用下，随着月经周期的变化而增生和复旧。由于精神、生活习惯、饮食等原因引起内分泌代谢失衡，雌激素水平增高，出现乳腺组织增生过度和复旧不全，增生的乳腺组织不能完全消退，形成乳腺增生。

中医认为乳癖与胃、肝、脾三经有关，基本病机为气滞痰凝，冲任失调，与情志内伤、忧思恼怒等关系密切。

2. 主要表现

乳房有不同程度的胀痛、刺痛或隐痛，可放射至腋下、肩背部；一侧或双侧乳房发生单个或多个大小不等、形态多样的肿块，肿块可分散于整个乳房，与四周组织界限不清，与皮肤或深部组织不粘连，推之可动，有触痛，可随情绪及月经周期的变化而消长，部分患者可有溢液或瘙痒。

3. 常用手法及穴位

（1）常用手法：揉腹法、振法、分推法、按法、揉法、推法、拿法、擦法等。

（2）常用穴位：厥阴俞、中府、云门、膻中、乳根、章门、期门、中脘、天枢、气海等穴。

4. 乳腺增生症保健按摩操作

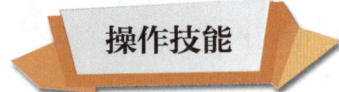

体位：卧位。

操作方法：

（1）揉腹：按摩师采用旋揉法或叠揉法以神阙穴为中心沿顺时针再逆时针方向操作各约2分钟，以受术者自感腹内发热为度。

（2）振腹：按摩师于受术者神阙穴处，以掌振法行振腹操作约5分钟，以受术者自感局部透热为度。

（3）开气门：按摩师以双手拇指从璇玑穴至玉堂穴，从任脉向两侧腋前分推3～5遍（见图1-54），以受术者自感局部透热为度。再以小鱼际于膻中穴上下擦法操作约2分钟（见图1-55），以局部透热为度。

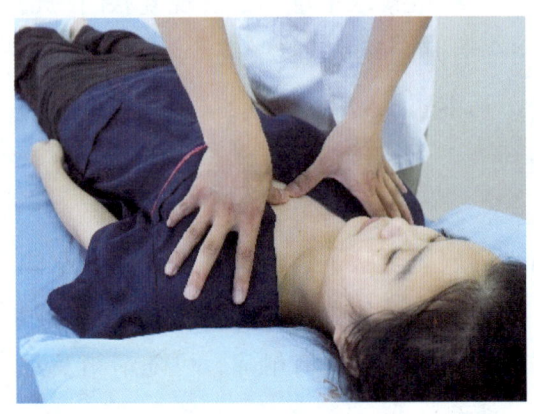

图1-54　分推璇玑穴

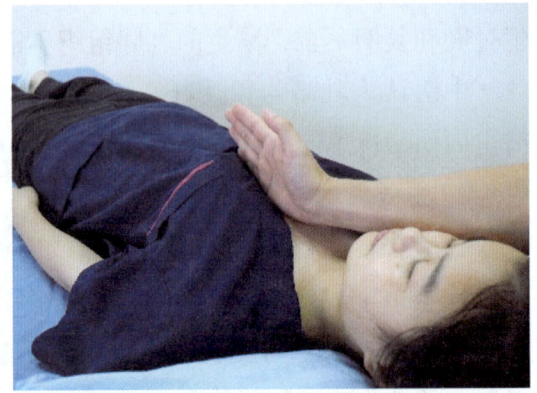

图1-55　擦膻中穴

（4）点穴：双手拇指分别点揉中府、云门、膻中、乳根、期门、中脘、天枢、气海穴各约1分钟。

（5）掌运神阙：按摩师掌心劳宫穴处置于受术者神阙穴，以双手掌运法操作约5分钟，以受术者自感腰腹透热为度。

（6）推膀胱经：受术者俯卧位暴露背部，按摩师以手掌或掌跟沿脊柱两旁膀胱经，用推法从大杼自上而下至三焦俞操作3～5遍。

（7）拿肩井：按摩师用拿法在风池穴、肩井穴（见图1-56）操作各约2分钟，以受术者自感局部酸胀透热为度。

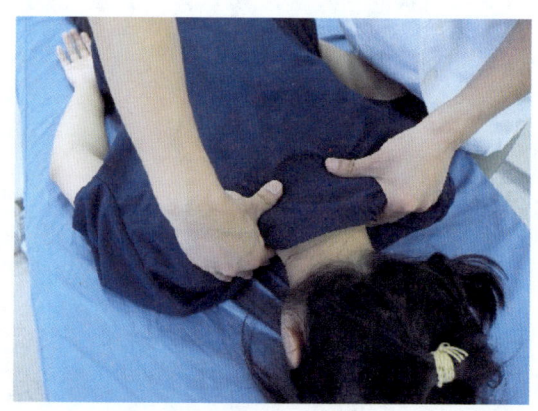

图 1-56　拿肩井

（8）点穴：双手拇指分别点按厥阴俞、膈俞、肝俞、脾俞、胃俞、三焦俞、天宗、曲池、内关穴各约 1 分钟。

（9）横擦肩背：以厥阴俞为重点在两肩胛内侧施掌擦横擦法，以局部透热为度。

5. 注意事项

（1）开气门操作时，注意避免刺激受术者乳房部位引起疼痛等不适。

（2）适当参加体育锻炼。保持规律的生活作息，合理安排饮食。

（3）及时治疗月经失调等妇科疾病和其他内分泌疾病，对发病高危人群要重视定期检查。出现增长快而变硬的肿块，应高度怀疑恶变的可能。

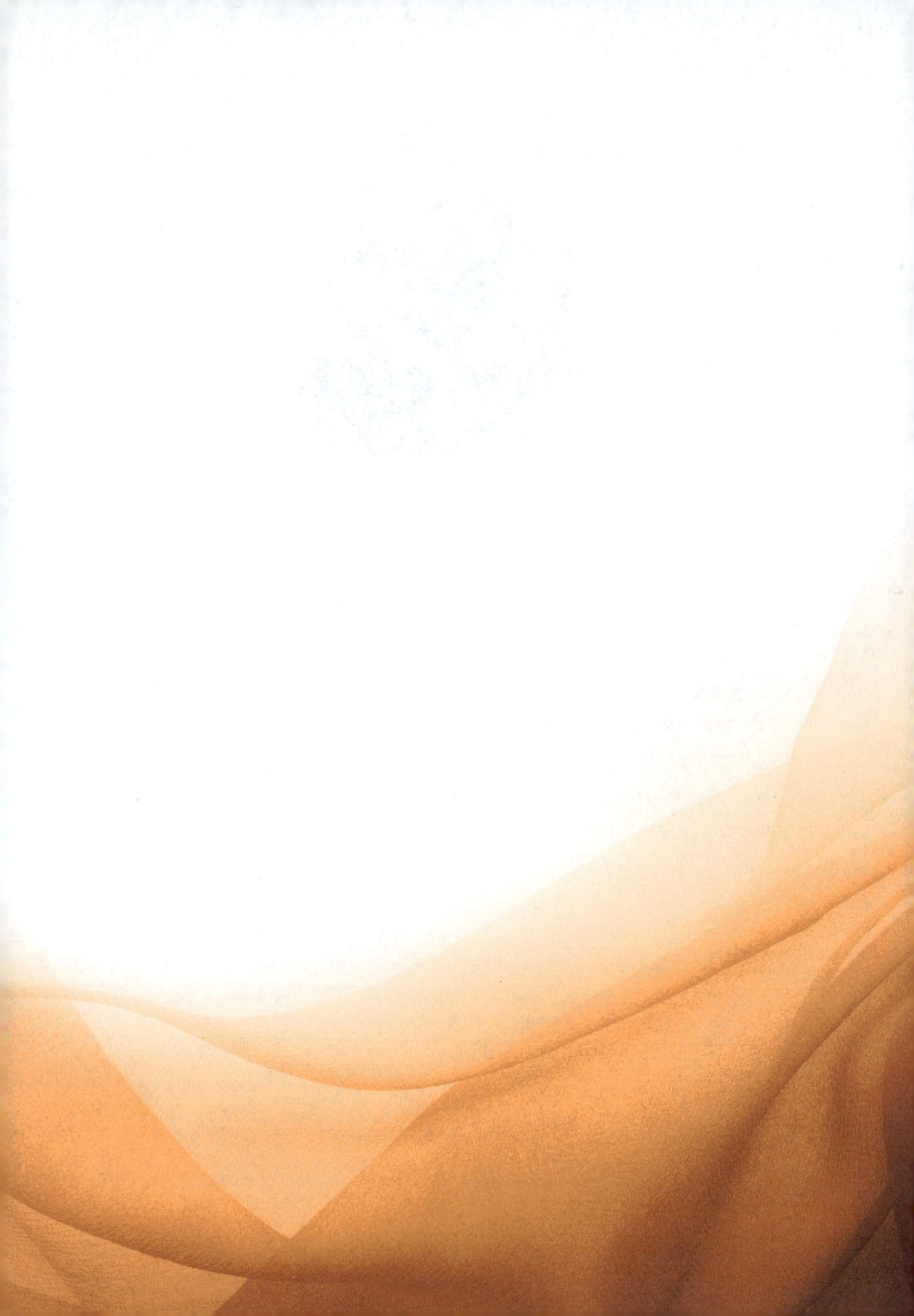

职业模块 ❷
脊柱按摩

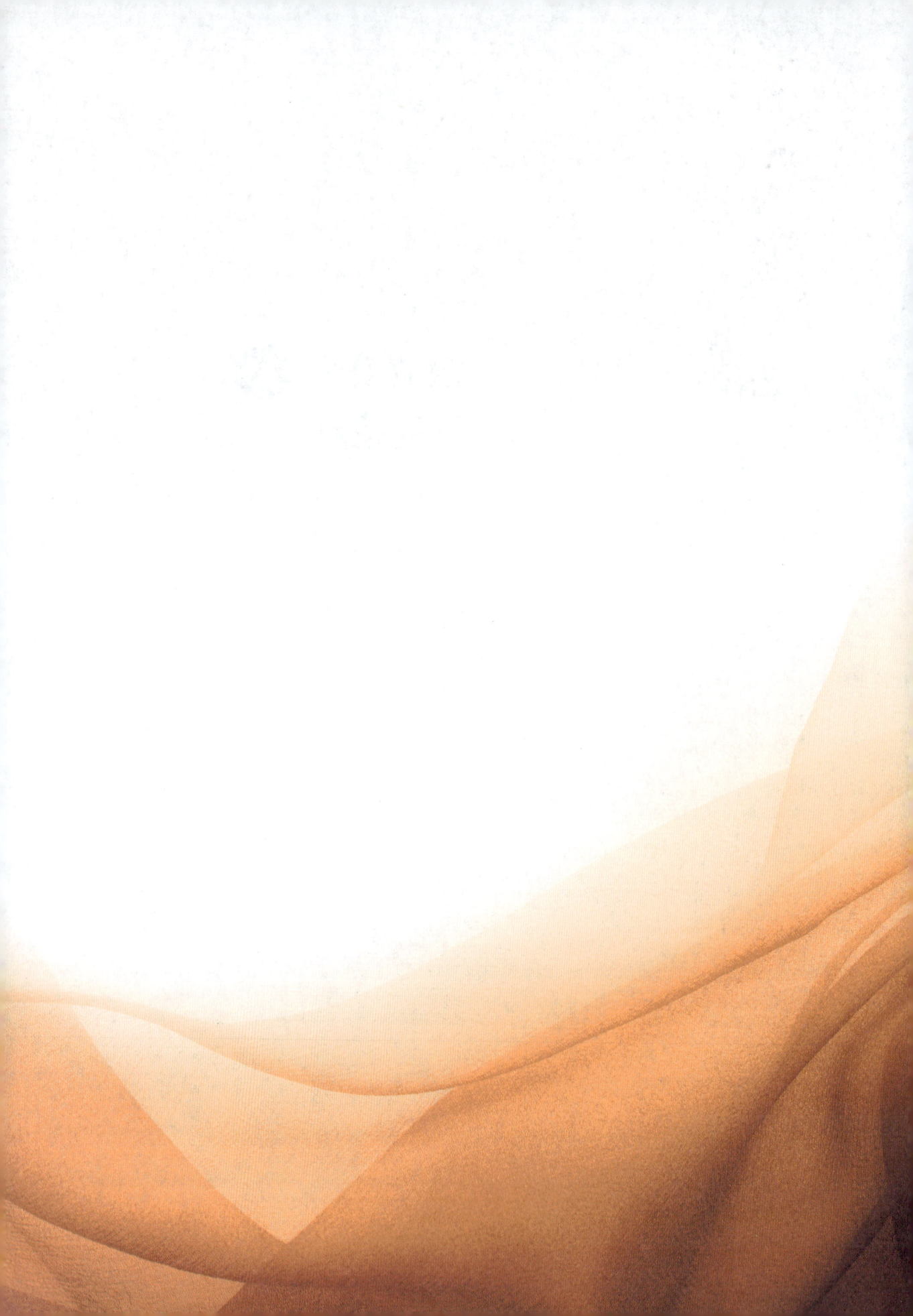

培训课程 1

颈椎相关病按摩

学习单元 1　颈型颈椎病按摩

一、颈型颈椎病相关知识

1. 表现

颈型颈椎病属颈椎病的早期，主要表现为颈、肩背部酸胀、疼痛，颈项部易感疲劳不适，有反复"落枕"现象。头颈肩部有相应的压痛点，神经定位检查无确定的定位体征。X线检查没有椎间隙狭窄等明显退行性改变，但可有颈椎生理曲线改变，椎体间不稳定或轻度骨质增生等变化。

2. 原因

本病大多由于枕头不适、卧姿不当、头颈部长时间保持单一姿势等姿势不良或过度疲劳、外伤等原因造成颈椎间盘、棘突间关节及肌肉、韧带等劳损所致。在以上因素作用下，导致颈肌的痉挛、劳累或肌力不平衡而出现颈椎生理曲度的改变，造成颈椎关节囊及韧带的松弛，颈椎小关节失稳，刺激颈神经根背侧支及副神经而致发病。

二、颈型颈椎病按摩常用手法与穴位

1. 常用手法

拿法、揉法、点法、滚法、拨法、击法等。

2. 常用穴位

风池、风府、完骨、天柱、肩井、肩中俞、肩外俞等穴。

三、颈型颈椎病按摩操作

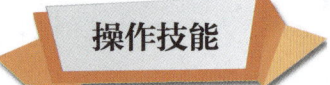

操作方法：

1. 受术者坐位

（1）拿揉：按摩师一手扶头，另一手拇指与四指相对用力，拿揉颈项部两侧肌肉，从脑后拿揉至颈胸交界处6～8遍，如图2-1所示。

（2）拨揉：按摩师一手扶头，另一手拇指指腹着力于颈椎棘突两侧，用适当的力度向下压，做与肌纤维（或肌腱、韧带）垂直的横向拨揉。每侧3～4遍，做完一侧做另外一侧。

（3）点揉：按摩师用拇指分别点揉风池、风府、完骨、天柱穴，以受术者自感局部酸胀、酸痛为度，每穴位5～10秒，做完一侧做另外一侧。

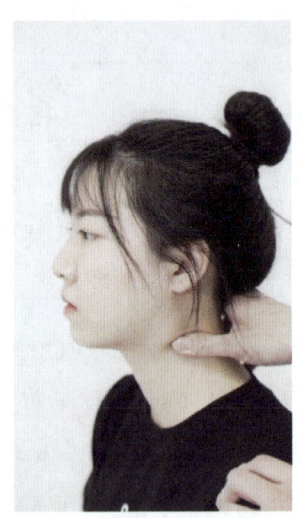

图2-1 拿揉颈项部

2. 受术者俯卧位

（1）拿揉：按摩师用双手四指与掌根或大鱼际相对用力拿揉颈肩部，从肩部拿揉至大椎处3～4遍（见图2-2）。

（2）点揉：按摩师用拇指分别点揉肩井、肩中俞、肩外俞穴，以受术者自感局部酸痛、酸胀为度，每个穴位3～4秒，如图2-3所示。

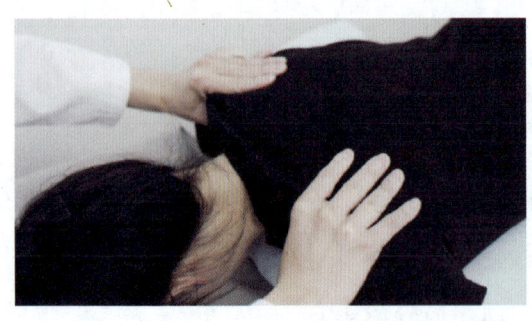

图2-2 拿揉颈肩部

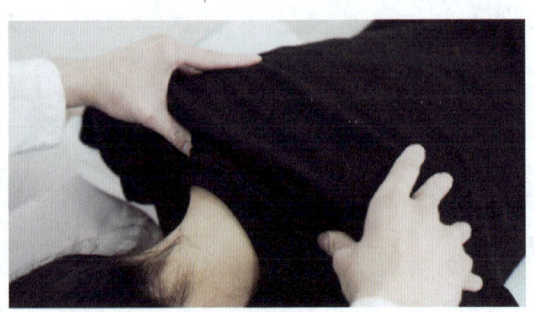

图2-3 拇指点揉穴位

（3）㨰颈肩部：按摩师用前臂背部靠肘肌肉丰厚处着力于受术者肩部，肘关节微屈，㨰颈肩部，或使用侧㨰法㨰颈肩部，如图2-4所示。

（4）叩击颈肩部：按摩师双手握空拳，腕关节放松，以前臂主动用力，用下拳眼（小鱼际及小指尺侧部）叩击颈肩部，如图2-5所示。

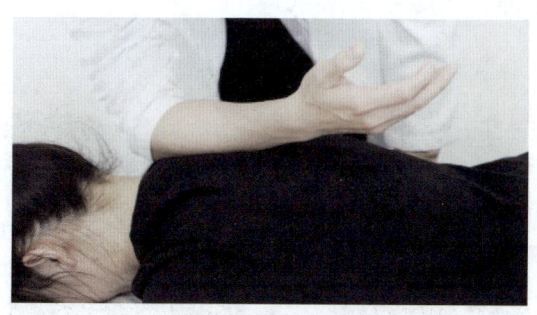

图2-4 㨰颈肩部

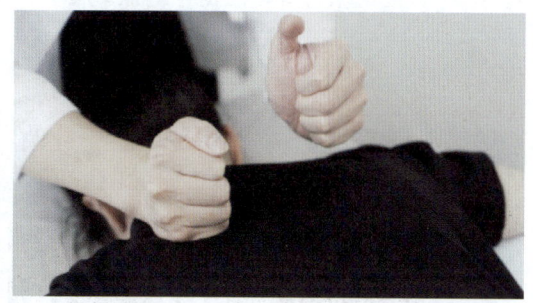

图2-5 叩击颈肩部

3. 受术者坐位

（1）牵拉颈部肌肉与韧带。颈部主要肌肉有胸锁乳突肌、斜角肌、斜方肌、肩胛提肌、头夹肌、颈夹肌等。

1）颈前肌群拉伸：受术者保持下巴收紧靠于喉部，按摩师一手固定受术者左肩部，另一手扶于受术者头部左侧，使受术者颈部向右侧屈。在此基础上让其颈部后仰，出现颈部左前侧有牵拉感后停顿并保持5~10秒，在此动作基础上让受术者轻做颈部向左侧屈对抗5秒。拉伸2~3次，做完一侧做另外一侧。

2）颈后肌群拉伸：受术者保持下巴收紧靠于喉部，按摩师一手固定受术者左肩部，另一手扶于受术者头部左侧，使受术者颈部向右侧屈，在此基础上继续让其颈部前屈，出现颈部左后侧有牵拉感后停顿并保持5~10秒，在此动作基础上让受术者轻做颈部向左侧屈对抗5秒。拉伸2~3次，做完一侧做另外一侧。

（2）拨揉颈项部：按摩师一手扶头，另一手虎口置于颈后部，用拇指、食指相对用力拨揉颈项部，从脑后拨揉至大椎处，重复操作3~4遍，如图2-6所示。

4. 受术者仰卧位

（1）拔伸颈椎：按摩师以一手虎口扶于受术者后枕部，另一手手掌扶于下颌并固定，让头后仰30°~45°，双

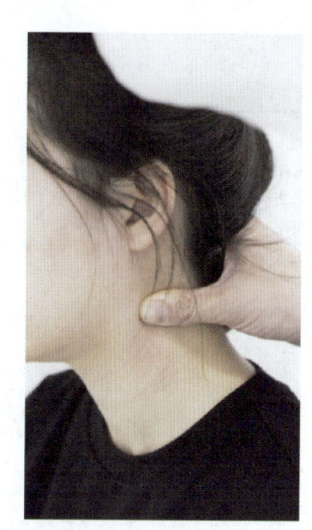

图2-6 拨揉颈项部

手同时缓缓上提头部,拔伸颈部,保持颈部牵拉感10~20秒,重复操作2~3遍,如图2-7所示。

(2)双手重叠揉腹:按摩师双手重叠,将掌心覆于肚脐上,全掌着力,腕关节放松,运用前臂力量带动手掌做轻柔缓和的小幅度顺时针环旋运动,保持一定压力带动腹部皮下软组织一起揉动3~5分钟,如图2-8所示。

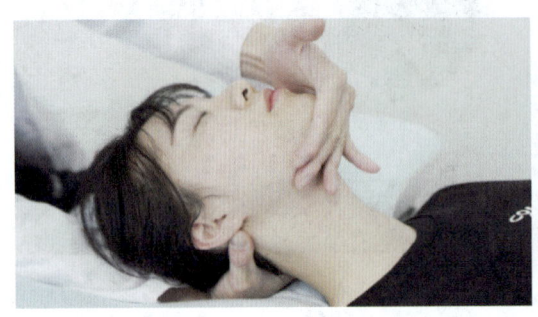
图2-7 拔伸颈椎

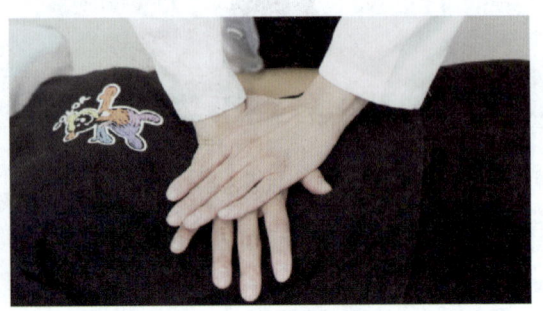
图2-8 双手重叠揉腹

四、颈型颈椎病按摩注意事项

1. 手法做到稳、准、轻、巧,以受术者耐受为度,切忌暴力。

2. 做颈部肌肉拉伸不超过颈部生理活动度,以受术者能接受为度,如果出现头晕等症,暂停颈部拉伸跟牵引。

学习单元2 落枕按摩

一、落枕相关知识

1. 表现

落枕又称"失枕",临床主要表现为晨起后出现颈部疼痛,重者疼痛可牵扯至头部、肩部、上背部等;颈部活动受限,呈强迫体位,固定某一位置,常歪向患侧,转动不利;颈部局部肌肉痉挛,可呈条索状,压痛广泛。

2. 原因

多由枕头高低、软硬不适或睡眠姿势不当,使颈部一侧肌群处于过度伸展牵拉，引起颈部气血不和而致。也可由颈部扭伤或风寒侵袭项背，使气血凝滞，局部经气不调而致。

二、落枕按摩常用手法与穴位

1. 常用手法

拿法、揉法、点法、滚法、拨法、拍法等。

2. 常用穴位

手三里、合谷、落枕穴、风池、风府、天宗、肩外俞等穴。

三、落枕按摩操作

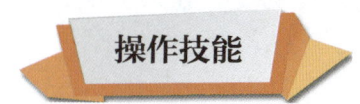

操作方法：

1. 受术者坐位

（1）点揉：按摩师以拇指分别点揉手三里、合谷、落枕穴，以受术者自感局部有酸痛、酸胀为度，每个穴位5~10秒，做完一侧做另外一侧。

（2）拿揉：按摩师一手扶头，另一手拇指与四指相对用力，拿揉颈项部两侧肌肉，从脑后拿揉至颈胸交界处6~8遍。

（3）拨揉：按摩师一手扶头，另一手拇指指腹着力于颈椎棘突两侧，用适当的力度向下压，做与肌纤维（或肌腱、韧带）垂直的横向拨揉。每侧3~4遍，做完一侧做另外一侧。

（4）点揉：按摩师用拇指分别点揉风池、风府、天宗、肩外俞穴，以受术者自感局部有酸痛、酸胀为度，每个穴位3~4秒，做完一侧做另外一侧。

2. 受术者俯卧位

（1）滚肩背部：按摩师用前臂背部靠肘肌肉丰厚处着力，肘关节微屈，靠前臂的旋转，使产生的力持续地作用在治疗部位上，如图2-9所示。

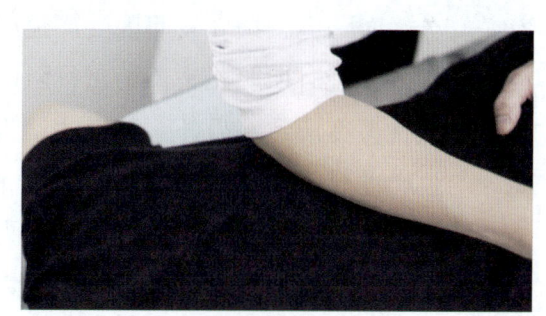

图2-9 滚肩背部

（2）拍打肩背部：按摩师五指并拢，掌指关节微屈，掌心微凹成虚掌，腕关节放松，以肘关节的屈伸发力，使手掌平稳地拍打肩背部，操作30~40秒。

3. 受术者仰卧位

牵引颈部：按摩师以一手虎口扶于脑后并固定脑后，另一手手掌扶于下颌并固定，让头后仰30°~45°，双手同时缓缓上提头部，拔伸颈部，有颈部牵拉感后保持10~20秒，重复2~3遍。

四、落枕按摩注意事项

1. 对疼痛、活动受限较甚者，局部手法操作宜轻柔，忌用强刺激手法。
2. 牵引颈部时注意不超过颈部活动度，以受术者能接受为度，如果出现头晕等症，暂停颈部拉伸跟牵引。

学习单元3　小儿肌性斜颈按摩

一、小儿肌性斜颈相关知识

1. 表现

小儿肌性斜颈常表现为小儿的头颈向一侧歪斜、颈前倾、下颌转向对侧、头颈旋转活动受限；一般小儿出生1~2周后，颈部一侧可触及肿物，常位于胸锁乳突肌中下段，可呈椭圆形或条索状，大小软硬不一。

2. 原因

其病因尚未明确，多数认为与胸锁乳突肌供血不足、局部损伤及先天性畸形有关。分娩时一侧胸锁乳突肌因受产道或产钳挤压受伤出血，血肿机化形成纤维性挛缩；或分娩时期胎儿头位不正，阻碍一侧胸锁乳突肌血运供给，引起胸锁乳突肌缺血性改变所致。另外一种说法认为，由于胎儿在子宫内头部向一侧偏斜所致，与生产过程无关。

需与脊柱畸形引起的骨性斜颈、视力障碍引起的代偿性姿势性斜颈、颈部肌麻痹导致的神经性斜颈和习惯性斜颈相鉴别。

二、小儿肌性斜颈按摩常用手法与穴位

1. 常用手法

揉法、点法、推法、拨法等。

2. 常用穴位

桥弓、风池、翳风、完骨、扶突、气舍等穴。

三、小儿肌性斜颈按摩

体位：卧位

操作方法：

1. 揉患侧胸锁乳突肌：按摩师拇指指腹置于小儿患侧胸锁乳突肌肉上，从上而下或者从下而上轻揉患侧胸锁乳突肌5~8遍。

2. 直推患侧胸锁乳突肌：按摩师拇指指腹放于患侧胸锁乳突肌上，从上而下或者从下而上直推患侧胸锁乳突肌，操作5~8遍。

3. 拿揉颈项部：按摩师拇指与食指、中指相对用力，从上而下拿揉颈项部5~8遍，如图2-10所示。

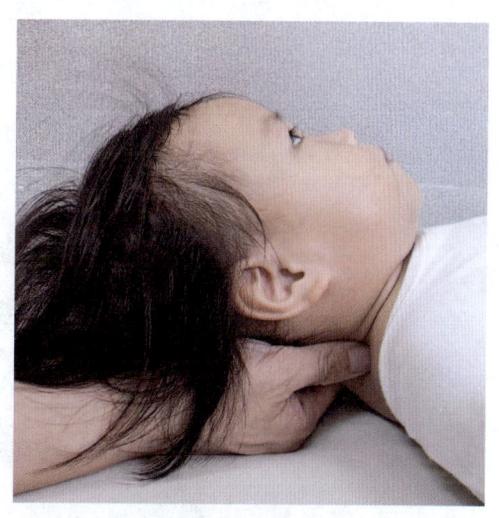

图2-10 拿揉颈项部

4. 拨揉患侧胸锁乳突肌：按摩师拇指指腹放于患侧胸锁乳突肌上，从上而下或者从下而上拨揉患侧胸锁乳突肌5~8遍。

5. 捏揉患侧胸锁乳突肌：按摩师拇指与食指、中指相对用力挤压患侧胸锁乳突肌进行捏揉，从上而下或者从下而上5~8遍，如图2-11所示。

6. 牵拉患侧胸锁乳突肌：按摩师一手轻压住患侧胸锁乳突肌起点胸骨端处，另一手放下颌靠乳突处，用相反方向的力牵拉胸锁乳突肌，一次5~10秒，牵拉

5~8遍，如图2-12所示。

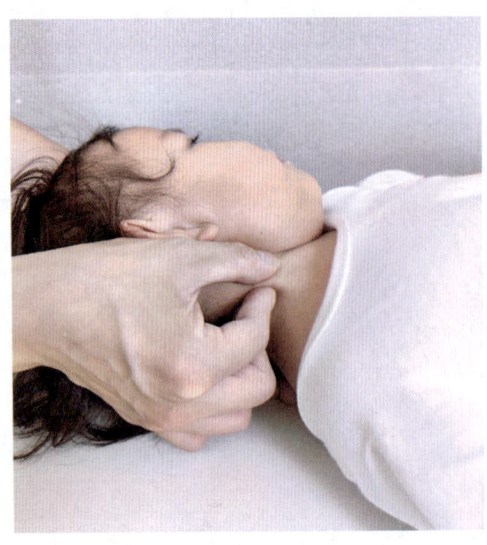
图2-11　捏揉胸锁乳突肌

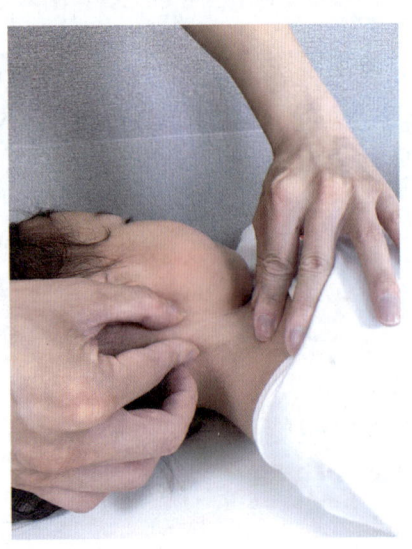
图2-12　牵拉胸锁乳突肌

7. 旋转头颈部：按摩师双手扶住小儿脸两侧，做颈部活动度内的旋转头颈部，操作5~8遍，如图2-13所示。

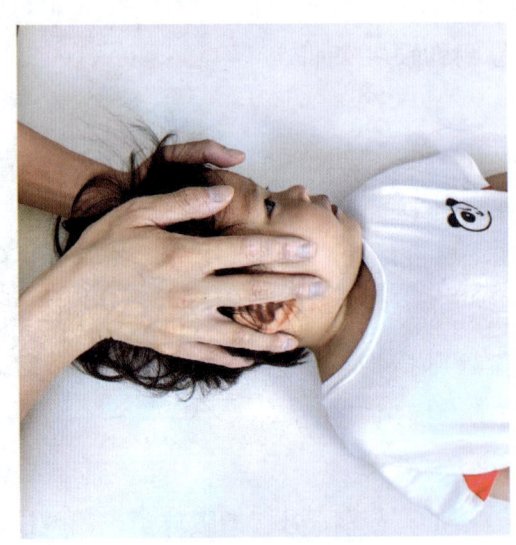
图2-13　旋转头颈部

8. 轻揉小儿患侧颈、肩、背部1~2分钟。

四、小儿肌性斜颈按摩注意事项

1. 推拿治疗时，需使用介质，防止皮肤破损。
2. 推拿治疗小儿肌性斜颈，越早越好。如果治疗无明显改善，可建议手术治疗。

学习单元 4　颈源性眩晕按摩

一、颈源性眩晕相关知识

1. 表现

颈源性眩晕是由于颈部病变引起椎动脉供血不足，而出现以眩晕为主要表现的临床综合征。临床表现为眩晕，常因颈椎位置改变诱发或者加重。伴有颈枕部或者枕顶部阵发性疼痛、恶心呕吐、视物模糊等症状。

检查旋颈试验阳性。椎基底动脉 X 线检查显示钩椎关节或者后关节骨质增生、椎间孔变小、寰齿前间隙增宽，寰齿侧间隙不对称，寰枢关节不对称。经颅彩色多普勒彩色（TCD）检查显示椎基底动脉供血不足，血流速度增快或减慢。

2. 原因

由于颈椎错位或椎间盘突出压迫椎动脉，使椎动脉宫腔变细，血流量减少；或刺激邻近的交感神经，反射性地引起椎动脉收缩痉挛，导致脑供血不足激发眩晕症。

二、颈源性眩晕按摩常用手法与穴位

1. 常用手法

按法、揉法、点法、拨法、擦法、拍法等。

2. 常用穴位

印堂、攒竹、鱼腰、丝竹空、太阳、承泣、风池、百会、肩井、肩中俞、肩外俞等穴。

三、颈源性眩晕按摩操作

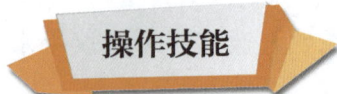
操作技能

操作方法：

1. 受术者仰卧位

（1）分抹前额：按摩师双手大鱼际着力，以轻而不浮、重而不滞的力度自印堂分抹至两侧太阳穴，操作5~8遍，如图2-14所示。

（2）按揉太阳穴：按摩师用双手拇指指腹按揉太阳穴5~8次，如图2-15所示。

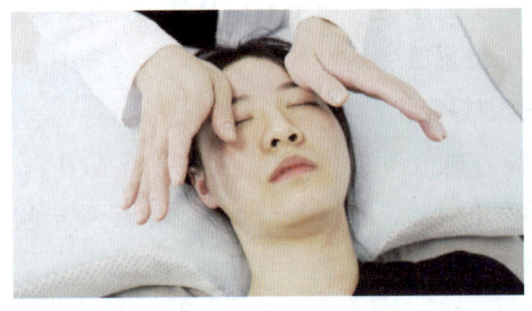

图2-14　分抹前额

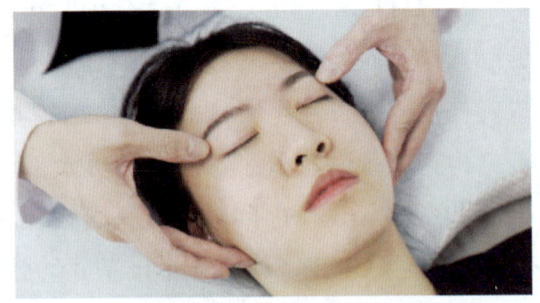

图2-15　按揉太阳穴

（3）揉眼眶：按摩师双手拇指指腹，以睛明穴为起点，由内到外，由上到下轻揉眼眶3~5遍，如图2-16所示。

（4）捏揉眉弓：按摩师拇指和食指相对用力捏揉眉弓5~8次，如图2-17所示。

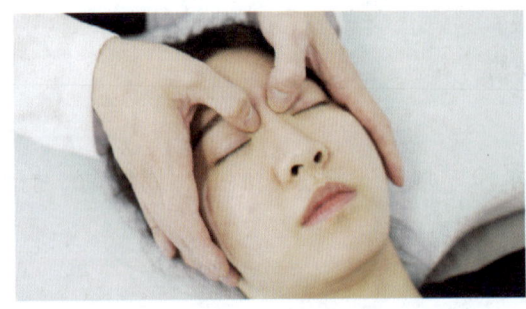

图2-16　揉眼眶

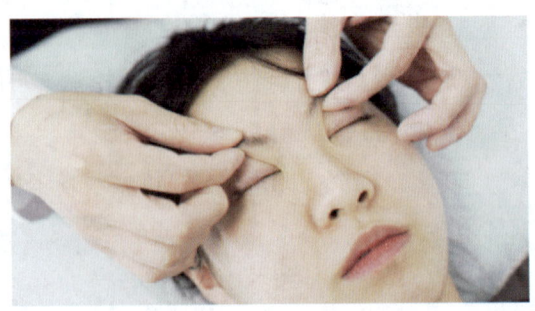

图2-17　捏揉眉弓

（5）点按穴位：按摩师两手拇指按序点按睛明、攒竹、鱼腰、丝竹空、太阳、承泣穴各5~8秒，如图2-18所示。

（6）点揉五经：按摩师双手拇指从督脉印堂穴点揉至百会穴，再分别从两侧膀胱经的睛明穴和两侧胆经阳白穴，从下而上，点揉至与百会穴齐平，反复操作3~5遍，如图2-19所示。

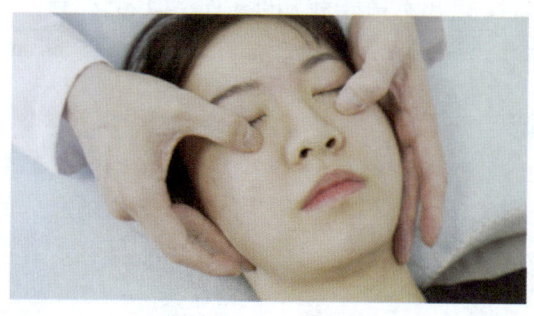

图2-18　点按穴位

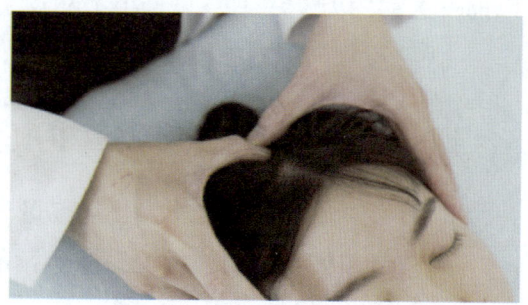

图2-19　点揉五经

（7）点揉颞侧：按摩师双手手指略分开，用指腹从耳屏前点揉至头顶处3~5遍。

（8）勾点风池穴、风府穴：按摩师用中指指端勾点两侧风池穴，单手中指指端勾点风府穴，每穴30~60秒。

（9）梳理头皮：按摩师将双手十指略分开，手指指端贴于受术者头皮，从下而上如梳子梳头般梳理头皮30~60秒，如图2-20所示。

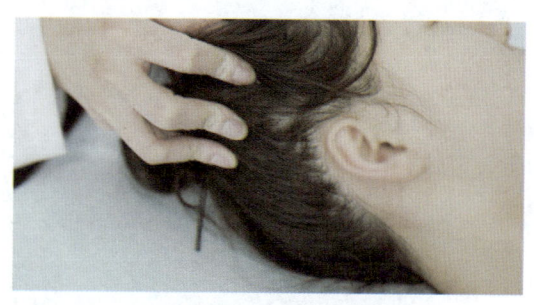

图2-20　梳理头皮

（10）拔伸颈部：按摩师以一手虎口扶于受术者后枕部，另一手手掌扶住下颌并固定，让头后仰30°~45°，双手同时缓缓上提头部拔伸颈部，保持颈部牵拉感10~20秒，重复操作2~3遍。

2. 受术者俯卧位

（1）拿揉颈肩部：按摩师双手四指与拇指或者大鱼际相对用力，从肩峰至颈胸交界处自上而下或自下而上反复拿揉3~4遍。

（2）拨棘突两侧：按摩师一手扶头，另一手用拇指指腹着力于颈椎棘突两侧，用适当的力度向下压，做与肌纤维（或肌腱、韧带）垂直的横向拨揉。也可双手拇指叠指拨揉，每侧3~4遍，做完一侧做另外一侧。

（3）点按穴位：按摩师以双手拇指分别点按肩井、肩中俞、肩外俞穴各5~10秒。

（4）擦肩部：按摩师用前臂背部靠肘肌肉丰厚处着力，肘关节微屈，靠前臂的旋转，使产生的力持续地作用在肩部，每侧1~2分钟。

（5）侧击法叩击肩部：按摩师双手握空拳，拇指轻放于食指上，腕关节放松，以前臂主动用力，用下拳眼（小鱼际及小指尺侧部）捶击颈肩部30~40秒。

四、颈源性眩晕按摩注意事项

1. 治疗时注意采取受术者不容易眩晕的体位。
2. 避免频繁变动颈部位置，避免颈部晃动、转动。

培训课程 2

胸椎相关病按摩

学习单元1　背肌筋膜炎按摩

一、背肌筋膜炎相关知识

1. 表现

背肌筋膜炎又称背肌筋膜纤维织炎,主要表现为背部僵硬疼痛,活动不利,无或伴牵涉胸胁痛。常起床后疼痛症状加重,活动后症状一般能缓解。自觉疼痛部位比较深而广泛,定位困难。胸椎旁或肩胛内侧有压痛或触及条索状改变,影像学未发现胸椎及心肺病变。

2. 原因

气候寒冷潮湿是该病的诱发因素,长期生活在寒冷、潮湿的环境中,背部肌肉、筋膜血管收缩。背部组织在高张力状态下,轻微的外伤、肌肉劳损即可出现局部无菌性炎症,从而诱发该病。

二、背肌筋膜炎按摩常用手法与穴位

1. 常用手法

揉法、点法、按法、滚法、擦法、推法等。

2. 常用穴位

大杼、心俞、脾俞等穴。

三、背肌筋膜炎按摩操作

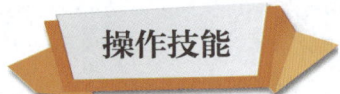
操作技能

操作方法：

1. 受术者俯卧位

（1）按揉肩背部：按摩师用双手手掌着力于肩背两侧，做轻柔缓和的环旋活动，由上而下或由下而上慢慢移动，反复操作3~4遍，如图2-21所示。

（2）拨棘突两侧：按摩师以拇指指腹着力于胸椎棘突两侧，用适当的力度向下压，做与肌纤维（或肌腱、韧带）垂直的横向拨揉（见图2-22），也可双手拇指叠指拨揉。每侧3~4遍，做完一侧做另外一侧。

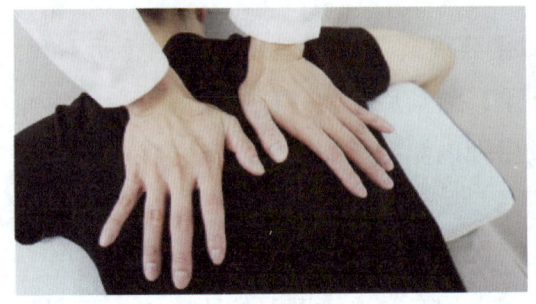

图2-21 按揉肩背部

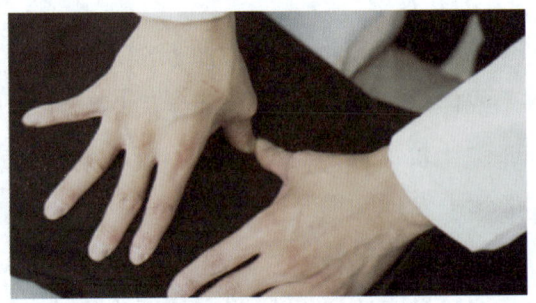

图2-22 拨棘突两侧

（3）点揉穴位：按摩师以双手拇指分别点揉大杼、心俞、脾俞穴各5~10秒。

（4）擦棘突两侧肌肉：按摩师用前臂背部靠肘肌肉丰厚处着力，肘关节微屈，靠前臂的旋转，使产生的力持续地作用在背部两侧肌肉上。

（5）直推肩背部：按摩师将手掌置于受术者背部两侧，从上而下或者从下而上直推背部两侧，每侧3~4遍，如图2-23所示。

（6）摩擦背部：用小鱼际在背部两侧做直线来回摩擦，以透热为度。

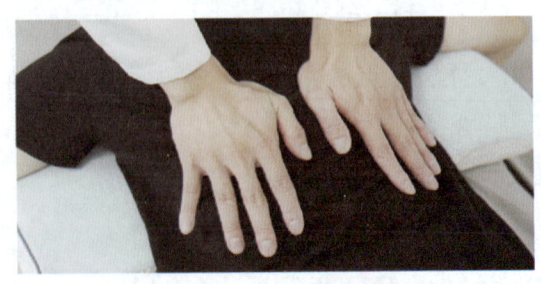

图2-23 直推肩背部

2. 受术者坐位

（1）扩胸牵拉法拉伸胸大肌：受术者双手交叉抱后枕部，肘尖向外，按摩师用双手握住其肘关节，前胸贴受术者后背，双手缓缓向上向后牵拉，待胸部有牵拉感，停顿5～10秒，重复操作3～4遍，如图2-24所示。

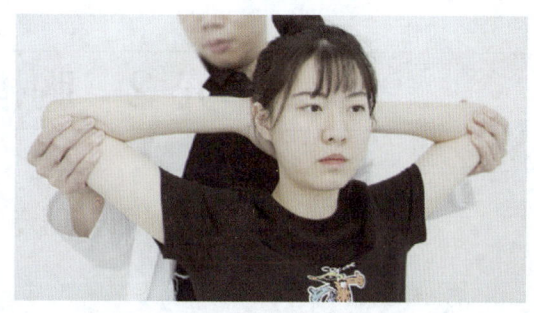

图2-24　扩胸牵拉法拉伸胸大肌

（2）坐位扭转法拉伸背阔肌：受术者坐位，保持骨盆及以下正立位，双手交叉抱后枕部，肘尖向外。按摩师一手扶住受术者的肩，让受术者向对侧侧屈。保持侧屈并向前屈，待背阔肌有牵拉感，保持5～10秒。做完一侧做另外一侧，每侧3～4遍，如图2-25所示。

（3）坐位前屈法拉伸竖脊肌：受术者坐于按摩床上，保持下肢双膝伸直，按摩师一只手扶背，另一只手扶膝关节，让受术者尽力前屈，至竖脊肌有牵拉感，然后停顿5～10秒，做3～4遍，如图2-26所示。

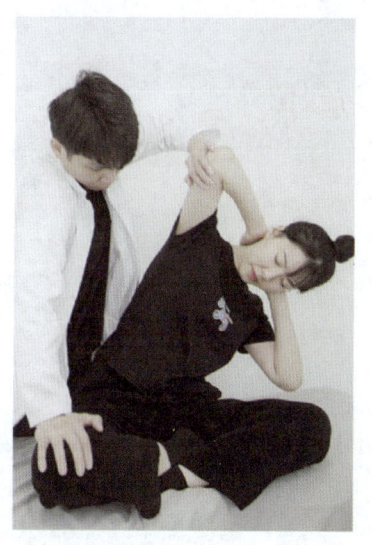

图2-25　坐位扭转法拉伸背阔肌

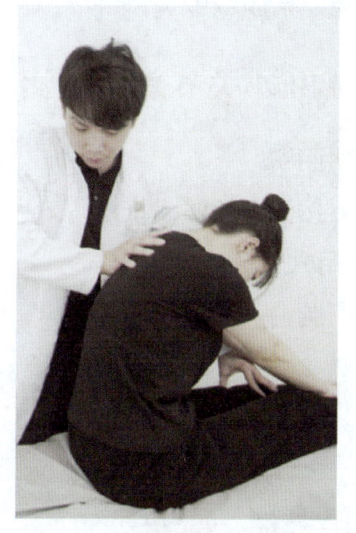

图2-26　坐位前屈法拉伸竖脊肌

四、背肌筋膜炎按摩注意事项

做胸部肌肉拉伸不超过肩、背部活动度，以受术者能接受为度。

学习单元2　胸椎小关节紊乱按摩

一、胸椎小关节紊乱相关知识

1. 表现

胸椎小关节紊乱是胸椎小关节发生错移，以背部疼痛、功能受限为主要临床表现。疼痛常牵涉至胸腹，甚则脊背呈板状僵直姿势，深呼吸、走路震动、咳嗽、喷嚏等均可引起疼痛加重。检查可见相应椎旁肌肉痉挛，胸椎棘突上或棘突间存在压痛，局部可摸到条索状物、筋结等软组织异常改变。胸椎X光片可见患处棘突偏歪。

2. 原因

主要是由于身体长时间保持不良姿势，或突然改变体位，或不当用力，或突然受到外力牵拉、扭转，超越了胸椎小关节所能承受的牵拉应力和挤压力，以致小关节错位、滑膜嵌顿。

二、胸椎小关节紊乱按摩常用手法与穴位

1. 常用手法

揉法、按法、拨法、推法等。

2. 常用穴位

大杼、肺俞、心俞、膈俞等穴。

三、胸椎小关节紊乱按摩操作

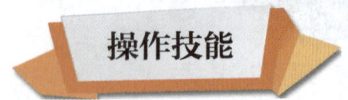

操作方法：

1. 受术者俯卧位

（1）直推肩背部：按摩师以手掌置于背腰两侧，进行单方向的直线推动，推

动时应轻而不浮、重而不滞，由上而下慢慢移动，反复操作3~4遍，如图2-27所示。

（2）按揉肩背部：用手掌置于肩背部，做轻柔缓和的环旋活动，由上而下或由下而上慢慢移动，反复操作3~4遍，如图2-28所示。

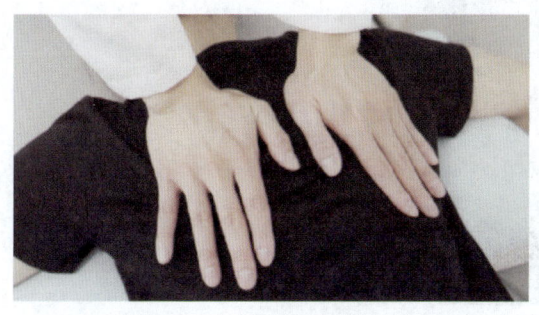

图2-27 直推肩背部

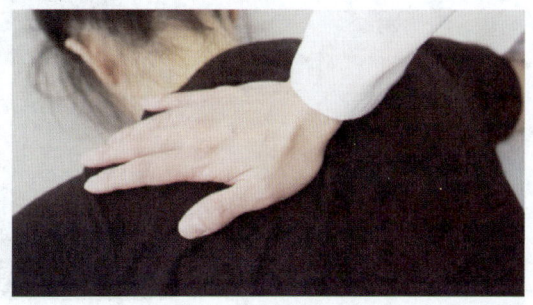

图2-28 按揉肩背部

（3）拨棘突两侧：用拇指指端着力于胸椎棘突两侧，用适当的力度向下压，做与肌纤维（或肌腱、韧带）垂直的横向拨揉，也可双手拇指叠指拨揉。每侧3~4遍，如图2-29所示。

（4）按压棘突两侧：按摩师用掌根或全掌着力于棘突两侧，上臂发力，由轻而重垂直向下按压，再逐渐减压，由上而下或由下而上反复操作，每侧3~4遍，如图2-30所示。

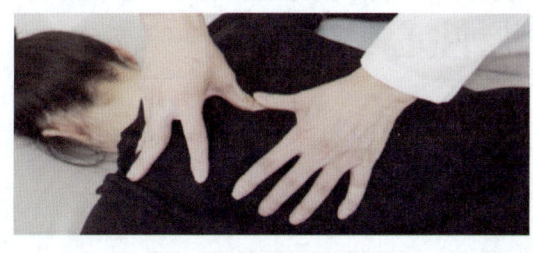

图2-29 拨棘突两侧

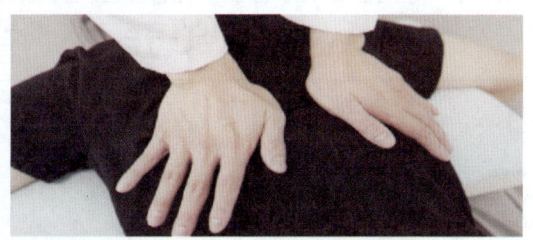

图2-30 按压棘突两侧

2. 受术者坐位

端提法提拉胸椎：受术者双手交叉抱后枕部，肘尖向前并稍向下，按摩师用双手握住其肘关节，按摩师前胸贴受术者后背，保持前胸后背贴紧并用力上提胸椎，如图2-31所示。

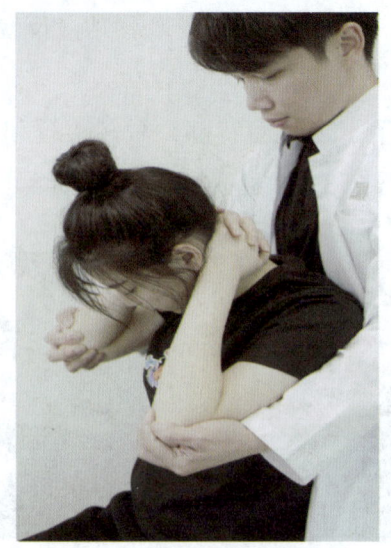

图 2-31　端提法提拉胸椎

四、胸椎小关节紊乱按摩注意事项

1. 有错必纠，关键技术是整复错缝。
2. 手法做到稳、准、巧、快。

学习单元 3　脊源性心悸按摩

一、脊源性心悸相关知识

1. 表现

脊源性心悸是因脊椎（颈椎或胸椎）骨关节错位，刺激脊神经、交感神经，出现以胸闷、心悸、心律失常为主要症状，可以伴随颈背部酸痛不适、神情紧张、头晕、心烦不寐等症状。胸椎棘突上或棘突间存在压痛，局部可摸到条索状物、筋结等软组织异常改变。胸椎 X 光片可见患胸椎棘突偏歪。心电图可见异常，心电彩超无异常。

2. 原因

由于身体长时间保持不良姿势或不当用力等因素所致的急、慢性损伤，以致脊椎错位，刺激脊神经、交感神经引发。

二、脊源性心悸按摩常用手法与穴位

1. 常用手法

揉法、点法、按法、拨法、擦法等。

2. 常用穴位

肺俞、心俞、膈俞、肝俞、脾俞、夹脊等穴。

三、脊源性心悸按摩操作

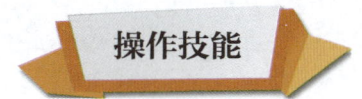

操作方法：

1. 受术者俯卧位

（1）轻揉背部：按摩师将手掌置于受术者肩背两侧，做轻柔缓和的环旋活动，由上而下或由下而上慢慢移动，反复操作3~4遍。

（2）点按胸夹脊穴：按摩师用双手拇指点按胸夹脊穴，每穴5~10秒。

（3）拨揉胸椎棘突两侧：按摩师用拇指指腹着力于胸椎棘突两侧，用适当的力度向下压，做与肌纤维（或肌腱、韧带）垂直的横向拨揉，也可双手拇指叠指拨揉，每侧3~4次，做完一侧做另外一侧。

（4）点揉腧穴：按摩师用双手拇指分别点揉肺俞、膈俞、肝俞、脾俞穴各5~10秒。

（5）擦胸椎两侧：按摩师用前臂背部靠肘肌肉丰厚处着力，肘关节微屈，靠前臂的旋转，使产生的力持续地作用在背部，每侧1~2分钟。

2. 受术者坐位

端提法提拉胸椎：受术者双手交叉抱后枕部，肘尖向前并稍向下，按摩师用双手握住其肘关节，按摩师前胸贴受术者后背，保持前胸后背贴紧并用力上提胸椎。

四、脊源性心悸按摩注意事项

1. 复位手法要做到稳、准、巧、快,以受术者耐受为度,切忌暴力。

2. 3~5 次为 1 个疗程,治疗期间如果无效,需做心电图、心电彩超等排查心脏器质性病变问题。

学习单元 4　脊源性胃脘痛按摩

一、脊源性胃脘痛相关知识

1. 表现

因脊椎侧弯侧凸、小关节紊乱及周围软组织损伤而引起,以上腹胃脘部疼痛为主,常伴有背部疼痛不适、胃脘部痞闷或胀满、恶心呕吐、食欲不振等。胸椎棘突上或棘突间存在压痛,局部可摸到条索状物、筋结等软组织异常改变。胸椎 X 光片可见胸椎 6~9 棘突偏歪。

2. 原因

第 6~9 脊髓胸节发出的部分交感神经纤维分布到胃,抑制胃的运动,减少胃液分泌并传出痛觉。当胸椎病变时脊神经根就会受到刺激和压迫,局部软组织的创伤性炎症或肿胀粘连等也会对交感神经产生不良刺激,导致自主神经功能紊乱,胃肠功能失调。

二、脊源性胃脘痛按摩常用手法与穴位

1. 常用手法

推法、揉法、拨法、点法、擦法等。

2. 常用穴位

胃俞、脾俞、肝俞等穴。

三、脊源性胃脘痛按摩操作

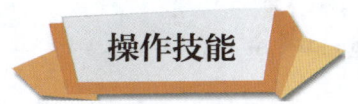
操作技能

操作方法：

1. 受术者俯卧位

（1）直推背腰部：按摩师用手掌着力于背腰两侧，进行单方向的直线推动，推动时应轻而不浮、重而不滞，由上而下慢慢移动，并由下而上反复操作3～4遍。

（2）轻揉背腰部：按摩师用手掌着力于背腰两侧，做轻柔缓和的环旋活动，由上而下或由下而上慢慢移动，反复操作3～4遍。

（3）拨揉胸椎棘突两侧：按摩师用拇指指端着力于胸椎棘突两侧，用适当的力度向下压，做与肌纤维（或肌腱、韧带）垂直的横向拨揉，也可双手拇指叠指拨揉，每侧3～4次。

（4）点揉腧穴：按摩师用双手拇指分别点揉肝俞、脾俞、胃俞及背部夹脊穴，以受术者自感局部有酸痛、酸胀为度，每个穴位3～4秒，做完一侧做另外一侧。

（5）㨰胸椎两侧：按摩师用前臂背部靠肘肌肉丰厚处着力，肘关节微屈，靠前臂的旋转，使产生的力持续地作用在胸椎两侧，每侧1～2分钟。

2. 受术者坐位

端提法提拉胸椎：受术者双手交叉抱后枕部，肘尖向前并稍向下，按摩师用双手握住其肘关节，前胸贴受术者后背，保持前胸后背贴紧并用力上提胸椎。

四、脊源性胃脘痛按摩注意事项

1. 复位手法应做到稳、准、巧、快，以受术者耐受为度，切忌暴力。

2. 3～5次为1个疗程，一般1个疗程显效，临床观察期为2～4个疗程，如果无效，应转内科治疗。

培训课程 3 腰骶椎相关病按摩

学习单元1 腰肌劳损按摩

一、腰肌劳损相关知识

1. 表现

主要表现为慢性、反复腰部酸胀痛，劳累加重，休息或改变体位后可缓解，遇寒加重，得热则减。不能长时间弯腰或者弯腰到某角度突然出现不适。急性发作时，可出现臀部、大腿后侧或者腹股沟牵涉痛。腰椎存在广泛性压痛点，按压时可诱发臀部、大腿部牵扯痛。X光片正侧位未见明显阳性发现，可见椎体偏歪、骶椎腰化等。

2. 原因

多因姿势不良或长时间处于某一固定体位导致腰部肌肉、筋膜、韧带等软组织的积累性、机械性、慢性损伤，或急性腰扭伤后未获得及时有效的治疗而转为慢性病变后引起的无菌性炎症。

二、腰肌劳损按摩常用手法与穴位

1. 常用手法

揉法、点法、按法、滚法、擦法、拨法、推法等。

2. 常用穴位

脾俞、肾俞、大肠俞、命门、腰阳关、环跳、委中、承山等穴。

三、腰肌劳损按摩操作

操作技能

体位：卧位、坐位。
操作方法：
1. 受术者俯卧位
（1）直推背腰部：按摩师用手掌置于受术者背腰两侧，进行单方向的直线推动，推动时应轻而不浮、重而不滞，由上而下慢慢移动，反复操作3~4遍，如图2-32所示。

（2）按揉背腰部：按摩师用手掌着力于受术者肩背两侧，做轻柔缓和的环旋活动，由上而下或由下而上慢慢移动，反复操作3~4遍，如图2-33所示。

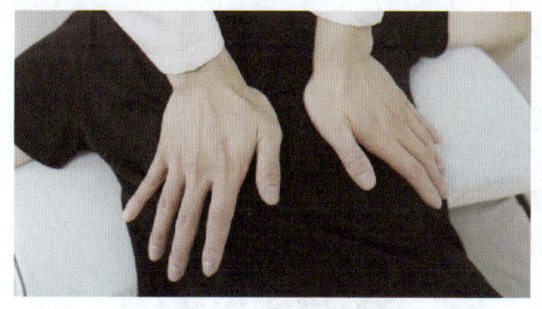
图2-32 直推背腰部

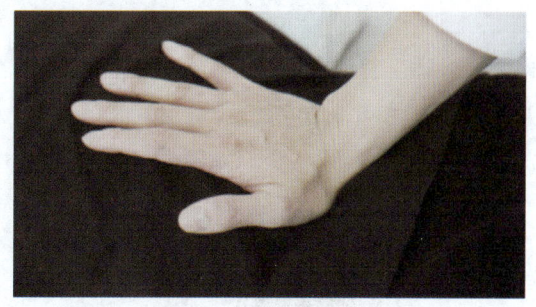
图2-33 按揉背腰部

（3）拨背腰部棘突两侧肌肉：按摩师用拇指指端着力于腰椎棘突两侧，用适当的力度向下压，做与肌纤维（或肌腱、韧带）垂直的横向拨揉，也可双手拇指叠指拨揉，每侧3~4遍。

（4）点揉腧穴：按摩师用双手拇指分别点揉脾俞、肾俞、大肠俞穴各5~10秒。

（5）擦棘突两侧：按摩师用前臂背部靠肘肌肉丰厚处着力，肘关节微屈，靠前臂的旋转，使产生的力持续地作用在受术者腰背部棘突两侧，每侧1~2分钟。

（6）手掌擦命门、腰阳关穴：按摩师用手掌在腰背部两侧做单向直线摩擦运动，以透热为度。

（7）点按下肢腧穴：按摩师用双手拇指点按环跳、委中、承山穴各5~10秒。

（8）双手空拳叩击臀部及下肢后侧：按摩师双手握空拳，拇指置于掌心，腕关节放松，以前臂主动用力，用下拳眼（小鱼际及小指尺侧部）叩击受术者臀部及下肢后侧，每侧30~60秒。

2. 受术者坐位

（1）坐位前屈法拉伸竖脊肌：受术者坐在按摩床上，保持下肢双膝伸直，按摩师一只手扶其背，另一只手扶膝关节，让受术者尽力前屈，待竖脊肌有牵拉感，保持5~10秒，做3~4遍，如图2-34所示。

（2）坐位侧屈法拉伸腰方肌：受术者盘腿坐位，双膝往两侧打开，保持骨盆固定，双手环抱放颈后。按摩师一手压受术者膝盖，另一手扶同侧肘，让受术者身体向对侧侧屈，待腰方肌处有牵拉感时，保持5~10秒，每侧做3~4遍，如图2-35所示。

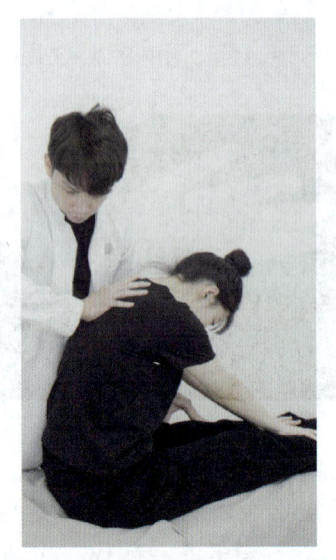
图2-34　坐位前屈法拉伸竖脊肌

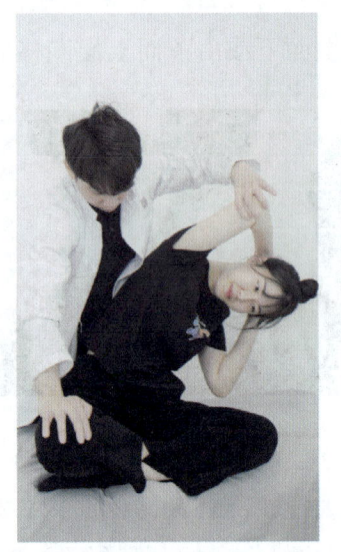
图2-35　坐位侧屈法拉伸腰方肌

3. 受术者仰卧位

抱膝伸髋法拉伸髂腰肌：受术者仰卧位躺于床边，靠床腿屈髋屈膝，双手环抱靠床侧下肢腿部，另一侧自然下垂，按摩师一手扶住屈膝腿，另一手按住伸直下垂腿，缓缓下压，待髂腰肌有拉伸感后，保持5~10秒，每侧做3~5遍，如图2-36所示。

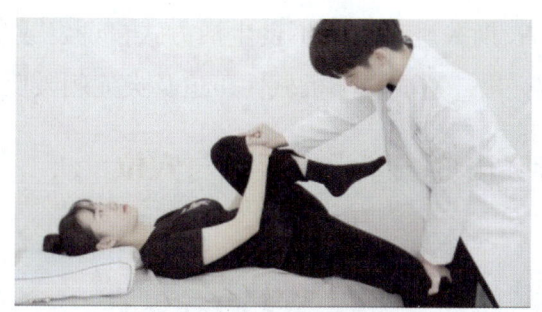

图 2-36　抱膝伸髋法拉伸髂腰肌

四、腰肌劳损按摩注意事项

1. 手法做到稳、准、轻、巧，以受术者耐受为度，切忌暴力。
2. 做腰腿部肌肉拉伸不超过腰腿关节生理活动度，以受术者能接受为度。

学习单元 2　腰椎间盘突出症按摩

一、腰椎间盘突出症相关知识

1. 表现

腰椎间盘突出症典型症状是腰痛伴随下肢反射痛，腰腿痛可因为咳嗽、打喷嚏、用力排便等使腹腔内压增大而加重。若为第 4、第 5 腰椎或第 5 腰椎、第 1 骶椎椎间盘突出者，多表现为一侧下肢坐骨神经区域放射痛，疼痛由臀部开始，逐渐放射至大腿后侧小腿外侧。若为第 1、第 2 腰椎或第 2、第 3 腰椎椎间盘突出者，则一侧下肢可出现股神经（大腿前侧、膝盖）和闭孔神经（大腿内侧）放射性疼痛。病程久而神经根受压严重者，常有下肢麻木感，多局限于小腿外侧、足背、足跟等。

叩击腰部可诱发下肢放射痛，时间久者，可见下肢皮肤感觉异常、下肢肌肉萎缩。直腿抬高试验及加强试验、屈颈试验、挺腹试验可见阳性。X 线片显示椎间隙变窄，椎间隙前后缘等宽等变化，CT、MR 显示椎间盘突出脱出，压迫神经根等病理变化。

2. 原因

一般是随年龄增加，椎间盘发生退行性病变，或者外伤导致椎间盘退变。长期低头及弯腰劳动、长期久坐工作等不良生活方式,诱发或加重病变,以致椎间盘纤维环破裂,髓核突出,造成局部机械性压迫及炎症刺激反应引起症状。

二、腰椎间盘突出症按摩常用手法与穴位

1. 常用手法

击法、点法、按法、㨰法、拨法、推法等。

2. 常用穴位

手三里、夹脊、环跳、委中、承山等穴。

三、腰椎间盘突出症按摩操作

操作技能

体位:坐位、卧位。

操作方法:

1. 受术者坐位

拨揉手三里穴:按摩师用拇指指腹拨揉手三里穴5~10秒,如图2-37所示。

2. 受术者仰卧位

双手重叠揉腹:按摩师双手重叠,掌心对肚脐,用手掌跟部着力,腕关节放松,运用前臂力量带动手掌做轻柔缓和的小幅度的顺时针环旋运动。保持一定压力,带动腹部皮下软组织一起揉动3~5分钟。

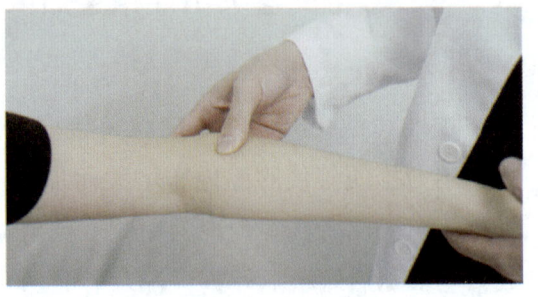

图2-37 拨揉手三里穴

3. 受术者俯卧位

(1)直推背腰部:按摩师将手掌置于背腰两侧,进行单方向的直线推动,推动时应轻而不浮、重而不滞,由上而下慢慢移动,反复操作3~4遍。

(2)点按夹脊穴:双手拇指分别点按腰椎夹脊穴5~10秒。

(3)㨰背腰部及下肢后侧:按摩师用前臂背部靠肘肌肉丰厚处着力,肘关节

微屈，靠前臂的旋转，使产生的力持续地作用受术者腰背部棘突两侧及下肢后侧，每侧 1~2 分钟。

（4）点按穴位：按摩师用拇指端或肘尖分别点压臀部疼痛点及环跳、委中、承山穴各 5~10 秒。

（5）双手空拳叩击臀部及下肢后侧：按摩师双手握空拳，拇指置于拳心，腕关节放松，以前臂主动用力，用下拳眼（小鱼际及小指尺侧部）叩击受术者臀部及下肢后侧（见图 2-38），每侧 30~60 秒。

（6）单手掌直推下肢后侧：按摩师用手掌虎口置于下肢后侧，进行单方向的直线推动（见图 2-39），推动时应轻而不浮、重而不滞，由上而下慢慢推动，反复操作 3~4 遍。

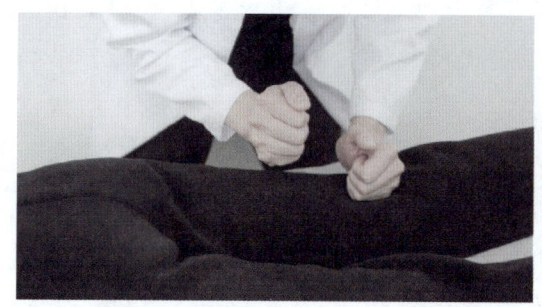

图 2-38　双手空拳叩击下肢后侧

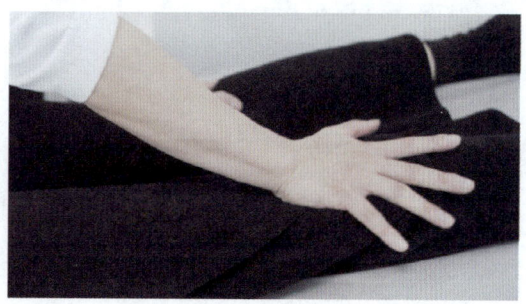

图 2-39　单手掌直推下肢后侧

四、腰椎间盘突出症按摩注意事项

1. 急性期手法不宜过重，缓解期手法可适当加重。
2. 对下肢痛麻明显者推拿应慎重。

学习单元 3　急性腰扭伤按摩

一、急性腰扭伤相关知识

1. 表现

急性腰肌扭伤是指腰背两侧的肌肉韧带等软组织突然受到扭、挫、闪等外力作用而发生的急性损伤，又称闪腰。常在扭伤后，腰部突然发生疼痛，少数患者在伤后疼痛不重，尚能勉强继续工作，数小时或1~2天后，腰部疼痛逐渐加重。扭伤较重者，疼痛剧烈，深呼吸、咳嗽、打喷嚏甚至大小便均可诱发疼痛加重。疼痛呈持续性，腰部僵硬，左右转侧不利，可出现强迫体位等保护性反应。检查可见一侧肌肉痉挛，常有固定压痛点。X光片未见明显阳性发现，可见脊柱侧弯，生理曲度改变等。

2. 原因

多因人们在日常劳动及运动中姿势不正，或用力不当，或抬扛重物时肌肉配合不协调，或腰部突然遭受间接或直接暴力所致。

二、急性腰扭伤按摩常用手法与穴位

1. 常用手法

揉法、拿法、按法、推法等。

2. 常用穴位

手三里、腰痛穴、环跳、委中、承山等穴。

三、急性腰扭伤按摩操作

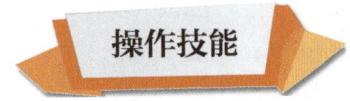
操作技能

体位：卧位。

操作方法：

1. 按揉：按摩师以拇指按揉手三里穴或腰痛点穴（见图2-40），每穴5~10秒。

2. 直推背腰部：按摩师用手掌着力于背腰两侧，进行单方向的直线推动，推动时应轻而不浮、重而不滞，由上而下慢慢移动，反复操作3~4遍。

3. 轻揉脊柱两侧：按摩师用拇指指腹或掌根置于腰部脊柱两侧，做轻柔缓和的环旋活动，由上而下或由下而上慢慢移动，反复操作3~4遍。

4. 提拿腰、臀部两侧：按摩师用四手指的螺纹面与掌跟相对用力，夹住腰臀肌肉将其垂直提起，再慢慢放松，反复操作3~4遍。

5. 按揉穴位：按摩师用双手拇指分别按揉环跳、委中（见图 2-41）、承山穴各 5~10 秒。

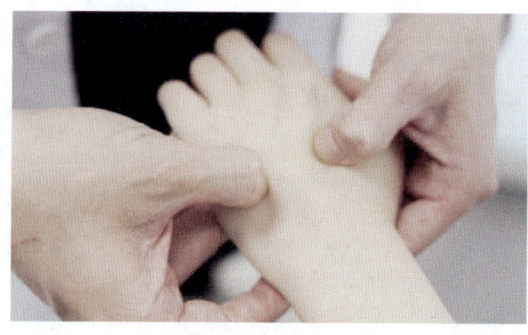

图 2-40　按揉腰痛点穴

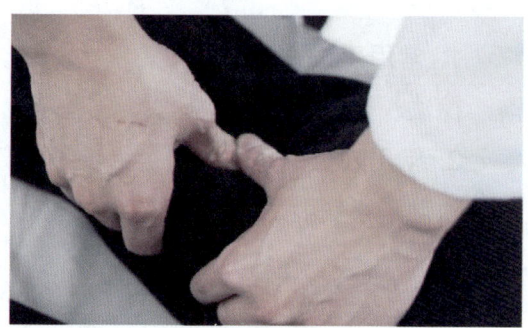

图 2-41　按揉委中穴

四、急性腰扭伤按摩注意事项

1. 急性腰扭伤导致局部出血的患者，48 小时内避免进行局部推拿治疗，以免加重出血。

2. 在推拿过程中，需明确其损伤的部位及程度。

学习单元 4　骶髂关节损伤按摩

一、骶髂关节损伤相关知识

1. 表现

骶髂关节损伤是指骶髂关节连同周围韧带等软组织的急慢性损伤，导致腰腿痛或盆腔脏器功能紊乱等症状。常在损伤后突发腰骶疼痛，呈局限性、持续性钝痛。可伴有患侧臀部及下肢牵扯痛，站立、久行久坐、运动及受寒凉时症状加重。反复发作者可出现患侧下腹部胀痛、肛门坠胀、大小便不利等盆腔脏器刺激症状。"4"试验、床边试验、骶髂关节旋转试验、骨盆分离挤压试验均为阳性。X 线检查可见骶髂关节面排列紊乱，关节间隙增宽的变化。

2. 原因

多数是骶髂关节部位有外伤，或弯腰负重时扭转骨盆，或长期慢性的劳累如弯腰工作、抬举重物，或女性分娩后骶髂关节对合不佳等原因导致。

二、骶髂关节损伤按摩常用手法与穴位

1. 常用手法
擦法、按法、㨰法、拨法、击法等。

2. 常用穴位
八髎、小肠俞、关元俞、秩边等穴。

三、骶髂关节损伤按摩操作

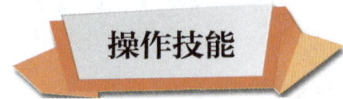

操作方法：

1. 受术者俯卧位

（1）按揉腰骶部：按摩师用手掌着力于腰骶部，做轻柔缓和的环旋活动，两侧各1~2分钟。

（2）前臂㨰八髎区及臀部两侧：按摩师用前臂背部靠肘肌肉丰厚处着力，肘关节微屈，靠前臂的旋转，使产生的力持续地作用在受术者腰骶八髎及臀部两侧，每侧1~2分钟。

（3）拨揉穴位：按摩师用拇指指腹拨揉小肠俞、关元俞、秩边穴各5~10秒。

（4）双手空拳叩击腰骶部：按摩师双手握空拳，腕关节放松，以前臂主动用力，用下拳眼（小鱼际及小指尺侧部）叩击受术者腰骶部（见图2-42），每侧30~60秒。

（5）擦八髎区：按摩师用手掌在骶部八髎区，两侧做单向直线来回摩擦运动，以透热为度，如图2-43所示。

（6）屈膝法拉伸股四头肌：受术者一条腿伸直，另一条腿屈膝，按摩师握其屈膝腿的踝关节使其靠近臀部并将小腿下压，待股四头肌有牵拉感，停顿5~10秒，每侧重复3~4遍，如图2-44所示。

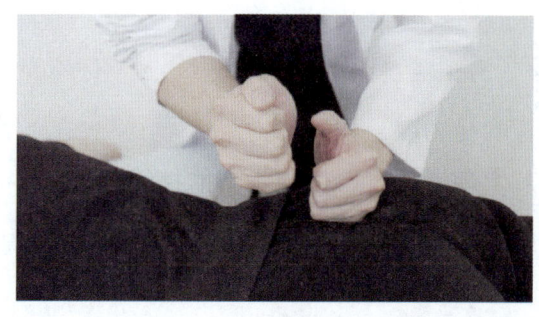

图2-42 双手空拳叩击腰骶部

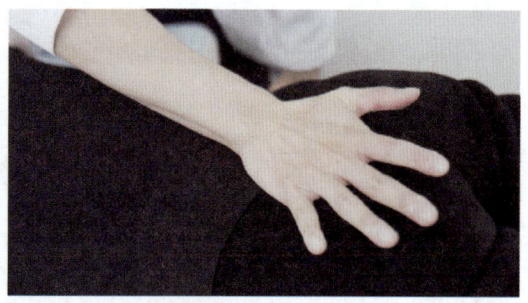

图2-43 擦八髎区

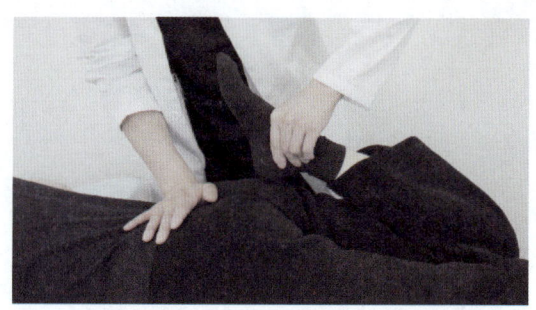

图2-44 屈膝法拉伸股四头肌

2. 受术者仰卧位

（1）挤压骨盆：按摩师双手放于双侧髂嵴处，缓缓挤压骨盆1~2分钟，如图2-45所示。

（2）屈髋屈膝法拉伸臀大肌：受术者一条腿伸直，另一条腿屈膝，保持腰骶贴床，按摩师一手握其伸直腿的膝盖，另一手扶其屈膝腿的小腿，向腹部下压大腿，待臀大肌有牵拉感，保持5~10秒，每侧重复3~4遍，如图2-46所示。

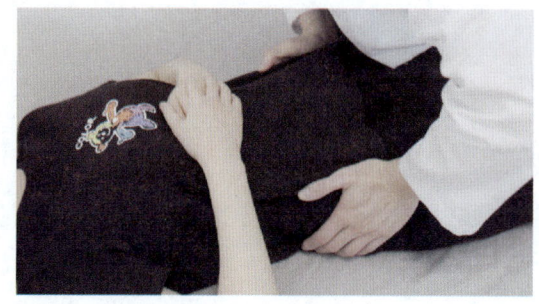

图2-45 双手挤压骨盆

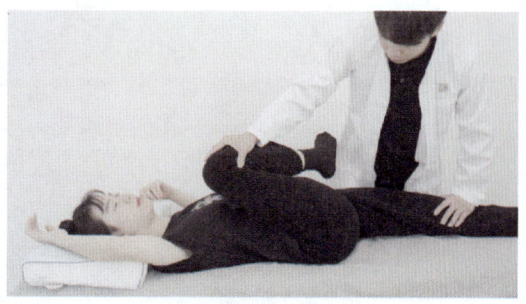

图2-46 屈髋屈膝法拉伸臀大肌

四、骶髂关节损伤按摩注意事项

1. 手法做到稳、准、轻、巧，以受术者耐受为度，切忌暴力。
2. 做腰腿部肌肉拉伸应不超过腰腿关节生理活动度，以受术者能接受为度。

职业模块 ❸
反射疗法

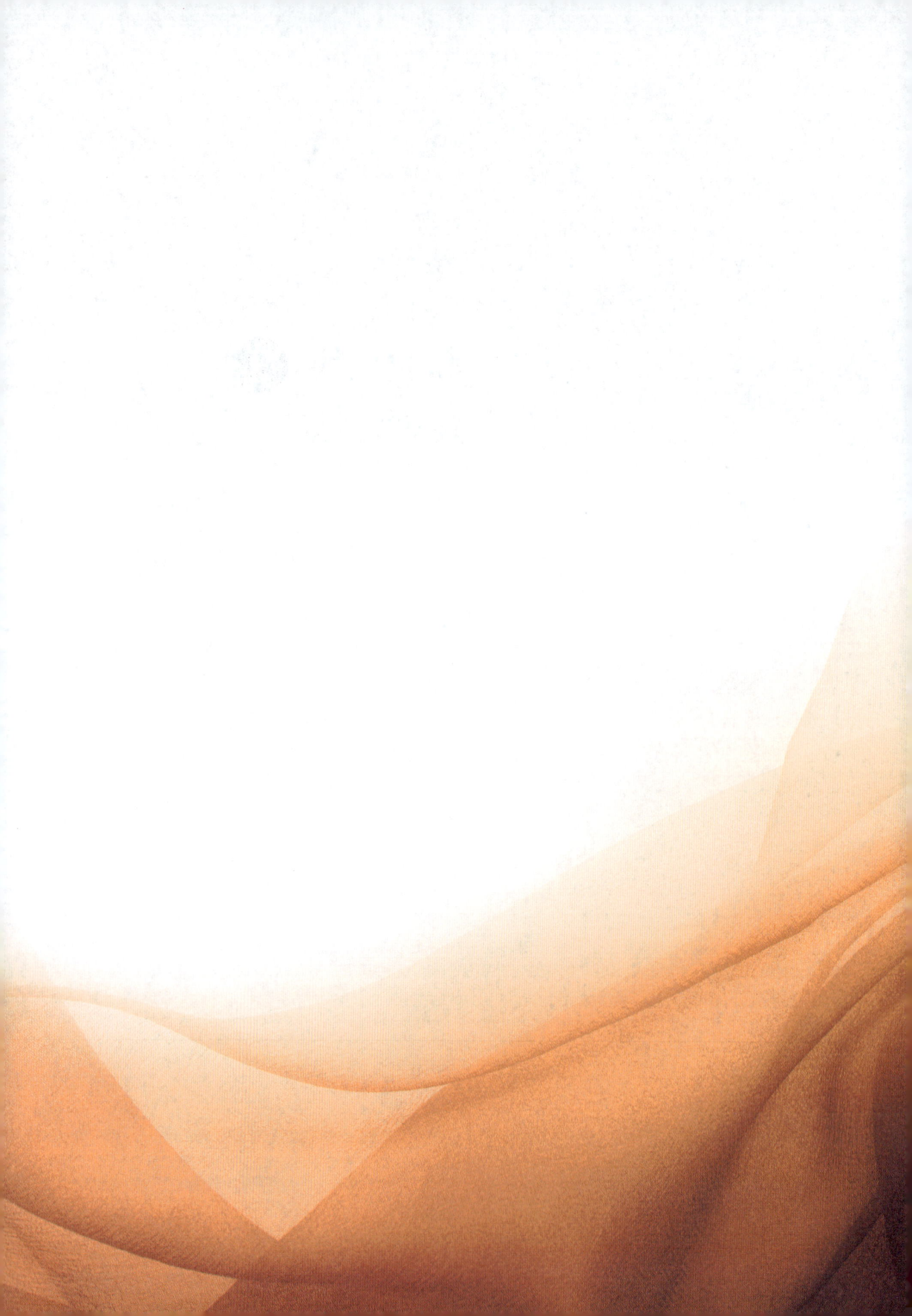

培训课程 1

常见病耳部反射区疗法

学习单元 1　扁桃体炎的耳部反射区疗法

一、扁桃体炎的相关知识

扁桃体炎是由于细菌及分泌物积存于扁桃体窝导致的炎症，可分为急性扁桃体炎和慢性扁桃体炎，病原菌以链球菌及葡萄球菌等最为常见。急性扁桃体炎中医称之为"乳蛾"，慢性扁桃体炎中医称之为"石蛾"。

扁桃体炎以儿童及青年多见，多发于春秋两季，临床表现为咽部疼痛，咽部发干、发痒等不适或异物感，刺激性咳嗽，口臭等症状。其中，急性期表现为：口咽部黏膜明显充血，可呈弥漫性。扁桃体、腭咽弓及腭舌弓充血更为显著。慢性期表现为扁桃体慢性充血，扁桃体表面不平、瘢痕，与周围组织有牵连，有时可见隐窝口封闭，呈黄白色小点，其上盖有菲薄黏膜或粘连物；隐窝开口处可有脓性分泌物或干酪样分泌物，挤压时分泌物外溢；腭舌弓及腭咽弓充血；下颌淋巴结肿大。

二、扁桃体炎的耳部反射区按摩

1. 耳部反射区选穴

（1）主穴："扁桃体""肺""神门""咽喉"。

（2）配穴加减：急性期伴发热加"风溪""气管""内分泌""三焦""耳尖"，慢性增生加"肝""胃""枕""肾上腺"。

2. 耳部反射区消毒

清除耳廓表面油脂，再用75%乙醇涂擦消毒。

3. 耳部反射区压豆

观察以上穴位颜色、突出情况，用耳穴探针寻找以上反射区的反应点。将备好的耳豆贴（如王不留行耳穴贴、磁疗贴、揿针、耳穴夹等）粘贴固定于上述反射区的反应点上。可单侧交替或者双侧同时进行，1～3天更换一次。

4. 耳部反射区按摩

将拇指、食指指尖或指腹相对置于贴有耳穴贴的耳廓正面和背面，相对用力按揉。也可用食指指尖或指腹置于贴有耳穴贴的耳廓正面，垂直按压。根据患者耐受情况，选择强刺激按压法或弱刺激按压法。嘱咐每日按揉3～5次。

三、扁桃体炎的调护

1. 忌食辛辣、刺激、油腻的食物。
2. 饮食宜清淡、易消化，如富含维生素的流质、半流质饮食。
3. 积极预防传染性疾病。
4. 慢性扁桃体炎患者需加强体育锻炼，增强自身抵抗力，降低发病频率。

学习单元2　结膜炎的耳部反射区疗法

一、结膜炎的相关知识

结膜炎是眼睛的球结膜和睑结膜在某些感染性因素或非感染性因素的影响下，发生的炎症性病变。感染性常由病原微生物感染所致；非感染性则以局部或全身的变态反应引起的过敏性炎症最常见，外界的理化因素如光、各种化学物质也可引起。可为单眼，或双眼同时或先后发病。

患眼常见症状为异物感、烧灼感、眼睑沉重、分泌物增多，当病变累及角膜时可出现畏光、流泪及不同程度的视力下降。检查可见结膜充血、水肿、分泌物增多、结膜下出血、滤泡等。

二、结膜炎的耳部反射区按摩

1. 耳部反射区选穴

（1）主穴："眼""耳尖""耳屏前""耳屏后"。

（2）配穴加减：急性期加"肝""胆""肾上腺"，慢性期加"肝""胃""颈""神门"。

2. 耳部反射区消毒

清除耳廓表面油脂，再用75%乙醇涂擦消毒。

3. 耳部反射区压豆

观察以上穴位颜色、突出情况，用耳穴探针寻找以上反射区的反应点。将备好的耳豆贴（如王不留行耳穴贴、磁疗贴、揿针、耳穴夹等）粘贴固定于上述反射区的反应点上。可单侧交替或者双侧同时进行，1~3天更换一次。

4. 耳部反射区按摩

将拇指、食指指尖或指腹置于贴有耳穴贴的耳廓正面和背面，相对用力按揉。也可用食指指尖或指腹置于贴有耳穴贴的耳廓正面，垂直按压。根据患者耐受情况，选择强刺激按压法或弱刺激按压法。嘱咐每日按揉3~5次。

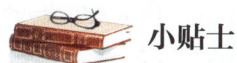 **小贴士**

> 慢性结膜炎应在耳部反射区有突出点处进行按摩，并贴压耳豆给予持续刺激；急性结膜炎应在耳部反射区触摸剧痛的反应点上采用放血治疗。可单侧交替或者双侧同时进行。

三、结膜炎的调护

1. 急性感染性结膜炎具有强烈的传染性，操作前后必须注意洗手消毒，做好防护，避免交叉感染。

2. 禁食辛辣、刺激性食物，宜进食富含胡萝卜素和维生素A的食物，如胡萝卜、绿叶蔬菜等。

学习单元3　肥胖的耳部反射区疗法

一、肥胖的相关知识

肥胖的相关知识详见职业模块1培训课程2学习单元4的内容。

二、肥胖的耳部反射区按摩

1. 耳部反射区选穴

（1）主穴："饥点""上屏""舌""口""胃""内分泌""三焦""胰""颈"。

（2）配穴加减：兼便秘、口臭等实证加"耳尖""胆""大肠""便秘点"；兼乏力、失眠等虚证加"肝""脾""肾""膀胱""神门"。

 小贴士

饥点、渴点

"饥点"非标准耳穴，位于"外鼻"与"肾上腺"连线中点处，对胃有双向调节作用，感觉饥饿时按压此点可以缓解饥饿感，感觉饱胀时按压此点可以促进食物的消化。

"渴点"是"上屏"耳穴的别称，有清热解毒、消炎止痛、生津止渴等作用。主治咽炎、鼻炎、消渴、斜视、单纯性肥胖症等。

2. 耳部反射区消毒

清除耳廓表面油脂，再用75%乙醇涂擦消毒。

3. 耳部反射区压豆

观察以上穴位颜色、突出情况，用耳穴探针寻找以上反射区的反应点。将备好的耳豆贴粘贴固定于上述反射区的反应点上。可单侧交替或者双侧同时进行，1~3天更换一次。

4. 耳部反射区按摩

将拇指、食指指尖或指腹置于贴有耳穴贴的耳廓正面和背面，相对用力按揉。也可用食指指尖或指腹置于贴有耳穴贴的耳廓正面，垂直按压。根据患者耐受情况，选择强刺激按压法或弱刺激按压法。嘱咐每日按揉 3~5 次。

三、肥胖的调护

1. 肥胖需要根据病因，消除致病因素。

2. 调整饮食结构。不仅要控制饮食的量，更要重视控制饮食的质。应以蛋白质含量丰富、脂肪含量较少的食物为宜。多吃蔬菜，少吃动物脂肪，尽量少吃甜食。

3. 合理运动，长期坚持。

学习单元 4　便秘的耳部反射区疗法

一、便秘的相关知识

便秘是指排便次数减少（每周排便少于 3 次），排便困难，粪质硬结、量少。部分患者可有腹胀、食欲缺乏，以及服用泻药不当引起排便前腹痛等症状。

二、便秘的耳部反射区按摩

1. 耳部反射区选择

（1）主穴："大肠""直肠""脾""肝""便秘点""皮质下""腹"。

（2）配穴加减："内分泌""三焦""肾""肺""胃""肾上腺""盆腔"。

2. 耳部反射区消毒

清除耳廓表面油脂，再用 75% 乙醇涂擦消毒。

3. 耳部反射区压豆

观察以上穴位颜色、突出情况，用耳穴探针寻找以上反射区的反应点。将备好的耳豆贴粘贴固定于上述反射区的反应点上。可单侧交替或者双侧同时进行，1~3 天更换一次。

4. 耳部反射区按摩

将拇指、食指指尖或指腹置于贴有耳穴贴的耳廓正面和背面，相对用力按揉。也可用食指指尖或指腹置于贴有耳穴贴的耳廓正面，垂直按压。根据患者耐受情况，选择强刺激按压法或弱刺激按压法。嘱咐每日按揉3~5次。

三、便秘的调护

1. 改善调整饮食结构，多摄入粗纤维食品。
2. 多饮水。
3. 多参加体育运动，增加肠道的蠕动。
4. 尽量固定排便时间段。

学习单元5　假性近视的耳部反射区疗法

一、假性近视的相关知识

假性近视为功能性近视，多发生于青少年，是由于用眼过度致使睫状肌持续收缩痉挛，晶状体厚度增加，以致视物模糊不清，视力可在数周或1~2个月内下降，适当休息后又得到一定程度的恢复。

利用药物、针灸及理疗仪器，或通过患者自身强化眼肌锻炼，可放松肌肉，缓解疲劳，使视力恢复到正常状态。假性近视若不及时缓解，终会导致眼轴变大而成为真性近视。

二、假性近视的耳部反射区按摩

1. 耳部反射区选穴

（1）主穴："眼""肝""心""颈""神门"。

（2）配穴："胆""肾""脾""三焦""内分泌""枕""屏间前""屏间后"。

2. 耳部反射区消毒

清除耳廓表面油脂，再用75%乙醇涂擦消毒。

3. 耳部反射区压豆

观察以上穴位颜色、突出情况，用耳穴探针寻找以上反射区的反应点。将备好的耳豆贴粘贴固定于上述反射区的反应点上。可单侧交替或者双侧同时进行，1~3天更换一次。

4. 耳部反射区按摩

将拇指、食指指尖或指腹置于贴有耳穴贴的耳廓正面和背面，相对用力按揉。也可用食指指尖或指腹置于贴有耳穴贴的耳廓正面，垂直按压。根据患者耐受情况，选择强刺激按压法或弱刺激按压法。嘱咐每日按揉3~5次。

三、假性近视的调护

1. 注意用眼卫生，避免用眼过度。
2. 坚持做眼保健操，及时缓解眼疲劳。
3. 坚持户外运动，经常远眺。
4. 少吃甜食和高糖的食物，多吃富含维生素A的食物。

学习单元6　失眠的耳部反射区疗法

一、失眠的相关知识

失眠是指无法入睡或无法保持睡眠状态，导致睡眠不足，又称入睡和维持睡眠障碍。表现为入睡困难或醒后无法再入睡，睡眠质量差，睡眠时间不足，伴有日间功能障碍（如疲劳或全身不适），注意力、记忆力减退，学习、工作和（或）社交能力下降，情绪波动或易激惹，日间思睡，兴趣、精力减退，紧张、头痛、头晕等。失眠往往会给患者带来极大的痛苦和心理负担，又会因为滥用失眠药物而损伤身体其他器官。

二、失眠的耳部反射区按摩

1. 耳部反射区选穴

（1）主穴："神门""枕""心""肝""内分泌"。
（2）配穴："脾""胃""胆""肾""耳尖"。

2. 耳部反射区消毒

清除耳廓表面油脂，再用75%乙醇涂擦消毒。

3. 耳部反射区压豆

观察以上穴位颜色、突出情况，用耳穴探针寻找以上反射区的反应点。将备好的耳豆贴粘贴固定于上述反射区的反应点上。可单侧交替或者双侧同时进行，1~3天更换一次。

4. 耳部反射区按摩

将拇指、食指指尖或指腹置于贴有耳穴贴的耳廓正面和背面，相对用力按揉。也可用食指指尖或指腹置于贴有耳穴贴的耳廓正面，垂直按压。根据患者耐受情况，选择强刺激按压法或弱刺激按压法。嘱咐每日按揉3~5次。

此外，可在睡前由"神门"至"内分泌"自上而下、由重至轻揉按，按摩时间逐渐缩短，出现睡意慢慢停止操作。

三、失眠的调护

1. 充分的放松能够实现入睡并提高睡眠质量，如静坐、打坐、站桩、慢走都是有效的放松方法。

2. 热水泡脚可以改善睡眠，但是想达到比较好的治疗效果，需要加入治疗失眠的中药。

3. 多食用富含血清素的食物，如香蕉、黑巧克力、全麦面包、鱼类等。

4. 特殊的声音能帮助人们安神静心，尤以催眠曲效果为佳。

学习单元7　消化不良的耳部反射区疗法

一、消化不良的相关知识

消化不良是由胃动力障碍所引起的疾病，包括胃蠕动不好的胃轻瘫和食道反流病。消化不良主要分为功能性消化不良和器质性消化不良。常表现为上腹痛、早饱、腹胀、嗳气等。上腹痛为常见的主要症状，多无规律性，部分患者与进食有关，表现为饥饿痛，进食后缓解；或表现为餐后0.5~3.0小时腹痛持续存在。早饱是指进食后不久即有饱感，致摄取食物明显减少。腹胀多发生于餐后，或呈持续性并于进餐后加重。不少患者同时伴有失眠、焦虑、抑郁、头痛、注意力不集中等精神症状。

二、消化不良的耳部反射区按摩

1. 耳部反射区选穴

（1）主穴："脾""胃""口""肝""小肠""三焦"。

（2）配穴："腹""内分泌""肺""心"。

2. 耳部反射区消毒

清除耳廓表面油脂，再用75%乙醇涂擦消毒。

3. 耳部反射区压豆

观察以上穴位颜色、突出情况，用耳穴探针寻找以上反射区的反应点。将备好的耳豆贴粘贴固定于上述反射区的反应点上。可单侧交替或者双侧同时进行，1~3天更换一次。

4. 耳部反射区按摩

将拇指、食指指尖或指腹置于贴有耳穴贴的耳廓正面和背面，相对用力按揉。也可用食指指尖或指腹置于贴有耳穴贴的耳廓正面，垂直按压。根据患者耐受情况，选择强刺激按压法或弱刺激按压法。嘱咐每日按揉3~5次。

三、消化不良的调护

1. 作息规律，避免生气、情绪激动、过度紧张。
2. 定时定量进餐，少量多餐，避免生、硬、冷以及有刺激性的食物。
3. 适当增加运动，戒烟酒。

学习单元8　痛经的耳部反射区疗法

一、痛经的相关知识

痛经的相关知识详见职业模块1培训课程2学习单元3的内容。

二、痛经的耳部反射区治疗

1. 耳部反射区选穴

（1）主穴："内生殖器""神门""内分泌""三焦""交感""皮质下""颈""腰"。

（2）配穴："脾""心""肾""肝""胆""枕"。

2. 耳部反射区消毒

清除耳廓表面油脂，再用 75% 乙醇涂擦消毒。

3. 耳部反射区压豆

观察以上穴位颜色、突出情况，用耳穴探针寻找以上反射区的反应点。将备好的耳豆贴粘贴固定于上述反射区的反应点上。可单侧交替或者双侧同时进行，1~3 天更换一次。

4. 耳部反射区按摩

将拇指、食指指尖或指腹置于贴有耳穴贴的耳廓正面和背面，相对用力按揉。也可用食指指尖或指腹置于贴有耳穴贴的耳廓正面，垂直按压。根据患者耐受情况，选择强刺激按压法或弱刺激按压法。嘱咐每日按揉 3~5 次。

三、痛经的调护

1. 注意经前、经期防寒保暖。
2. 保持心情舒畅。
3. 经期不宜用滋腻或寒凉的药物和食物。
4. 经期避免剧烈运动。
5. 平日应加强体育锻炼，增强体质。

学习单元 9　颈椎病的耳部反射区疗法

一、颈椎病的相关知识

颈椎病又称颈椎综合征，是颈椎骨关节炎、增生性颈椎炎、颈神经根综合征、颈椎间盘脱出症的总称，是一种以退行性病理改变为基础的疾患。颈椎病主要由于颈椎长期劳损、骨质增生，或椎间盘脱出、韧带增厚，致使颈椎脊髓、神经根或椎动脉受压，出现一系列功能障碍的临床综合征。

临床主要表现为颈背部疼痛，或伴有上肢疼痛、无力、手指发麻、头晕、恶心、呕吐，甚至视物模糊、心动过速及吞咽困难等。严重者可出现肢体肌肉萎缩、下肢乏力、行走困难、猝倒等。颈椎病的临床症状与病变部位、组织受累程度及个体差异有一定关系。

颈椎病可分为颈型颈椎病、神经根型颈椎病、脊髓型颈椎病、椎动脉型颈椎病、交感神经型颈椎病、混合型颈椎病。

二、颈椎病的耳部反射区按摩

1. 耳部反射区选穴

（1）主穴："颈""颈椎""肝""神门""皮质下"。

（2）配穴："肺""肾""胸""肩""枕"。

2. 耳部反射区消毒

清除耳廓表面油脂，再用75%乙醇涂擦消毒。

3. 耳部反射区压豆

观察以上穴位颜色、突出情况，用耳穴探针寻找以上反射区的反应点。将备好的耳豆贴粘贴固定于上述反射区的反应点上。可单侧交替或者双侧同时进行，1~3天更换一次。

4. 耳部反射区按摩

将拇指、食指指尖或指腹置于贴有耳穴贴的耳廓正面和背面，相对用力按揉。也可用食指指尖或指腹置于贴有耳穴贴的耳廓正面，垂直按压。根据患者耐受情况，选择强刺激按压法或弱刺激按压法。嘱咐每日按揉3~5次。

三、颈椎病的调护

1. 平时注意劳逸结合，长期伏案或低头工作者要注意颈部保健，工作1~2小时后要活动颈部或自我按摩，放松颈部肌肉。

2. 注意颈部保暖，避免颈部变寒。

3. 采用正确的睡眠姿势，枕头高低适中，枕于颈项部，尽量减少颈部过度疲劳。

学习单元10　腰痛的耳部反射区疗法

一、腰痛的相关知识

腰痛是临床常见的症状，以腰部一侧或两侧疼痛为主，常可放射到腿部，可伴有外感或内伤症状。腰痛常由运动系统疾病及外伤引起。除此之外，其他器官的疾病也可引起腰痛，如泌尿系炎症或结石、肾小球肾炎、盆腔炎、子宫后倾、妊娠、腰部神经根炎和某些腹部疾病等。

二、腰痛的耳部反射区按摩

1. 耳部反射区选穴

（1）主穴："腰骶椎""臀""肝""皮质下""神门"。

（2）配穴："肾""腹""膝""踝"。

2. 耳部反射区消毒

清除耳廓表面油脂，再用75%乙醇涂擦消毒。

3. 耳部反射区压豆

观察以上穴位颜色、突出情况，用耳穴探针寻找以上反射区的反应点。将备好的耳豆贴粘贴固定于上述反射区的反应点上。可单侧交替或者双侧同时进行，1~3天更换一次。

4. 耳部反射区按摩

将拇指、食指指尖或指腹置于贴有耳穴贴的耳廓正面和背面，相对用力按揉。也可用食指指尖或指腹置于贴有耳穴贴的耳廓正面，垂直按压。根据患者耐受情况，选择强刺激按压法或弱刺激按压法。嘱咐每日按揉3~5次。

三、腰痛的调护

1. 平时要防止汗出当风，避免受寒湿之邪。
2. 工作生活中姿势得当，避免静力性损伤。
3. 注意腰肌功能锻炼，增强肌肉、韧带的力量和弹性、韧性，同时增强脊柱的稳定性。

职业模块 3　反射疗法

培训课程 2

常见病手部反射区疗法

学习单元 1　手部反射区疗法相关知识

一、概念

手部反射区疗法是指在手部的反射区、全息穴、病理反应点及经穴与经外奇穴等部位上，进行手法按摩或使用按摩工具对这些部位加以刺激，以达到防治疾病的一种方法。

二、常用按摩手法

手部反射区常用按摩手法有推法、揉法、点法、按法、捏法、擦法等，见表 3-1。

表 3-1　手部反射区常用按摩手法

序号	手法	定义	指示图
1	推法	指腹着力，沿治疗部位单方向直线推动的手法，称为推法	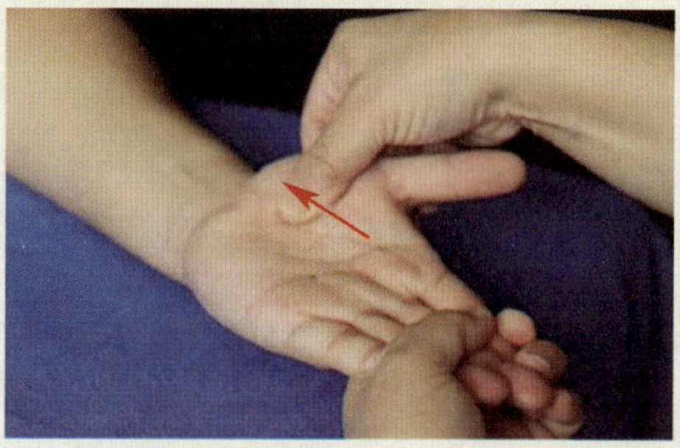

续表

序号	手法	定义	指示图
2	揉法	以指腹、掌、掌根、小鱼际、四指近侧指间关节背侧突起等处为着力点，在治疗部位带动皮下软组织一起做轻柔缓和的回旋动作，使皮下组织层之间产生内摩擦的手法，称为揉法	
3	点法	用拇指指端、屈拇指或屈食指的指间关节突起部分着力，按压治疗点，称为点法	
4	按法	用手指或手掌面着力于治疗部位或穴位上，逐渐用力下压，称为按法	
5	捏法	拇指与食指、中指相对用力，捏住治疗部位皮肤并提起，交替捻动向前推进，称为捏法	

续表

序号	手法	定义	指示图
6	擦法	用手掌或指腹、大鱼际或小鱼际紧贴治疗部位皮肤，稍用力下压并做上下向或左右向直线往返摩擦，使之产生一定的热量，称为擦法	

学习单元 2　五脏不适症的手部反射区按摩

一、五脏反射区按摩适应证

1. 心

定位：左手的掌侧及背侧，第 4、第 5 掌骨间，近掌骨头处，如图 3-1 所示。

适应证：心烦、心惊、心悸、心痛、心律不齐、心绞痛、冠心病等心脏疾病，以及胸闷、气短、口干、口臭、盗汗、高血压、失眠、肺部疾患等。

2. 肝

定位：右手的掌侧及背侧，第 4、第 5 掌骨骨体之间，近掌骨头处，如图 3-2 所示。

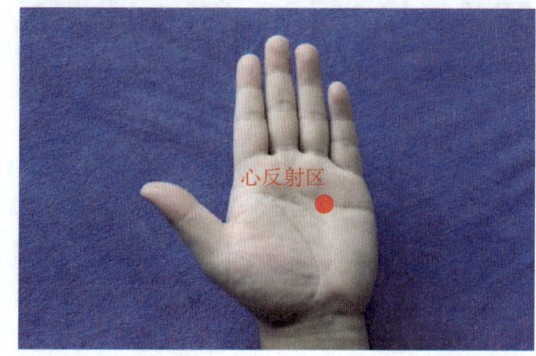

图 3-1　手部的心反射区

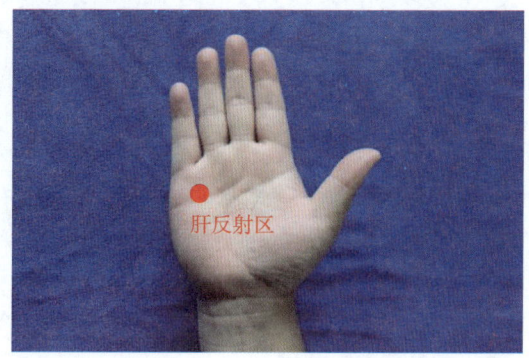

图 3-2　手部的肝反射区

适应证：口干口苦、易怒、冲动、皮肤萎黄、月经不调、乳房疾病、肝区不适、乙肝、乏力、血压不稳、前列腺肥大、情志抑郁等。

3. 脾

定位：左手掌侧第4、第5掌骨间，膈反射区与横结肠反射区之间的区域如图3-3所示。

适应证：口淡、呕吐、恶心、虚胖、头痛、脚肿、关节酸胀、糖尿病、贫血、炎症、高血压、食欲不振、消化不良、皮肤疾病、肌肉酸痛等。

4. 肺

定位：位于双手掌面，横跨第2、第3、第4、第5掌骨，为靠近掌指关节的带状区域，如图3-4所示。

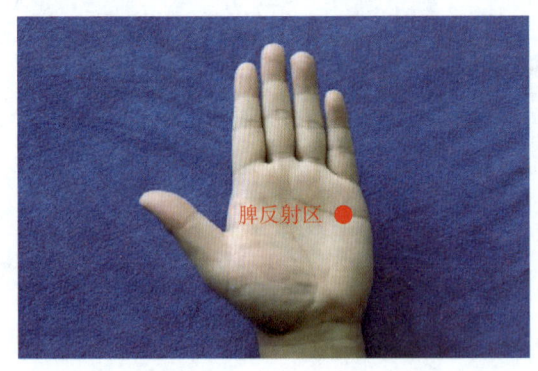

图3-3　手部的脾反射区

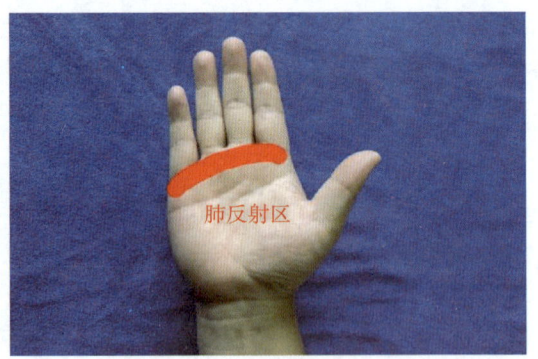

图3-4　手部的肺反射区

适应证：怕风、咽干、过敏性鼻炎、皮肤干燥、易过敏、气短、面色无华、肺炎、支气管炎、肺气肿等。

5. 肾

定位：双手手掌中央，相当于劳宫穴的位置，如图3-5所示。

适应证：手足怕冷、口干舌燥、腰膝酸痛、月经不调、足跟痛、尿频、尿少、尿黄、肾结石、尿路结石、高血压、贫血、眩晕、水肿、耳鸣、前列腺炎、前列腺增生等。

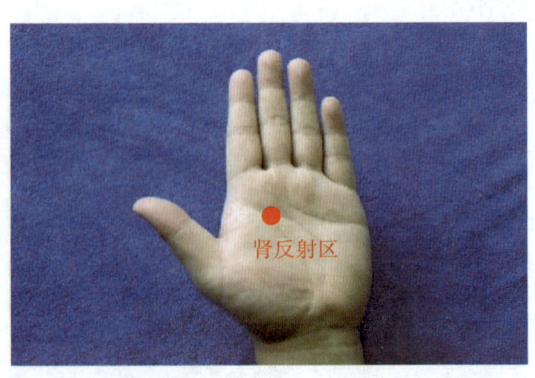

图3-5　手部的肾反射区

二、五脏不适症的手部反射区按摩操作

1. 心反射区按摩

操作技能

（1）物料准备

精油 5 mL、小毛巾 2 条、浓度为 75% 的酒精棉片、口罩、小托盘。

（2）检查

按摩师用拇指以由轻到重的力度推心反射区，以受术者能忍受为度，找到受术者的疼痛点并了解其疼痛程度，在后面的按摩中作为重点操作部位。

（3）按摩流程

1）展油：按摩师以全掌和指推方式为受术者展油。

2）操作方法。

①按摩师用四指指腹推掌心，以热为宜。

②按摩师用双手拇指推掌心和大、小鱼际（见图 3-6）及肝反射区 8~10 次。

③按摩师用双手拇指以"八"字形推掌心及大、小鱼际 8~10 次。

④按摩师用拇指指端点压心脏反射区 8~10 次。

⑤按摩师用拇指刮心脏反射区 8~10 次。

⑥按摩师用拇指按揉心脏和小肠反射区（见图 3-7）8~10 次。

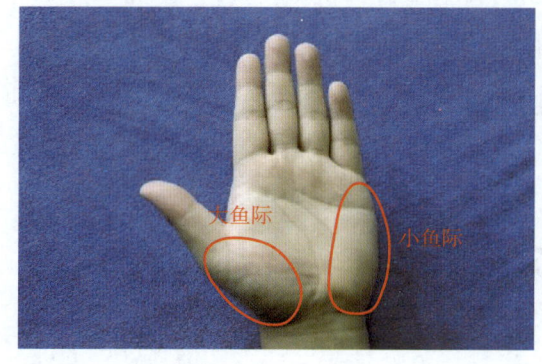
图 3-6　大、小鱼际

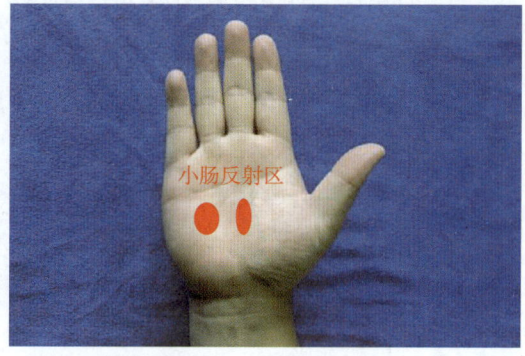
图 3-7　小肠反射区

⑦按摩师用食指近端指间关节背侧点压心脏及肝反射区各 8~10 次。

⑧按摩师用拇指按揉肺反射区 8~10 次。

⑨按摩师用全掌擦热掌心 8~10 次。

⑩按摩师用空拳叩击心反射区及掌心 8~10 次。

⑪按摩师用双手拇指及大鱼际分推手背 8~10 次。

2. 肝反射区按摩

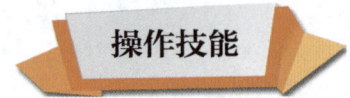

（1）物料准备：精油 5 mL、小毛巾 2 条、浓度为 75% 的酒精棉片、口罩、小托盘。

（2）检查：按摩师用拇指以由轻到重的力度推肝反射区，以受术者能忍受为度，找到受术者的疼痛点并了解其疼痛程度，在后面的按摩中作为重点操作部位。

（3）按摩流程

展油：按摩师以全掌和指推方式为受术者展油。

①按摩师用四指指腹推掌心，以热为宜。

②按摩师用双手拇指推掌心和大、小鱼际及肝反射区 8~10 次。

③按摩师用双手拇指以"八"字形推掌心及大、小鱼际 8~10 次。

④按摩师用拇指指端点压肝反射区 8~10 次。

⑤按摩师用拇指刮肝反射区 8~10 次。

⑥按摩师用拇指按揉肝及肾反射区 8~10 次。

⑦按摩师用食指近端指间关节背侧点压肝反射区 8~10 次。

⑧按摩师用拇指按揉脾反射区 8~10 次。

⑨按摩师用全掌擦热掌心 8~10 次。

⑩按摩师用空拳叩击心反射区及掌心 8~10 次。

⑪按摩师用双手拇指及大鱼际分推手背 8~10 次。

3. 脾反射区按摩

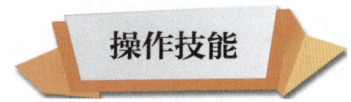

（1）物料准备

精油 5 mL、小毛巾 2 条、浓度为 75% 的酒精棉片、口罩、小托盘。

（2）检查

按摩师用拇指以由轻到重的力度推脾反射区，以受术者能忍受为度，找到受术者的疼痛点并了解其疼痛程度，在后面的按摩中作为重点操作部位。

（3）按摩流程

展油：按摩师以全掌和指推方式为受术者展油。

①按摩师用四指指腹推掌心，以热为宜。

②按摩师用双手拇指推掌心和大、小鱼际及肝反射区 8～10 次。

③按摩师用双手拇指以"八"字形推掌心及大、小鱼际 8～10 次。

④按摩师用拇指指端点压脾反射区 8～10 次。

⑤按摩师用拇指刮脾反射区 8～10 次。

⑥按摩师用拇指按揉脾及胃反射区（见图 3-8）8～10 次。

⑦按摩师用食指近端指间关节背侧点压脾反射区 8～10 次。

⑧按摩师用拇指按揉肾反射区 8～10 次。

⑨按摩师用全掌擦热掌心 8～10 次。

⑩按摩师用空拳叩击心反射区及掌心 8～10 次。

⑪按摩师用双手拇指及大鱼际分推手背 8～10 次。

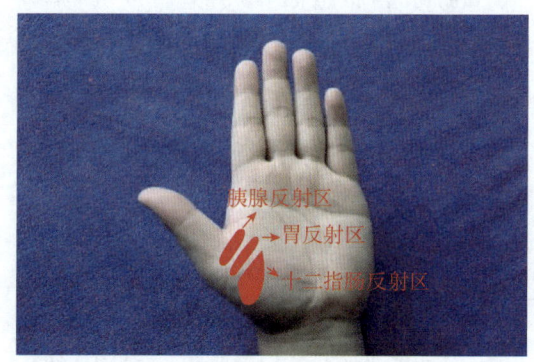

图 3-8　胃反射区

4. 肺反射区按摩

操作技能

（1）物料准备

精油 5 mL、小毛巾 2 条、浓度为 75% 的酒精棉片、口罩、小托盘。

（2）检查

按摩师用拇指以由轻到重的力度推肺反射区，以受术者能忍受为度，找到受术者的疼痛点并了解其疼痛程度，在后面的按摩中作为重点操作部位。

（3）按摩流程

展油：按摩师以全掌和指推方式为受术者展油。

①按摩师用四指指腹推掌心，以热为宜。

②按摩师用双手拇指推掌心和大、小鱼际及肝反射区 8～10 次。

③按摩师用双手拇指以"八"字形推掌心及大、小鱼际 8～10 次。

④按摩师用三指关节点压肺反射区 8～10 次。

⑤按摩师用三指关节刮肺反射区 8～10 次。

⑥按摩师用拇指按揉肺及大肠反射区（第 4、第 5 掌骨间，腕骨上 2 寸处，见图 3-9）8～10 次。

⑦按摩师用食指近端指间关节背侧点压肺反射区 8～10 次。

⑧按摩师用拇指按揉脾反射区 8～10 次。

⑨按摩师用全掌擦热掌心 8～10 次。

⑩按摩师用空拳叩击心反射区及掌心 8～10 次。

⑪按摩师用双手拇指及大鱼际分推手背 8～10 次。

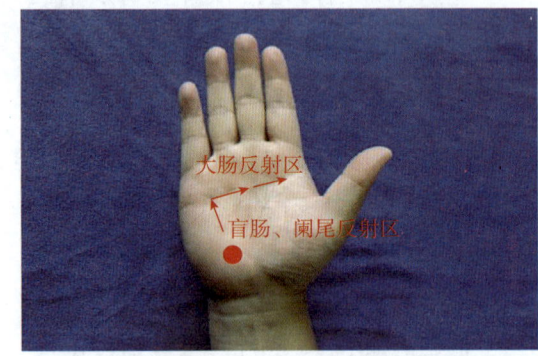

图 3-9　大肠反射区

5. 肾反射区按摩

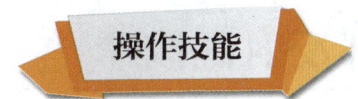

(1) 物料准备

精油 5 mL、小毛巾 2 条、浓度为 75% 的酒精棉片、口罩、小托盘。

(2) 检查

按摩师用拇指以由轻到重的力度推肾反射区，以受术者能忍受为度，找到受术者的疼痛点并了解其疼痛程度，在后面的按摩中作为重点操作部位。

(3) 按摩流程

1) 展油：按摩师以全掌和指推方式为受术者展油。

2) 操作方法。

① 按摩师用四指指腹推掌心，以热为宜。

② 按摩师用双手拇指推掌心和大、小鱼际及肝反射区 8~10 次。

③ 按摩师用双手拇指以"八"字形推掌心及大、小鱼际 8~10 次。

④ 按摩师用拇指指端点压肾反射区 8~10 次。

⑤ 按摩师用拇指刮肾反射区 8~10 次。

⑥ 按摩师用拇指按揉肾及膀胱反射区（见图 3-10）8~10 次。

⑦ 按摩师用食指近端指间关节背侧点压肾反射区 8~10 次。

⑧ 按摩师用食指近端指间关节背侧点压肝反射区 8~10 次。

⑨ 按摩师用全掌擦热掌心 8~10 次。

⑩ 按摩师用空拳叩击心反射区及掌心 8~10 次。

⑪ 按摩师用双手拇指及大鱼际分推手背 8~10 次。

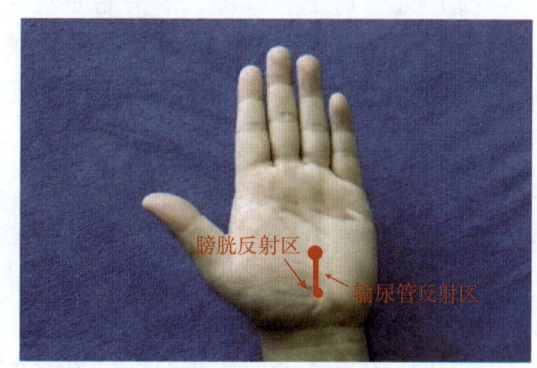

图 3-10 膀胱反射区

学习单元3　六腑不适症的手部反射区按摩

一、六腑反射区按摩适应证

1. 胆

定位：右手的掌侧及背侧第4、第5掌骨之间，紧靠肝反射区的腕侧下方，如图3-11所示。

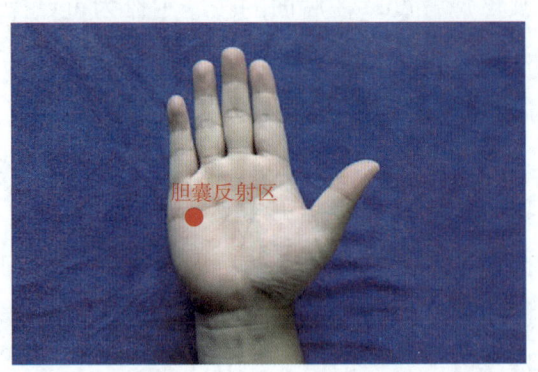

图3-11　胆反射区

适应证：口干、口苦、偏头痛、便秘、皮肤萎黄、关节痛、脂肪瘤、胆囊炎、胆结石、厌食、消化不良、胃肠功能紊乱、失眠、痤疮、高脂血症等。

2. 胃

定位：双手第1掌骨体远端。

适应证：消化不良、食欲不振、胃胀、急慢性胃炎、胃下垂、胃溃疡、胰腺炎、糖尿病、胆囊疾病等。

3. 膀胱

定位：手掌下方，大、小鱼际交接处的凹陷处。

适应证：泌尿系统疾患以及动脉硬化、高血压等。

4. 小肠

定位：双手掌心被结肠各反射区及直肠反射区所包绕的区域。

适应证：小肠炎症、肠功能紊乱、腹泻、消化不良、心律失常、失眠等。

5. 大肠

（1）升结肠

定位：左手掌侧，第4、第5掌骨之间，腕掌关节结合部之盲肠、阑尾、回盲瓣反射区至第4、第5掌骨体中部，约与平虎口水平一致的带状区域，如图3-12所示。

适应证：腹痛、腹泻、便秘、结肠炎等。

（2）横结肠

定位：左手掌侧，升结肠反射区至虎口之间的带状区域，左手掌侧与右手相对应区域，尺侧接降结肠反射区，如图3-12所示。

适应证：腹痛、腹泻、便秘、结肠炎等。

（3）降结肠

定位：右手掌侧，平虎口水平，第4、第5掌骨之间至腕骨之间的带状区域，如图3-13所示。

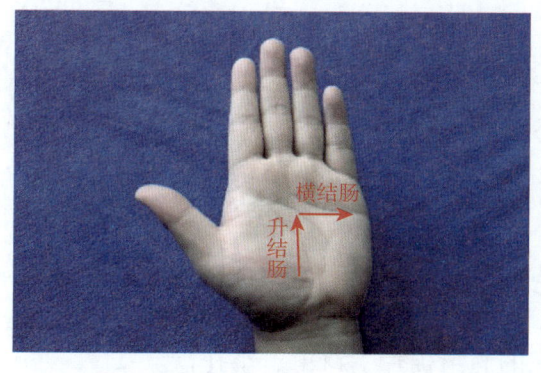

图3-12 升结肠、横结肠反射区

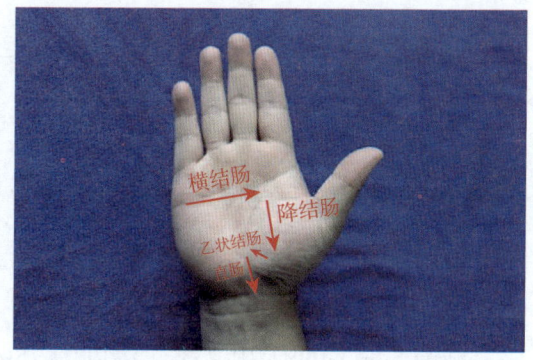

图3-13 降结肠、乙状结肠、直肠反射区

适应证：腹痛、腹泻、便秘、结肠炎等。

（4）乙状结肠

定位：左手掌侧，第5掌骨底与钩骨交接的腕掌关节处至第1、第2掌骨结合部的带状区域，如图3-13所示。

适应证：直肠炎、结肠炎、乙状结肠炎、便秘等。

（5）直肠、肛门

定位：双上肢前臂桡侧远端约三横指的带状区域，如图3-13、图3-14所示。

适应证：肛裂、便秘、脱肛、便血、痔疮等。

6. 三焦

定位：位于双手手掌大鱼际部位的内侧，成狭长茄状，如图 3-15 所示。

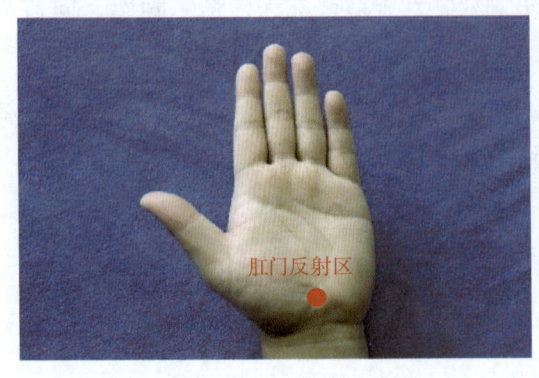

图 3-14　肛门反射区

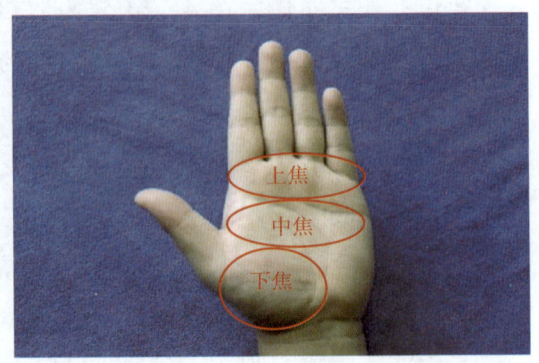

图 3-15　三焦反射区

适应证：内脏功能障碍引发的食欲不振、消化不良等症状。

二、六腑不适症的手部反射区按摩操作

1. 胆反射区按摩

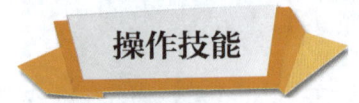

（1）物料准备

精油 5 mL、小毛巾 2 条、浓度为 75% 的酒精棉片、口罩、小托盘。

（2）检查

按摩师用拇指以由轻到重的力度推胆反射区，以受术者能忍受为度，找到受术者的疼痛点并了解其疼痛程度，在后面的按摩中作为重点操作部位。

（3）按摩流程

展油：按摩师以全掌和指推方式为受术者展油。

①按摩师用四指指腹推掌心 5～8 次。

②按摩师用双手拇指推掌心和大、小鱼际 5～8 次。

③按摩师用双手拇指以"八"字形推掌心及大、小鱼际 8～10 次。

④按摩师用中指点压胆反射区 8～10 次。

⑤按摩师用食指刮胆反射区 8～10 次。

⑥按摩师用拇指按揉胆及肝反射区 8~10 次。

⑦按摩师用拇指按揉脾及胃反射区 8~10 次。

⑧按摩师用食指近端指间关节背侧点压胆反射区 8~10 次。

⑨按摩师用全掌擦热掌心 8~10 次。

⑩按摩师用空拳叩击胆反射区及掌心 8~10 次。

⑪按摩师用双手拇指及大鱼际分推手背 8~10 次。

2. 三焦反射区按摩

操作技能

（1）物料准备

精油 5 mL、小毛巾 2 条、浓度为 75% 的酒精棉片、口罩、小托盘。

（2）检查

按摩师用拇指以由轻到重的力度推三焦反射区，以受术者能忍受为度，找到受术者的疼痛点并了解其疼痛程度，在后面的按摩中作为重点操作部位。

（3）按摩流程

展油：按摩师以全掌和指推方式为受术者展油。

①按摩师用四指指腹推掌心。

②按摩师用双手拇指推掌心和大、小鱼际。

③按摩师用双手拇指以"八"字形推掌心及大、小鱼际 8~10 次。

④按摩师用中指点压三焦反射区 8~10 次。

⑤按摩师用食指刮三焦反射区 8~10 次。

⑥按摩师用拇指按揉三焦反射区及心包反射区（见图 3-16）8~10 次。

⑦按摩师用拇指按揉脾及肾反射区 8~10 次。

⑧按摩师用食指近端指间关节背侧

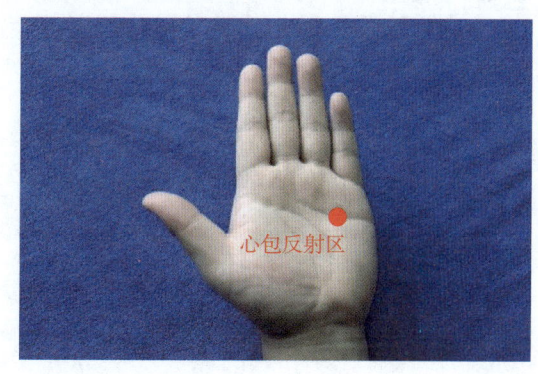
图 3-16　心包反射区

点压三焦反射区及心包反射区 8~10 次。

⑨按摩师用全掌擦热掌心 8~10 次。

⑩按摩师用空拳叩击胆、三焦反射区及掌心 8~10 次。

⑪按摩师用双手拇指及大鱼际分推手背 8~10 次。

3. 心包反射区按摩

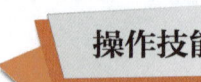

（1）物料准备

精油 5 mL、小毛巾 2 条、浓度为 75% 的酒精棉片、口罩、小托盘。

（2）检查

按摩师用拇指以由轻到重的力度推心包反射区，以受术者能忍受为度，找到受术者的疼痛点并了解其疼痛程度，在后面的按摩中作为重点操作部位。

（3）按摩流程

展油：按摩师以全掌和指推方式为受术者展油。

①按摩师用四指指腹推掌心 5~8 次。

②按摩师用双手拇指推掌心和大、小鱼际及肝反射区 5~8 次。

③按摩师用双手拇指以"八"字形推掌心及大、小鱼际 8~10 次。

④按摩师用拇指指端点压心包反射区 8~10 次。

⑤按摩师用拇指刮心包反射区 8~10 次。

⑥按摩师用拇指按揉心及心包反射区 8~10 次。

⑦按摩师用食指近端指间关节背侧点压心包及心反射区 8~10 次。

⑧按摩师用全掌擦热掌心 8~10 次。

⑨按摩师用空拳叩击心反射区及掌心 8~10 次。

⑩按摩师用双手拇指及大鱼际分推手背 8~10 次。

4. 胃反射区按摩

操作技能

（1）物料准备

精油 5 mL、小毛巾 2 条、浓度为 75% 的酒精棉片、口罩、小托盘。

（2）检查

按摩师用拇指以由轻到重的力度推胃反射区，以受术者能忍受为度，找到受术者的疼痛点并了解其疼痛程度，在后面的按摩中作为重点操作部位。

（3）按摩流程

展油：按摩师以全掌和指推方式为受术者展油。

①按摩师用四指指腹推掌心 5～8 次。

②按摩师用双手拇指推掌心和大、小鱼际 5～8 次。

③按摩师用双手拇指以"八"字形推掌心及大、小鱼际 8～10 次。

④按摩师用中指点压胃反射区 8～10 次。

⑤按摩师用食指刮胃反射区 8～10 次。

⑥按摩师用食指刮肺及大肠反射区 8～10 次。

⑦按摩师用拇指按揉胃及脾反射区 8～10 次。

⑧按摩师用拇指按揉脾及胃反射区 8～10 次。

⑨按摩师用食指近端指间关节背侧点压胆反射区 8～10 次。

⑩按摩师用全掌擦热掌心 8～10 次。

⑪按摩师用空拳叩击胆反射区及掌心 8～10 次。

⑫按摩师用双手拇指及大鱼际分推手背 8～10 次。

5. 小肠反射区按摩

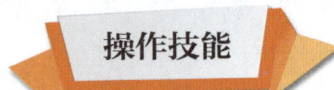

（1）物料准备

精油 5 mL、小毛巾 2 条、浓度为 75% 的酒精棉片、口罩、小托盘。

（2）检查

按摩师用拇指以由轻到重的力度推小肠反射区，以受术者能忍受为度，找到受术者的疼痛点并了解其疼痛程度，在后面的按摩中作为重点操作部位。

（3）按摩流程

展油：按摩师以全掌和指推方式为受术者展油。

①按摩师用四指指腹推掌心 5～8 次。

②按摩师用双手拇指推掌心和大、小鱼际 5～8 次。

③按摩师用双手拇指以"八"字形推掌心及大、小鱼际 8～10 次。

④按摩师用中指点压小肠反射区 8～10 次。

⑤按摩师用食指刮小肠反射区 8～10 次。

⑥按摩师用拇指按揉小肠反射区 8～10 次。

⑦按摩师用拇指按揉肾反射区 8～10 次。

⑧按摩师用食指近端指间关节背侧点压小肠反射区 8～10 次。

⑨按摩师用全掌擦热掌心 8～10 次。

⑩按摩师用空拳叩击小肠反射区及掌心 8～10 次。

⑪按摩师用双手拇指及大鱼际分推手背 8～10 次。

6. 大肠反射区按摩

（1）物料准备

精油 5 mL、小毛巾 2 条、浓度为 75% 的酒精棉片、口罩、小托盘。

（2）检查

按摩师用拇指以由轻到重的力度推大肠反射区，以受术者能忍受为度，找到受术者的疼痛点并了解其疼痛程度，在后面的按摩中作为重点操作部位。

（3）按摩流程

展油：按摩师以全掌和指推方式为受术者展油。

①按摩师用四指指腹推掌心5~8次。

②按摩师用双手拇指推掌心和大、小鱼际5~8次。

③按摩师用双手拇指以"八"字形推掌心及大、小鱼际8~10次。

④按摩师用中指点压大肠反射区8~10次。

⑤按摩师用食指刮大肠反射区8~10次。

⑥按摩师用食指刮肺反射区8~10次。

⑦按摩师用拇指按揉大肠反射区8~10次。

⑧按摩师用拇指按揉肝反射区8~10次。

⑨按摩师用食指近端指间关节背侧点压大肠反射区8~10次。

⑩按摩师用全掌擦热掌心8~10次。

⑪按摩师用空拳叩击大肠反射区及掌心8~10次。

⑫按摩师用双手拇指及大鱼际分推手背8~10次。

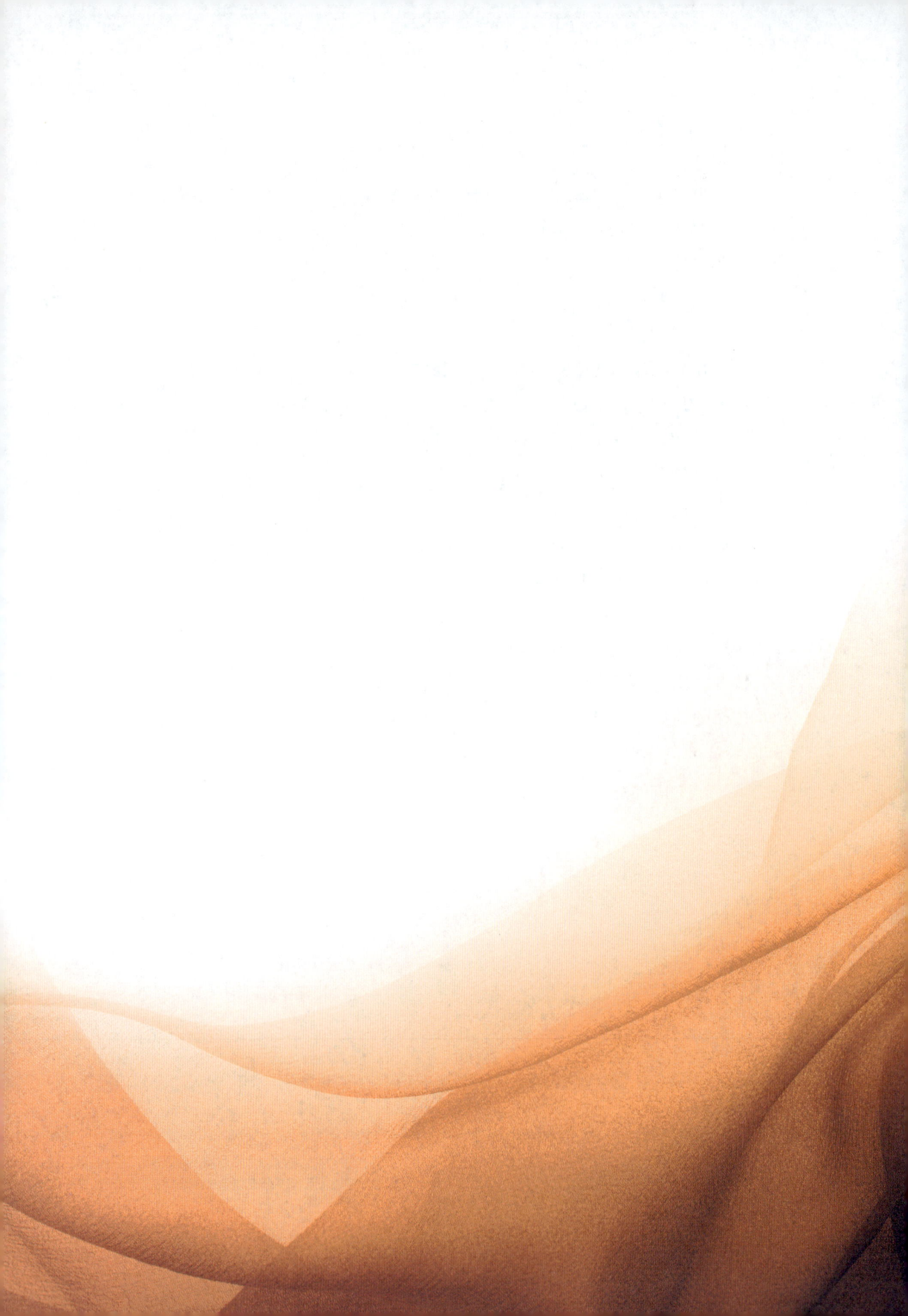

职业模块 ④
制定保健按摩方案

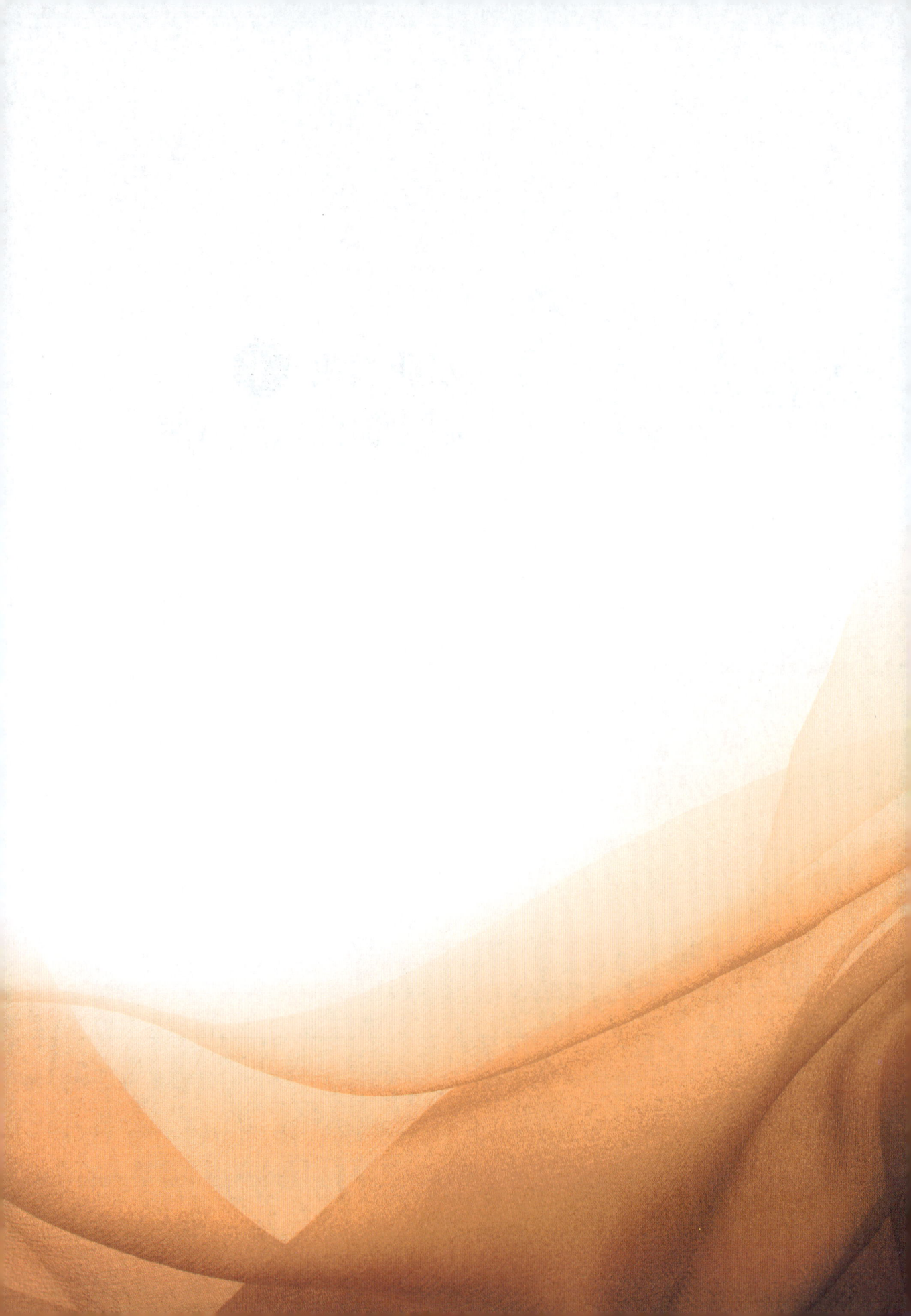

培训课程 1

体质辨识

学习单元 1 九种体质的基本类型及特征

一、体质的概念

体质是指在人的生命过程中，在先天禀赋和后天获得的基础上，逐渐形成的在形态结构、生理功能、物质代谢和性格心理方面，综合的、固有的一些特质。

体质由两个方面组成，分别是形和神。形主要是形态结构，如肌肉、骨骼、五脏、五官、皮肤、毛发、血脉等，也就是人体看得见、摸得着的有形态结构的物质部分。神主要包括功能活动、物质代谢过程、性格心理精神，如心跳、呼吸、吸收、消化、排泄、水谷营养在体内被吸收利用转化排泄、性格特点、精神活动、情绪反应、睡眠等。形神结合就是生命，形神和谐就是健康，形神不和就是疾病。

体质决定了人们的健康，决定了人们对于某些疾病的易感性，也决定了得病之后的反应形式以及治疗效果和预后转归，所以体质对每个人来说都非常重要。体质具有相对的稳定性和一定范围内的动态可变性、可调性。因此通过体质养生保健进行调养，可使体质向好的方面转化。体质养生保健就是顺应体质的稳定性、优化体质的特点，改善体质不好的变化和明显的偏颇。体质养生保健要因人而异、有的放矢、体现个体差异，绝不能所有的人都按照相同的方法进行养生保健。

调养体质就是"治未病"，即预防疾病或预防疾病的加重和复杂化。

二、体质的类型及特征

体质是客观存在且多样复杂的，其分类则是人为划定，泾渭分明。将体质进行大致的分类，可使养生有规矩、有原则、有方向，还可以使我们明白生命、体质存在差异性。体质的类型及特征如下。

1. 平和体质

平和体质是一种身体和谐、自稳能力强的体质。这种体质的人阴阳平和，较少患病，且患病易治疗。平和体质虽不一定体格壮硕、脉搏强劲，但是体型匀称，体重波动小且长期高度稳定，肌肤皮毛润泽，五官灵敏，舌淡红、苔薄白。心理方面表现为平稳乐观、七情适度、性格随和。

平和体质属于较为理想型体质，一方面是从先天所得，另一方面需要后天保养。如生活自我约束力强，能不恣情纵欲，保持睡眠、饮食、排便规律等。

2. 气虚体质

气虚体质是由于一身之气不足，以气息低弱，脏腑尤其脾肺功能低下为主要特征的体质状态，该体质者环境适应力差。气推动生命运行，助人体与生存环境间的物质交换出入有序，营养精微向上向外布散，糟粕废物向下向外排泄。另外，气还调节全身各个通外官窍的适度开闭。气虚体质在形态结构方面表现为肌肉松弛，怠惰疲倦，面色不华，舌淡胖嫩、有齿痕。功能方面表现为腹胀，自汗，气短懒言，语声低微，脉细软虚缓，头晕健忘，不耐寒热。心理方面表现为情绪不稳定，内向胆怯，易抑郁消沉，易惊恐不安。

气虚体质的形成原因多归于先天禀赋、早产、喂养不当、偏食少食等因素，或者后天长期过劳、久坐不动等生活作息方式。中年人出现气虚体质多与生活方式有关。

3. 阳虚体质

阳虚体质是由于阳气不足、失于温煦所致的形寒肢冷、生殖繁衍能力差等虚寒现象为主要特征的体质状态。人体运行不息的津液、血脉得寒则凝，遇温则行。阳气作为动力、火力，能保证体温，产生能量，促进废物排泄，鼓舞生机，保障身体运行畅通。阳虚体质在形态结构方面表现为面色淡白，毛发稀疏，容易发胖，形寒肢冷，舌淡胖嫩、苔滑，脉沉细迟缓。功能方面表现为易出现腹泻、夜尿、尿频等症状，不喜运动，身体易肿胀，淤滞，耐夏不耐冬，生殖功能偏低。精神方面常表现出萎靡不振，消沉抑郁的状态。

阳虚体质以女性居多，但随着年龄增长，两性都表现出阳虚体质增多的趋势。阳虚体质是由多方面因素作用形成的，如父母体质阳虚、生育的年龄较大、孕期用药寒凉；长期素食，营养不良；过服冰冻寒凉食物、生冷瓜果；生活或工作环境长期寒冷潮湿；性生活过度；大病久病等。

4. 阴虚体质

阴虚体质是由体内精血津液等阴液亏少而形成的以阴虚内热为主要特征的体质状态，常表现出功能亢奋的特点。《黄帝内经》中谓之"少火生气"，就是"少火"令人生机盎然、充满活力，不上火，不内热。阴虚体质可以理解为人体缺水少水，一不可濡润滋养，二不可制衡阳热。阴虚体质在形态结构方面表现为形体消瘦，颧红、唇红、舌红少苔，脉细数。功能方面表现为食欲好，口干咽燥，失眠，五心烦热，腰膝酸软，眼涩，大便干燥、小便赤黄。心理方面表现为急躁易怒，内心敏感，不易安静。

阴虚体质的形成原因归于先天禀赋，或者后天生活方式和习惯，如经常熬夜，情绪长期抑郁，过多服用利尿剂、清热利湿方剂，长期服食辛辣燥热的食物，失血过多等。

5. 痰湿体质

痰湿体质是由于水液内停而痰湿凝聚，以黏滞重浊为主要特征的体质状态。痰湿体质者身体能量进出不平衡，痰湿重浊，因湿气属于阴重，鉴于阴阳的相互制衡关系，痰湿体质本质上源于阳虚，是一个本虚标实的体质。痰湿体质在形态结构方面表现为肥胖，尤其是下半身肥胖，"瘦人多火，肥人多痰"，身体沉重怠惰不动，皮肤油腻，痰多，不喜饮水，舌体胖大，舌苔厚，脉象沉细濡缓，弦滑。功能方面表现为大便发黏，小便混浊有泡沫，反应迟钝，思维慢，不灵活。

痰湿体质的形成原因多归于先天禀赋，或者后天饮食肥甘厚味，摄食过快，长期高盐饮食；长期空调环境、熬夜，不运动；居住环境潮湿；情绪困扰。多种虚性体质随年龄增长易转化为痰湿体质，不良的生活习惯为重要原因。

6. 湿热体质

湿热体质是体内又湿又热，湿热氤氲，导致排泄不畅，内外皆呈现"浊"的体质状态。该体质多出现于青壮年人群中，且南方多于北方、沿海多于内地。湿热体质在形态结构方面表现为面垢油光，唇红齿黄，舌红苔黄腻，外形分泌物浊，脉弦数。功能方面表现为口干"口苦"口臭，体味大，汗液发黄，下体异味大，不耐湿热天气，大便发黏、小便赤黄等。性格心理方面表现为性情多急躁易怒，烦闷懈怠。

湿热体质的形成原因通常由各种先天、后天因素导致的肝胆、脾胃功能相对不畅通，肝胆郁结化热，脾胃积滞化湿，湿热熏蒸而形成的。除先天禀赋外，后天生活中经常熬夜、地处湿热环境、长期服食辛辣燥热的食物等都可成为其形成的诱因。

7. 血瘀体质

血瘀体质是体内有血液运行不畅的潜在倾向或淤血内停的病理基础，并表现出一系列外在征象的体质类型。该体质的内在实质是微循环与血液流变学的改变。"痛则不通，通则不痛"，因此血瘀体质很容易产生各种以疼痛为主要表现的疾病，而且疼痛较为持久、位置固定。血瘀体质以瘦人居多，形态结构方面表现为面色灰暗，口唇暗淡，色素沉着，皮肤干燥瘙痒，舌有瘀斑、瘀点或舌体紫暗。功能方面表现为健忘，月经色暗、血块多，易脱发，脉涩。心理方面表现为悲观抑郁，情绪低落。

血瘀体质的形成原因主要是先天禀赋，或者后天严重外伤、长期七情压抑不畅、缺乏运动、过度贪凉阴冷等。如个案长期生活工作在寒冷的环境中，年老可致淤，女性多见、高原多见。

8. 气郁体质

气郁体质是由于气机的升降出入受阻，导致长期情志不畅、气机郁滞而形成的体质，常见于性格内向的女性。气郁体质在形态结构方面表现为形体瘦弱，面色少华，咽喉不利，痰多，舌淡红，苔薄白，脉弦细。功能方面表现为大便不调，腹胀，经前乳房胀痛，睡眠质量差，食欲异常，惊悸怔忡等。性格心理方面表现为性格内向不稳定，烦闷不乐，忧郁脆弱，敏感多疑。

气郁体质的形成原因多归于先天禀赋，或精神刺激、所欲不遂、忧郁思虑等。

9. 特禀质

特禀质也称为异禀质，表现为特异性体质，多由先天性和遗传因素造成的体质缺陷，包括生理缺陷、遗传性疾病、过敏反应、原发性免疫缺陷疾病等。形体结构方面表现为畸形或先天性生理缺陷，对外界环境适应性差，如季节性过敏。心理特征因疾病情况不同而有差异。

异禀质的形成原因多为家族基因或者孕产因素影响胎儿的正常发育等。

三、总结

就个人体质来说，不大可能是单纯的某种体质，更为常见的是各种体质间夹、混合，如血瘀兼痰湿和气虚、阳虚兼湿热、阴虚兼湿热和血瘀等。个人体质随着环境、年龄等后天因素的变化，一定会发生变化，青少年以后间夹、混合体质逐渐增多，到了中老年基本上没有单纯体质，都是比较复杂的间夹、混合体质。

学习单元 2　辨别体质的基本方法

中医判断体质、诊断疾病的基本原理，就是"有诸内必形诸外"。人体内在环境的情况会通过各种途径向外传达。如有健康的脏腑气血，必然会有相对健康的外形；若脏腑功能、气血失调，也一定会通过五官、皮肤、形体、情绪等表现出来。中医养生保健强调因人而异，即辨体施养，辨证施治。辨体、辨证、感知差异的基本方法是"望、闻、问、切"，即望诊、闻诊、问诊、切诊。

一、望诊

1. 看形体

"胖人多痰湿，瘦人多内热。"形体肥胖者，多数为痰湿体质，当然，形体肥胖者也有阴虚体质的，但是单纯性肥胖者属阴虚体质的非常少。因为阴虚体质和肥胖的发生机理相反，阴虚内热，难以堆积脂肪。

形体肥胖有两种情况，一种是摸上去肌肉结实，行动灵活，体重较高但并未达到肥胖标准，此类人多为平和、湿热、痰湿体质，气虚不明显。另一种是很慵懒，动作拖沓，显得沉重倦怠，此类人多为痰湿间夹阳虚或气虚体质。

形体消瘦，体重不达标，皮下脂肪少，基本为虚性体质。如瘦而肌肉松软，面色暗黄，说话气若游丝，语声低怯，以气虚体质为主；精瘦结实，灵活，精力不错，通常是阴虚内热体质；形体干瘦，面色、口唇发暗，皮肤干燥，舌质紫暗，多为血瘀体质。

2. 看神气

"无热不生烦"，体内凡有热，不论实、虚，如湿热、阴虚内热、阳虚上热下寒等，都会导致亢奋躁动。而气虚、阳虚体质者多表现为安静、消沉，甚至抑郁。痰湿体质者多表现为反应迟钝、思维动作缓慢。气郁、血瘀体质者多表现为神情比较忧郁，对身体出现的小症状容易敏感多疑、持悲观态度，身体稍有不适，内心必痛苦万分，须周身检查一遍方可放心，但检查结果通常没有明显的器质性疾患。气郁血瘀体质者通常敏感多疑、焦虑不安，且容易钻牛角尖、难以自拔，常见于女性虚性体质者。

3. 看面色

体质学说以及其他传统中医学主要基于黄种人，因此正常面色应是黄而有光泽，透出少许血色。当然，肤色有深浅，不论白皙还是黝黑，都应有光泽。面色萎黄、没有光泽和血色，是血虚体质；面色黄而油腻，多为湿热体质；面色、口唇发暗，月经前或受寒、失眠时常出现黑眼圈，多是血瘀体质；面色白而缺乏血色、没有光泽，是阳虚体质。其他肤色可酌情对比和判断。

4. 看舌象

舌象比较能够反映人体本质性的变化，尤其是舌体大小、舌质颜色。其中，舌体胖大，又淡又嫩，质软的，是虚性体质，阳虚、气虚体质较为常见；舌体胖大而红，是热性体质，一般食欲旺盛；感觉舌头明显胀大，舌尖红赤，进食时好像要咬到舌头似的，多是过食热性食物或者摄食过量。舌体瘦小、色淡而萎软，是气血虚；舌体小而红，舌苔也不多，是阴虚体质或者有内热；舌体颜色发紫发暗，或者有瘀斑瘀点，是血瘀体质；舌体边缘经常有齿痕，是气虚体质；舌苔经常很厚不退，是湿热或痰湿体质；没有舌苔，是阴虚体质。舌苔厚腻时不要进补，少吃肉；舌苔发黄时，多喝水，多食用清凉的水果；舌体肿大似要填满口腔，应注意减少饭量，少喝水，少吃咸；舌头出现明显齿痕时，应注意休息，可适当进补。

5. 看眼睛

目光炯炯有神，多是热性或平和体质；目光无神，是虚性体质，气虚、血虚、阳虚体质都会出现。眼睛巩膜上面经常有脂肪沉淀，或者常年有很细小的血丝，看上去比较浑浊，多是血瘀、痰湿和湿热体质。此外，有一种比较特殊的上热下寒的阳虚体质，也会见到浑浊的眼睛。

二、闻诊

1. 听声音

声音轻浅，没有中气，是气虚体质；声音洪亮，中气足，通常是痰湿或平和体质。

2. 闻味道

经常汗味、体味特别大，是痰湿或湿热体质；痰湿、湿热、阴虚内热、上热下寒体质的人容易出现口气。

三、问诊

1. 问二便

经常小便赤黄，说明体内多热；尿频、夜尿多，多为阳虚体质；精神紧张就会小便频数，常见于气郁、气虚体质的女性；长期大便量少、干燥，可见于阴虚、气虚体质；大便经常烂而不成形，可见于气虚、阳虚、痰湿体质；经常大便干结或黏腻、味道臭，小便黄，是典型的湿热体质；精神紧张就会大便烂，是气郁体质。平素大便正常，但稍饮食不洁或饮食油腻就会便溏，是一种非常好的自我保护。

2. 问情志

思虑过多者，多为气虚、血虚、气郁体质；易伤感悲忧者，多为气虚、阳虚体质；七情难以舒展、内向压抑者，多是气郁体质；容易惊恐不安者多是阳虚、气虚体质。

3. 问家族史

父母是痰湿体质、中心性肥胖，或有高血压、糖尿病者，很可能也是痰湿体质，须及早扼制体质偏颇，否则患高血压、糖尿病的概率较高。先天因素、家族因素对于体质的影响是非常明显的，一方面是遗传，另一方面可能是家族内部长期形成的生活习惯、饮食习惯和养育后代的经验造成的。

4. 问寒热

畏寒怕冷、耐夏不耐冬、常年手脚发凉，尤其冬季手冷过肘和足冷过膝、身患每遇寒冷则发作或加剧的慢性病者，多属阳虚体质；怕热、耐冬不耐夏、四肢温暖，尤其到了夏季手心脚心发热，喜欢吹空调喝冷饮者，多属热性体质；气郁体质、气虚体质者常见冬天怕冷、夏天怕热，其对气候的适应性很差，尤其是女性；素体血虚的女性也会见畏寒怕冷、手脚冰凉，但是通常都伴有头晕、心悸、多梦、面色萎黄、月经量少色淡的血虚表现。

5. 问汗液

汗液多，如自汗、盗汗，多属气虚、阴虚体质。汗液少或无汗、食量大，肥胖者居多。自汗或盗汗、胃口差、饭量小者，多会出现消瘦、失眠、健忘、心慌等表现；易出汗，不喜空调，多属平和体质，偏于气虚体质；明显汗少者，多属气郁、湿热、痰湿体质，少汗无汗者容易发胖、肿胀、闭经、烦躁易怒、生痤疮等。因为能量消耗少、水液代谢不畅、内热散不出去。

6. 问经带

经常性的月经量偏少、经期延后、月经颜色暗、痛经者一般多属血瘀、气郁体质；经常性月经量多、经期提前、月经颜色鲜红则以热性体质居多；月经颜色淡红，多属血虚、气虚体质；白带长期偏多、色白，伴有容易疲倦者，多属痰湿、气虚、阳虚体质；白带颜色黄，阴痒者，多属湿热体质。

四、切诊

诊脉通常以清晨时间为好，因为此时人还没有劳于事，阴气未被扰动，阳气尚未耗散；没有进食，经脉之气尚未充盛，络脉之气也很匀静，气血未乱，因而可以诊出有病的脉象。

脉象有力，节奏整齐，说明身体状况佳，至少心肺功能好；脉象细，若有若无，则是虚性体质；如脉象细，胃口又好，则易发胖。脉象似琴弦，为弦脉，意味着肝脏功能不调，易形成或者加重血瘀体质和气郁体质。在平静状态下，脉象比较快，是有热；脉象节律慢，是阳虚。

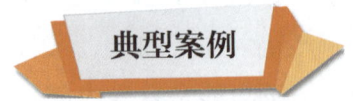

一、案例描述

齐某，28岁，家庭主妇。患者自诉产后常感咽喉不利，晨起痰多，每于月经前自感乳房及小腹胀痛，月经血块多，颜色呈暗红色，食欲尚可，平素睡眠差，常于梦中惊醒，小便正常，大便不调或便秘。舌体紫暗，脉涩。从进门开始，多次叹息，神情抑郁低落，额头多皱纹。

二、案例分析

该宾客属于典型的血瘀与气郁混合体质。

从"常感咽喉不利，晨起痰多，每于月经前自感乳房及小腹胀痛，平素睡眠差，常于梦中惊醒，大便不调或便秘。多次叹息，神情抑郁低落，额头多皱纹"可以判断出患者属于气郁体质；从"月经血块多，颜色呈暗红色，舌体紫暗，脉涩。从进门开始，多次叹息，神情抑郁低落，额头多皱纹"可以判断出患者还有血瘀体质。这两种体质互为因果，久之不调理，则会加重体质偏颇，甚至出现器质性病变。

培训课程 2

体质保健

学习单元 1　平和体质的保健方案

一、患病倾向

该体质者先天禀赋良好，且后天调养得当，平素不易患病，亦可因生活习惯、饮食、运动等原因出现部分其他体质倾向或症状，但并没有改变本体体质。

二、保健原则

调和阴阳。宜少药少方，减针疏灸，适可而止。特别注意不要过度治疗，矫枉过正。

三、保健按摩方案

1. 保健按摩手法

一指禅推法、按法、揉法、拍法、捏脊、掌推法等。

2. 保健按摩取穴与部位

膀胱经、脾经、胃经、督脉，足三里、三阴交、涌泉穴。

3. 保健按摩操作

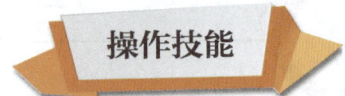

（1）受术者取仰卧位，按摩师坐于受术者身侧，以神阙穴为中心，大横穴为半径，用揉法揉腹部 5 分钟（见图 4-1）；以轻手法按揉中脘、天枢（见图 4-2）、大横、气海及关元穴，每穴 1 分钟为宜。

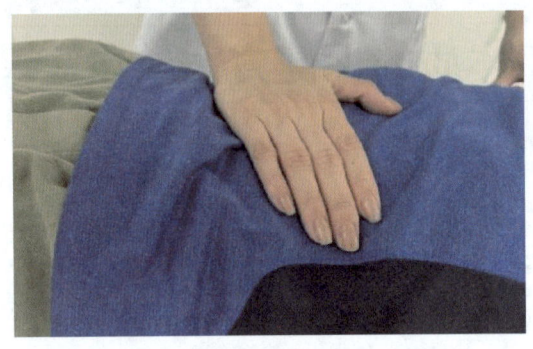

图 4-1　揉腹

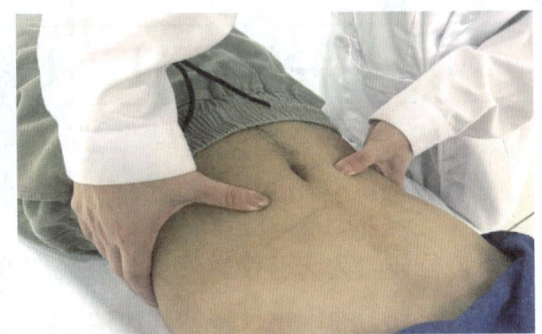

图 4-2　按揉天枢穴

（2）继上势，以中力度手法按揉足三里（见图 4-3）、三阴交（见图 4-4）及涌泉（见图 4-5）穴，以穴位有酸胀感为度。

（3）受术者取俯卧位，按摩师站立于受术者身侧，平对受术者腰部。双手拇指上推督脉，从阳关穴上推至大椎穴，再分掌沿膀胱经下推至关元俞穴。一来回为一次，操作 5 次，以背部微红透热为度。

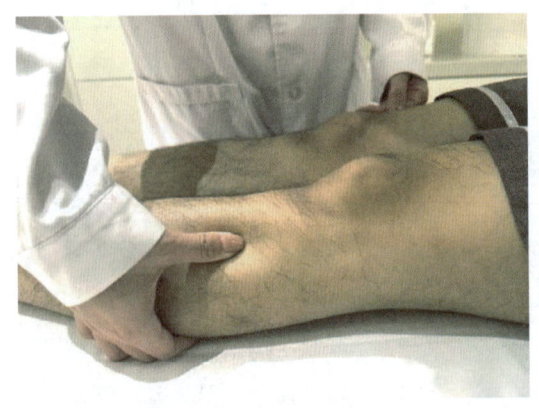

图 4-3　按揉足三里穴

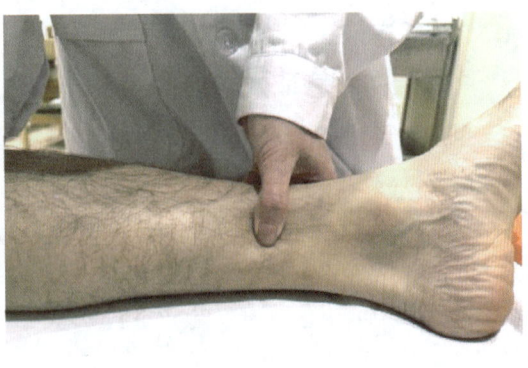

图 4-4　按揉三阴交穴

（4）继上势，按摩师以双手空掌轻轻拍打背部，从上至下拍打3遍如图4-6所示。

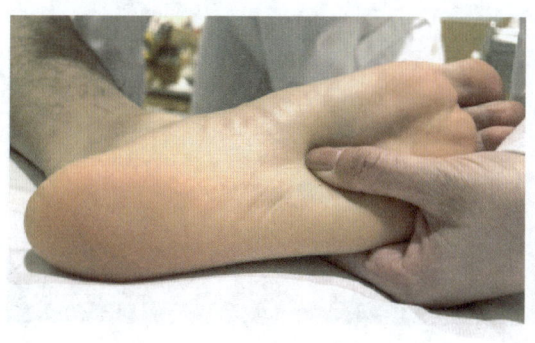

图4-5 按揉涌泉穴

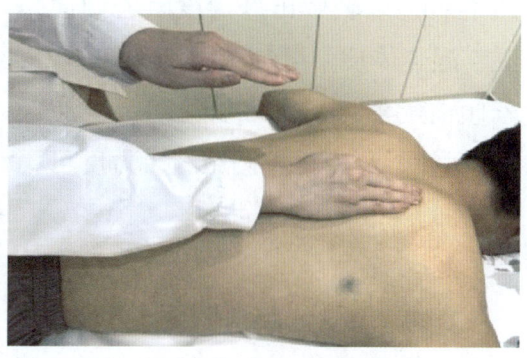

图4-6 拍打背部

四、辅助调理方案

1. 艾灸

平和体质伴有气虚、阳虚倾向者，可从神阙、气海、关元、足三里、涌泉、命门、肾俞等穴中，每次选2~3个穴位进行悬灸或者盒灸，其中，神阙、气海、关元、肾俞穴亦可用隔姜灸（见图4-7）增强疗效。

2. 拔罐

平和体质伴有痰湿、湿热、气郁倾向者，可取背部膀胱经第一、第二侧线行走罐或闪罐治疗，以背部出痧为度；取肺俞、心俞、肝俞、胆俞、脾俞、胃俞、肾俞等穴行留罐治疗（见图4-8），时间为5~10分钟。倾向特禀质和血瘀体质者，可加血海穴行留罐治疗。

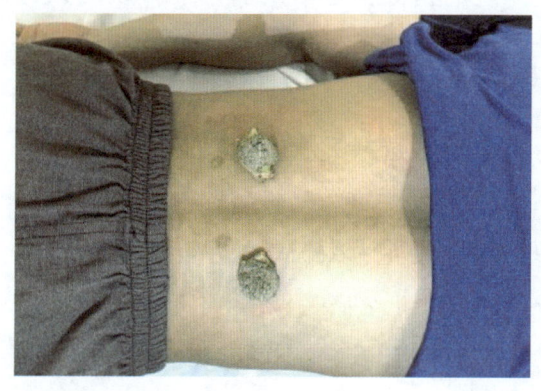

图4-7 隔姜灸肾俞穴

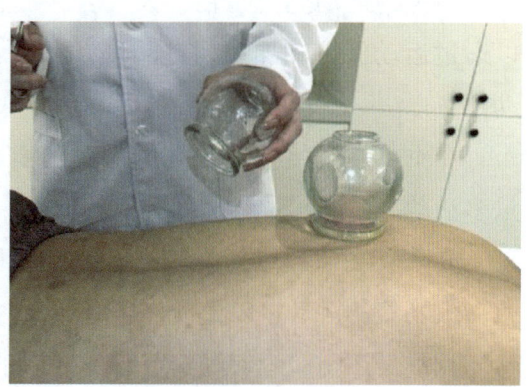

图4-8 膀胱经拔罐

3. 刮痧

日常保健可取背部膀胱经刮痧（见图4-9），以轻微出痧为度。若倾向痰湿、湿热体质，可加下肢脾经及胃经；若倾向气郁体质，可取胁肋部肝胆经（力度轻）及大腿外侧胆经（力度可稍有增加）。

4. 食疗

食物多样化，膳食平衡；力求五味调和，不可偏嗜；因时制宜，四时调

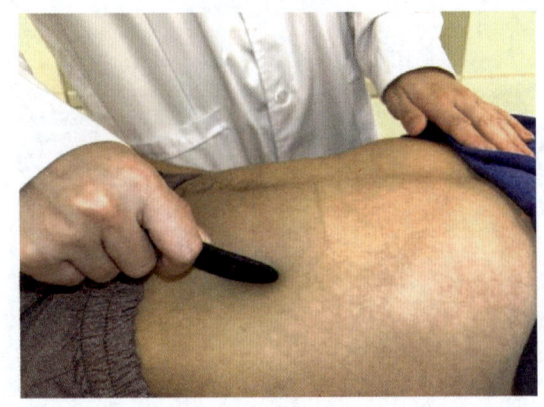

图4-9 膀胱经刮痧

补。饮食要寒温适中，尽量选择平性或稍具温、凉之性的食品，不宜过于偏食寒性或热性的食物。

春季宜食蔬菜，如菠菜、韭菜、芹菜、春笋、荠菜等轻灵宣透、清温平淡之品。

夏季宜清补，应选用清热解暑、清淡芳香之品，尽量不食用味厚发热的食物。宜多食新鲜果蔬，如西瓜、番茄、菠萝、冬瓜、苦瓜、豆芽、黄瓜等。此外，长夏湿气盛，宜用淡补，可食用茯苓、藿香、山药、莲子、薏米、扁豆、丝瓜等。

秋季宜平补，选用寒温偏性不明显的平性药食。同时因气候干燥，宜食用濡润阴类食物以保护阴津，如沙参、麦冬、芝麻、鱼虾、家禽等。

冬季宜温补，选用温热助阳之品，以扶阳散寒，如羊肉、牛肉、狗肉、胡椒、鳝鱼等。

5. 运动

中医的运动健身是在"天人合一"整体观的指导下进行的。平和体质的人可以通过运动保持和加强现有的良好状态。可按照时令节气的变化，选择相应的运动健身方法。

春季可在空气清新之处做操、跑步、打拳等，选择适合自身的运动项目，尽量多活动。以满足"春夏养阳"的要求。

夏季宜在清晨或傍晚时进行运动，以散步、慢跑、太极拳、游泳等为好，不宜做太剧烈的运动，以免损伤阳气。

秋季是运动锻炼的好季节，可根据个人的具体情况选择不同的运动项目。

冬季要做好必要的准备活动，避免着凉。不要在大风、大寒、大雪、大雾中

及空气污染的环境中做运动。

五、注意事项

注意摄生保养，饮食有节，劳逸结合，生活规律，坚持锻炼。

学习单元2　气虚体质的保健方案

一、患病倾向

多由先天不足、后天失养或病后气虚所致。易患感冒、内脏下垂、虚劳、虚汗等病证。气虚体质无论外感还是内伤，病后症状多不重，失于调理则容易向慢性疾病转归，康复缓慢。

二、保健原则

健脾益气。多补气行气，如善于调养，可逐渐趋于平和体质。

三、保健按摩方案

1. 保健按摩手法

一指禅推法、按法、揉法、拍法等。

2. 保健按摩取穴与部位

腹部，中脘、天枢、大横、气海、关元、胃俞、脾俞、足三里、阴陵泉、三阴交等穴。

3. 保健按摩操作

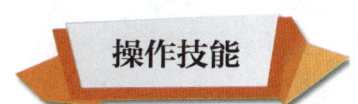

（1）受术者取仰卧位，按摩师坐于受术者身侧，以掌部摩擦腹部及胃脘部，约5分钟；一指禅推中脘（见图4-10）、气海、关元穴，每穴1分钟；按揉天枢、大横穴，每穴1分钟。

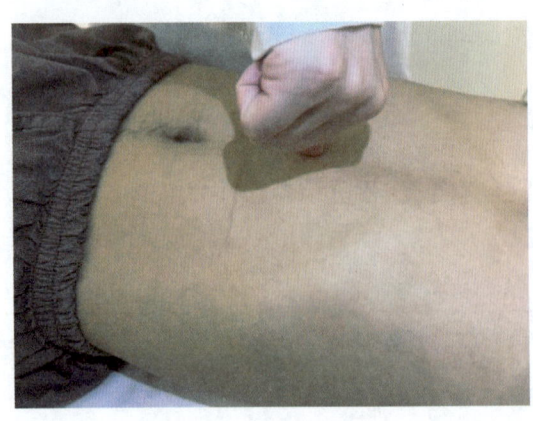

图 4-10　一指禅推中脘穴

（2）继上势，中等力度点按足三里、阴陵泉、三阴交穴，以穴位有酸胀感为度，时间为 3~5 分钟。

（3）受术者取俯卧位，按摩师站立于受术者身侧，用拇指按揉脾俞（见图 4-11）、胃俞、气海俞及关元俞穴，每穴 1 分钟。

（4）继上势，用掌擦法横擦背部脾俞、胃俞穴，以透热为度，如图 4-12 所示。

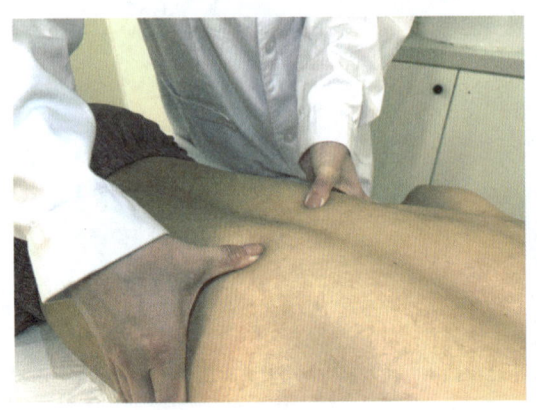

图 4-11　按揉脾俞穴

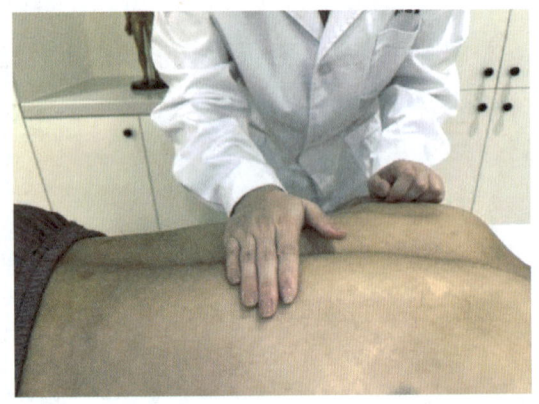

图 4-12　横擦背部脾俞、胃俞穴

（5）加减情况

1）伴有头晕头痛症状，可加用头部按摩，采用抹法，自印堂穴向上抹至神庭穴（见图 4-13），再从印堂穴向两侧沿眉弓抹至太阳穴，操作 5~6 遍。

2）伴有咳嗽、哮喘等肺气虚症状，可加用一指禅推法从天突穴推至膻中穴（见图 4-14），约 5 分钟，再按揉中府、定喘、风门、肺俞穴，每穴 1 分钟。

3）伴有心胸隐痛、心悸不宁等心气亏虚症状，可加按揉手法、按揉心俞、厥阴俞、膈俞穴及背部阿是穴，再横擦背俞穴，如图 4-15 所示。

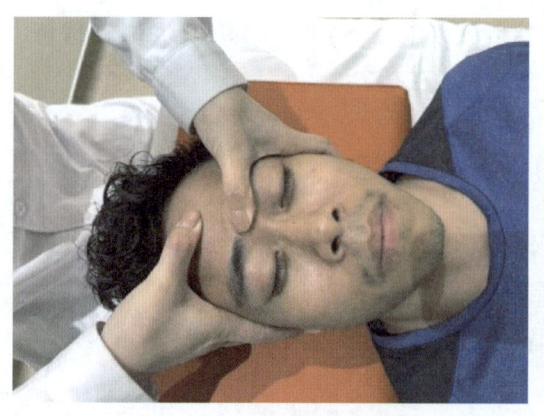

图 4-13 自印堂向上抹至神庭

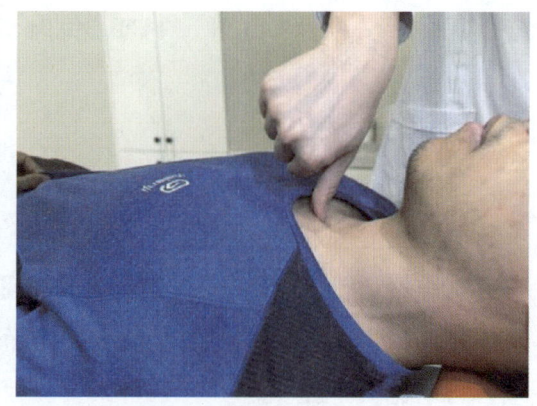

图 4-14 一指禅推天突穴至膻中穴

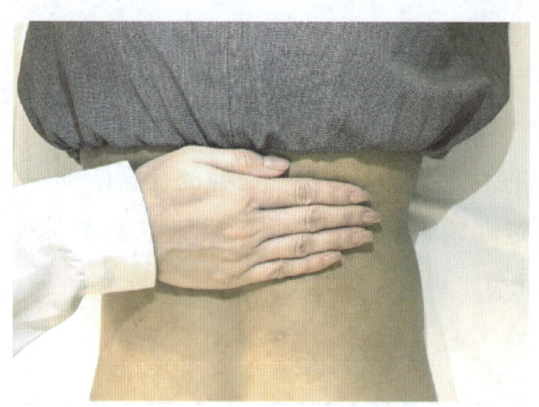

图 4-15 横擦背俞穴

四、辅助调理方案

1. 艾灸

取神阙、中脘、天枢、气海、关元穴进行悬灸（见图 4-16）或者隔姜灸足三里、脾俞、胃俞、百会等穴，每次选 2~3 个穴位，每穴艾灸 10 分钟，以透热为度。

2. 食疗

饮食宜营养丰富且易于消化，不宜过于滋腻。可常食用小米、粳米、糯米、莜麦、扁豆、菜花、胡萝卜、香

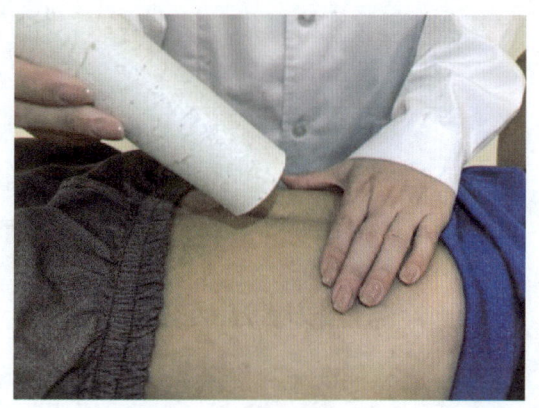

图 4-16 悬灸

菇、豆腐、马铃薯、红薯、牛肉、兔肉、猪肚、鸡肉、鸡蛋、鲢鱼、鲨鱼、黄鱼、比目鱼等。

3. 运动

选用比较柔缓的运动项目，如太极拳、气功、八段锦、慢跑、散步等，不宜进行强体力运动。气功可练中医"六字诀"中的"吹"字功，方法为：直立且双脚并拢，两手交叉上举过头，弯腰使双手触地，继而下蹲，双手抱膝，心中默念"吹"字音即可。可连续做十余次，常练可固肾气。此外，经常自行按摩足三里穴，可以益气升提。

五、注意事项

1. 气虚体质按摩手法宜轻揉，避免强刺激，尤其是腹部、背部操作宜放缓手法和频率。

2. 培养豁达乐观的生活态度，多参加有益的社会活动。保持稳定平和的心态，不宜过思过悲，避免过度紧张。注意保暖，避免劳动或剧烈运动时出汗受风。不可过于劳作，以防伤正气。

学习单元3　阳虚体质的保健方案

一、患病倾向

多由先天不足或后天失养所致，如孕育时父母体弱或年长受孕、早产等。发病多为寒证或易从寒化，易患痰饮、肿胀、泄泻、阳痿等病证。

二、保健原则

温阳驱寒。须注意固护阳气，不伤阳气。少用或不用清热解毒类药物、激素、利尿剂等，中病即止。平时多调补，调理任督二脉。

三、保健按摩方案

1. 保健按摩手法

一指禅推法、擦法、点法、摩法、按揉法、搓法、㨰法等。

2. 保健按摩取穴与部位

神阙、气海、关元、中极、三阴交、腰阳关、命门、心俞、脾俞、肾俞、涌泉等穴。

3. 保健按摩操作

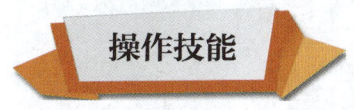

（1）受术者取仰卧位，按摩师坐于受术者身侧，以摩法在下腹部操作 5 分钟，以腹部透热为度；以一指禅推关元、气海、中极穴，每穴 1 分钟。

（2）继上势，按摩师将双手摩擦发热，快速按压受术者下腹部约 5 秒，反复操作 5 次，以腹部少许温烫为度。

（3）受术者取俯卧位，按摩师站于受术者身侧，以拇指按揉心俞、脾俞、肾俞、命门穴，每穴 1 分钟；再以小鱼际横擦腰阳关穴，以透热为度。

（4）继上势，按摩师用拿法拿大腿内侧 2 分钟；再点按三阴交穴和涌泉穴，每侧 1 分钟。

（5）加减情况

1）伴有咳嗽、咳喘，遇寒即发，可加分推膻中穴两侧 5~10 次，以透热为度；再擦上背部，以透热为度；按揉肺俞、风门、心俞穴，每穴 1 分钟。

2）伴有胸闷拘挛疼痛，感寒而作，可加直擦督脉，以透热为度；再按揉膻中、中府、云门、内关穴，每穴 1 分钟。

3）伴胃脘隐痛，喜温喜按，可加按揉中脘、足三里、胃俞穴，再轻抹上腹部，以透热为度。

四、辅助调理方案

1. 艾灸

下腹部艾灸可取关元穴和气海穴行隔姜灸（见图 4-17）或者隔附子饼灸，灸至 5 壮，以下腹温热为度。艾灸后背腰骶部，以热透前腹为佳。阳虚重者，可行督脉灸，大补阳气。下肢艾灸以足三里、阴陵泉、三阴交、涌泉穴为主，时间为 30 分钟。每年"三伏"和"三九"可做天灸穴位贴敷疗法。

2. 食疗

应以温补脾肾阳气为主。肾阳为一身阳气之本,"肾阳为根,脾阳为继",宜适当多吃些温阳壮阳的食物,如羊肉、猪肚、鸡肉、带鱼、狗肉、麻雀肉、虾、核桃、栗子、韭菜等。平时应少吃生冷黏腻之品,即使在盛夏也不要过食寒凉之品。

3. 运动

(1) 肾藏元阳,阳虚质当培补肾阳。"五禽戏"中的虎戏有益肾阳、强腰骨的作用,可常锻炼。

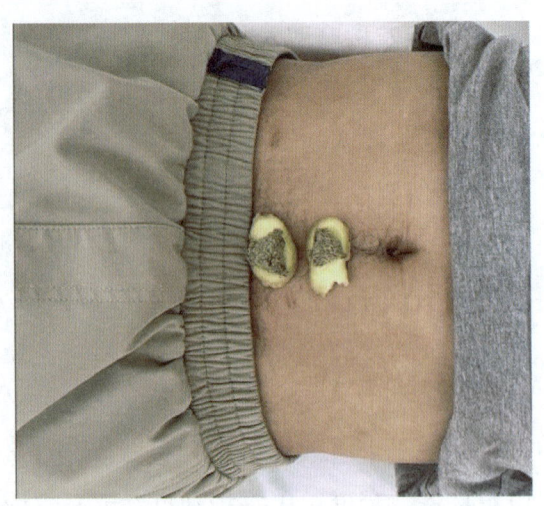

图 4-17　隔姜灸关元穴、气海穴

(2) 锻炼时应注意保暖避寒。可在春夏季阳光充足的上午进行户外运动,不宜在阴冷天气或潮湿环境运动,一般不宜游泳。

(3) 运动量不能过大,尤其注意不可大量出汗,以防汗出伤阳。

(4) 可进行适当的短距离跑步和跳跃运动(如跳绳等),以振奋阳气、促进阳气的生发和流通。

五、注意事项

1. 秋冬季节要适当暖衣温食以养护阳气,尤其要注意腰部和下肢的保暖。

2. 夏季暑热多汗,也易导致阳气外泄,应尽量避免强力劳作,大汗伤阳,也不可恣意贪凉饮冷。

3. 在阳光充足的情况下适当进行户外活动,不可在阴暗潮湿、寒冷的环境下长期工作和生活。

学习单元 4　阴虚体质的保健方案

一、患病倾向

多由先天不足或久病伤阴所致。易患咳嗽、糖尿病、发热等病证。

二、保健原则

滋阴降火。着重于滋阴补肾，亦可从小肠经入手（大肠主津小肠主液，完骨治消渴），同时改善后天生活方式等。

三、保健按摩方案

1. 保健按摩手法

滚法、擦法、按揉法、搓法等。

2. 保健按摩取穴与部位

肝俞、胆俞、肾俞、章门、期门、阴陵泉、太冲、行间、太溪、涌泉等穴。

3. 保健按摩操作

（1）受术者取仰卧位，按摩师以按揉法按揉章门、期门、阴陵泉、胆囊、太冲、行间穴，每穴1分钟；再以擦法掌擦胁肋部，以透热为度。

（2）继上势，按摩师用指按法点按曲池、足三里、三阴交、太溪穴，每穴1分钟；再以擦法擦涌泉穴，以透热为度，引火归元。

（3）受术者取俯卧位，按摩师用滚法、按揉法在受术者背部操作，以膈俞、肝俞、胆俞、脾俞、胃俞、阿是穴为重点，时间为5分钟，再以擦法横擦膈俞、胆俞、肝俞穴，以透热为度。

（4）加减情况

1）伴有咳嗽、干咳无痰，可加一指禅推中府、云门、膻中穴，在两大腿内侧做搓法，并拿捏三阴交穴，时间为3~5分钟。

2）伴有头痛、心烦易怒，可加头部推桥弓，每侧约30次，扫散头部胆经，按揉角孙、太冲、行间穴，每穴1分钟。

3）伴有小便频多、口干舌燥、皮肤干燥，可加点按胰俞、肾俞、膀胱俞穴，再以小鱼际擦八髎穴，以透热为度。

四、辅助调理方案

1. 艾灸

可适当艾灸涌泉穴和太溪穴，引火归元。

2. 拔罐、刮痧

上焦虚热明显者，可在背部膀胱经行轻手法治疗，着重在心俞、膈俞、肝俞、胆俞等穴，清虚热。

3. 食疗

宜清淡，少吃肥腻厚味、燥烈之品。常食用如糯米、绿豆、豆腐、甘蔗、桃子、银耳、蔬菜、水果、乌贼、龟、鳖、海参、鲍鱼、牛奶、牡蛎、蛤蜊、海蜇、鸭肉、猪皮、芝麻、百合等甘凉滋润之品。

4. 运动

（1）运动时避免出汗过多，及时补充水分。

（2）太极拳、八段锦、内养操等动静结合的运动较为适宜，着重咽津功法。

（3）气功可练"六字诀"中的"嘘"字功，方法为：呼气念嘘字，足大趾轻轻点地，随即放开。两手由肝经之急脉穴处起，手背相对向上提，经章门穴、期门穴上升入肺经之中府穴、云门穴，两臂如鸟张翼向上、向左右展开，手心向上；两眼反视内照，随呼气之势尽力瞪圆。呼气尽，吸气时屈臂，两手经面前、胸前下转为拇指尖相对，其余四指指尖向下顺腹前按摩徐徐而下，垂于体侧。双手重叠，覆于下丹田，稍事休息，再做第二遍。

（4）皮肤干燥甚者，可多游泳，不宜洗桑拿。

五、注意事项

1. 节制房事，戒烟酒。

2. 注意避暑，避免在高温酷暑下工作。

3. 规律作息，应早睡早起，尽量午休，避免熬夜和剧烈运动。

学习单元 5 痰湿体质的保健方案

一、患病倾向

多由先天遗传，或后天过食肥甘，或缺乏体育锻炼所致。易患糖尿病、中风、眩晕、咳喘、痛风、高血压、高血脂、冠心病等病证。

二、保健原则

除湿化痰。痰湿体质的病情常常缠绵黏滞、趋于复杂化，因此需要遵循三分治、七分养的原则，建立良好的生活习惯、适当调节情绪，如戒烟戒酒、早睡早起、形成规律的运动习惯等。

三、保健按摩方案

1. 保健按摩手法

一指禅推法、摩法、按揉法、搓法、振法、擦法等。

2. 保健按摩取穴与部位

中脘、天枢、气海、足三里、丰隆、阴陵泉、脾俞、胃俞、肺俞等穴。

3. 保健按摩操作

操作技能

（1）受术者取仰卧位，按摩师坐于受术者右侧，以一指禅推法、摩法在腹部治疗，使热量渗透于全腹；再按揉中脘、天枢、气海穴，时间约为 10 分钟。

（2）继上势，按摩师坐于受术者身侧，拇指点按合谷、足三里、丰隆、阴陵泉穴各 1 分钟，以局部穴位酸胀为度。

（3）受术者取俯卧位，按摩师站立于受术者身侧，以一指禅推法从大杼穴往下推至膀胱俞穴（见图 4-18），来回 3 遍，以皮肤潮红为度；沿督脉从下至上进行捏脊，操作 5 遍，再点按脾俞、胃俞、肾俞穴，加强刺激。

（4）加减情况

1）伴有胁肋胀痛、咽中如物梗阻等症状，可用双手相对搓摩受术者两侧胁肋部，以透热为度；再按揉章门、期门、天突、太冲穴，以酸胀为度。

2）伴有心胸室闷痛、心悸、气短喘促等症状，可用分推法施于膻中穴5～10次，再以掌擦胸部，点按内关、郄门、心俞、膈俞穴，每穴1分钟。

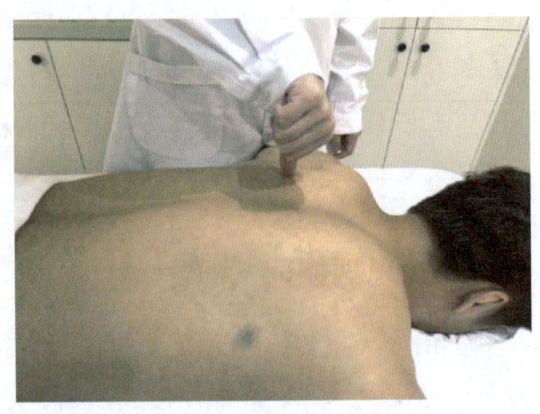

图 4-18　一指禅推膀胱经

3）伴有小便不利、浑浊不清、上有浮油如脂，可加按揉中极、肾俞、膀胱俞穴；横擦腰骶部，以发热为度。

四、辅助调理方案

1. 艾灸

腹部艾灸取中脘、天枢、大横、水道等穴，下肢艾灸取足三里、丰隆、阴陵泉等穴，背部艾灸取脾俞、胃俞穴。伴有大便稀烂症状，可加上巨虚穴和下巨虚穴。

2. 拔罐

腹部可在中脘、天枢、水道等穴行闪罐治疗，沿背部膀胱经行走罐（见图4-19）治疗，脾俞、胃俞穴可行留罐治疗，时间为5～10分钟。

3. 刮痧

腹型肥胖可着重在带脉部位、背部膀胱经部位进行刮痧，力度中等，以出痧为度，同时可加双小腿脾经、胃经部位刮痧（见图4-20）。

4. 食疗

（1）痰湿体质者在饮食上，既要科学合理摄取营养，又要充分注意饮食之禁忌，可以配合药膳调养体质。

（2）饮食应以清淡为主，少食甜腻。甜腻油脂食物易于生痰助湿。

（3）可适当食用能够宣肺、健脾、益肾、化湿、通利三焦的食物，如赤小豆、扁豆、萝卜、荸荠、洋葱、冬瓜、紫菜、海带、海蜇、枇杷叶等。

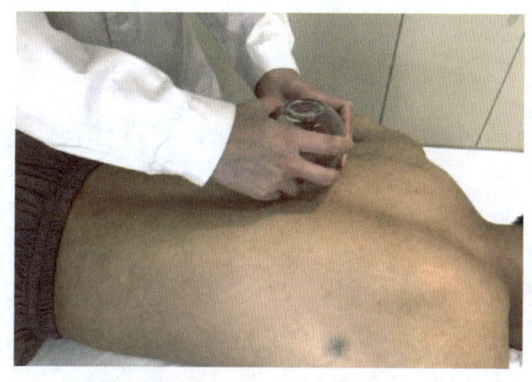
图4-19 膀胱经走罐

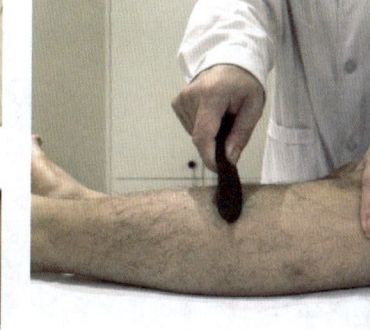
图4-20 胃经部位刮痧

5. 运动

（1）痰湿体质者，形体多肥胖，身重易倦，故应根据身体的具体情况循序渐进、长期坚持运动锻炼，应选择较长时间的有氧运动，如散步、慢跑、乒乓球、羽毛球、网球、游泳、太极拳等。运动时应注意运动节奏。

（2）运动环境要温暖宜人，不要在烈日下做运动。若可能的话，运动时间可选择在下午2:00—4:00，因为此时阳气极盛，宜于促进人体的新陈代谢。

五、注意事项

1. 适当增加社会活动，培养广泛兴趣，合理安排休闲、度假活动，以舒畅情志，调畅气血，改善体质，增进健康。

2. 在湿冷气候下，要减少户外活动，避免受寒淋雨，以免诱发痰湿证，此外，应保持居室干燥。

学习单元6　湿热体质的保健方案

一、患病倾向

因先天禀赋或久居湿地、喜食肥甘或长期饮酒、湿热内蕴而致。易患疮疖、黄疸、火热等病证。

二、保健原则

清热除湿。应着重于调理气机和清热祛湿并举，关注肝胆经、肠胃经为主，其次辅以生活习惯改善和情志引导。

三、保健按摩方案

1. 保健按摩手法

一指禅推法、擦法、按法、搓法、振法、揉法、拿法、摩法、捏脊法等。

2. 保健按摩取穴与部位

中脘、天枢、足三里、丰隆、阴陵泉、三阴交等穴。

3. 保健按摩操作

（1）受术者取仰卧位，按摩师坐于受术者身侧，以全掌顺时针按揉腹部5分钟；点按腹部中脘、天枢、大横、水道穴，每穴1分钟。

（2）继上势，按摩师坐于受术者身侧，以拇指点按内关（见图4-21）、合谷、足三里、丰隆、阴陵泉、内庭穴，每穴1分钟，以局部穴位酸胀为度。

（3）受术者取俯卧位，按摩师站立于受术者头侧，以全掌下推膀胱经第一、第二侧线，来回5~10遍，以局部皮肤微微潮红为度；拇指或肘尖点按脾俞（见图4-22）、胃俞、大肠俞穴，以局部穴位酸胀为度。

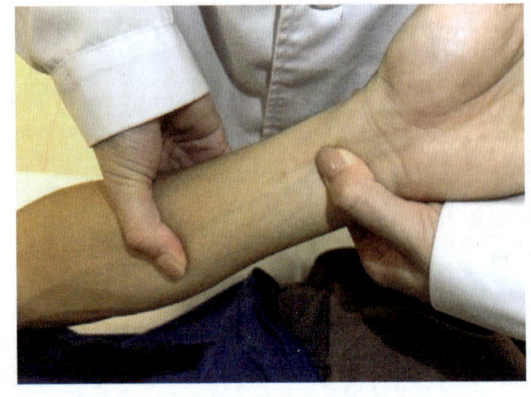

图4-21　点按内关穴

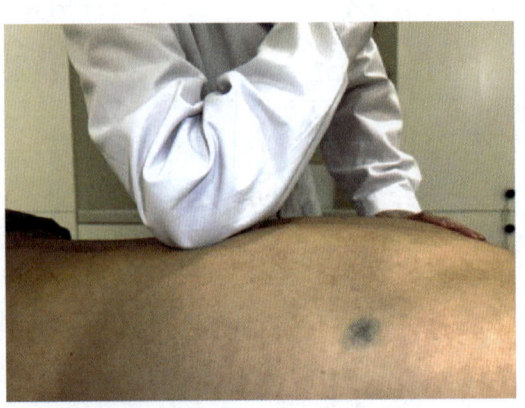

图4-22　肘尖点按脾俞穴

（4）加减情况

1）伴有心烦失眠、头重眩晕等症状，可加一指禅推法推坎宫，以拇指开天门，点按太阳穴。点按心俞、肝俞、神门穴，每穴1分钟。

2）伴有胁肋闷痛，口苦，肤色黄，可加按揉中脘、中极、三阴交穴，横擦膈俞、肝俞、胆俞穴，以透热为度。

3）伴有小便不利、颜色黄赤、灼热刺痛等症状，可加按揉法以拇指按揉髀关、委阳、行间、中极、膀胱俞穴，每穴1分钟。横擦八髎穴，以透热为度。

4）伴有关节红、肿、热、痛等症状，小关节可用一指禅推法或按揉法推或按揉病变部位周围穴位，手法宜轻，以酸胀为度，时间为5~7分钟。大关节可采用㨰法、按法进行治疗，被动活动幅度由小到大，动作缓和，以受术者耐受为度。

四、辅助调理方案

1. 拔罐

取腹部中脘、天枢穴行留罐治疗5~10分钟；背部膀胱经行走罐或闪罐治疗，以出痧为度；取脾俞、胃俞、大肠俞穴行留罐治疗5~10分钟。

2. 刮痧

取背部膀胱经、双小腿脾经、胃经部位刮痧，力度中等，以出痧为度。

3. 食疗

（1）宜食用清利化湿之品，如薏苡仁、莲子、茯苓、绿豆、冬瓜、丝瓜、苦瓜、西瓜、白菜、芹菜、鸭肉、鲫鱼等。

（2）少食辛辣燥烈、大热大补之品，如辣椒、生姜、大蒜、胡椒、狗肉、羊肉、酒等。

4. 运动

（1）适合做大强度、大运动量的锻炼，如中长跑、游泳、爬山、各种球类、武术等。这样可以消耗体内多余的热量，排泄多余的水分，达到清热除湿的目的。

（2）运动时应避开暑热环境。秋高气爽，登高而呼，有助于调理脾胃，清热化湿。

五、注意事项

1. 盛夏是暑湿较重的季节，应减少户外活动的时间。

2. 不要长期熬夜或过度疲劳，要保持二便通畅，防止湿热郁聚。

3. 注意个人卫生，预防皮肤病。

学习单元 7　血瘀体质的保健方案

一、患病倾向

多由先天禀赋或后天损伤、忧郁气滞、久病入络所致。易患肿瘤、中风、冠心病等病证。

二、保健原则

活血化瘀。宜与行气并重，根据体质形成诱因还可适当补足阳气，以助瘀血祛除。

三、保健按摩方案

1. 保健按摩手法

一指禅推法、摩法、按揉法、搓法、擦法等。

2. 保健按摩取穴与部位

气海、关元、血海、三阴交、阴陵泉、涌泉、肝俞、脾俞、肾俞等穴。

3. 保健按摩操作

（1）受术者取仰卧位，按摩师坐于受术者身侧，顺时针摩腹 30 次。

（2）继上势，用掌揉法按揉腹部，以腹部温热为度。

（3）继上势，用按揉法按揉气海、关元、血海、三阴交穴，每穴 1 分钟。

（4）受术者取俯卧位，按摩师站于受术者身侧，点按肝俞、脾俞（见图 4-23）、肾俞穴，每穴 1 分钟。

（5）继上势，用掌推法或擦法按摩脊柱及腰骶部（见图4-24），以局部酸胀为度。

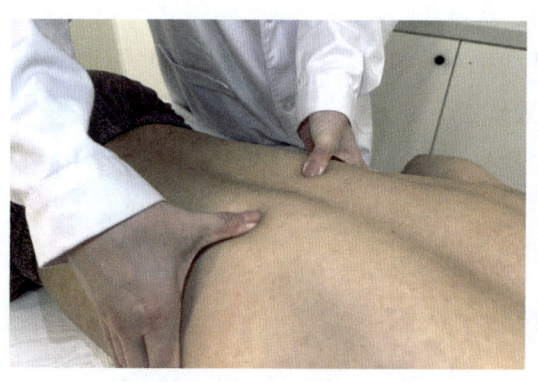
图4-23 点按脾俞穴

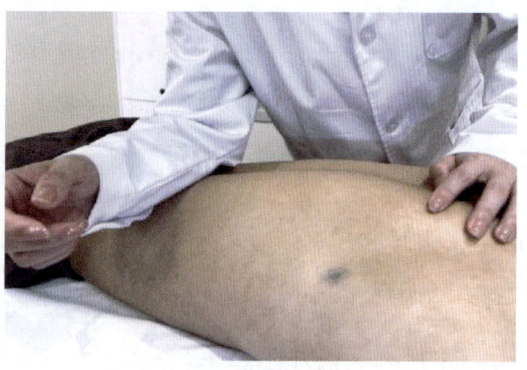
图4-24 擦腰骶部

（6）加减情况

1）伴有头痛、痛有定处，可加推抹前额、推抹太阳穴20遍，再按揉太阳、攒竹、鱼腰、阿是穴及前额和头侧胆经。

2）伴有心胸疼痛、痛如针刺，可加点按心俞、厥阴俞、膈俞穴，再按揉大包穴和京门穴各1分钟，掌擦胁肋部。

3）伴小便热涩刺痛，偏实证者可加一指禅推法推膈俞、血海、阳陵泉穴各1分钟。偏虚症者可加按揉三焦俞穴1分钟，再用擦法治疗涌泉穴。

四、辅助调理方案

1. 艾灸

背部艾灸取心俞、膈俞、肝俞、脾俞等穴，下肢艾灸取血海、阴陵泉、地机等穴，每次选取2~3组穴位，时间为10~15分钟。

2. 拔罐

局部瘀堵可行走罐治疗。瘀痹日久可在局部行刺络拔罐法，加留罐血海穴和膈俞穴。

3. 刮痧

局部酸痛不适，可在局部刮痧治疗。

4. 食疗

（1）应多选用有活血、散结、行气、疏肝解郁功效的食物，如黑木耳、海藻、黑豆、山楂、香菇、木瓜、红糖、茄子、醋、玫瑰花、绿茶等。

（2）对非饮酒禁忌者，适量饮用葡萄酒，对促进血液循环有益。

5. 运动

（1）可选择有益于促进气血运行的运动项目，如步行健身法、健身操、太极拳、太极剑、五禽戏、舞蹈等，坚持经常锻炼。

（2）血瘀体质者心血管功能较弱，不宜做大强度、大负荷的运动，适合中小负荷、多次数的锻炼。

（3）运动时要特别注意身体的感受，如出现胸闷或绞痛、呼吸困难、特别疲劳、恶心、头晕、头痛、关节疼痛、两腿无力行走困难、脉搏显著加快等情况，应停止运动，前往医院进行检查。

五、注意事项

1. 应培养乐观愉快的情绪，精神愉快则气血和畅。
2. 作息时间宜有规律，保持充足的睡眠。但不可过于安逸，以免气机郁滞而致血行不畅。

学习单元8　气郁体质的保健方案

一、患病倾向

多由情志不舒、气机郁滞所致。易患失眠、抑郁症、神经官能症等病证。

二、保健原则

舒肝行气，开其郁结。着重思想疏导和转移注意力等，应以鼓励为主。运动方面可选择瑜伽、体操等舒展类运动项目，以条达肝气。

三、保健按摩方案

1. 保健按摩手法

推法、按法、揉法、拿法、摩法等。

2. 保健按摩取穴与部位

印堂、太阳、神庭、风池、百会、肩井、内关、神门、足三里、太冲，膀胱经、腹部等。

3. 保健按摩操作

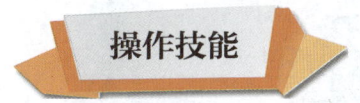

（1）受术者仰卧位，按摩师坐于其头正后方，以双手拇指从印堂穴沿眉弓分推至太阳穴 5 遍；再从印堂穴下推至神庭穴 5 遍。然后双手五指分开，拿揉头部两侧，以受术者头侧有胀感为度；拇指沿神庭穴点按至百会穴，来回 5 遍。再用五指拿五经 5 遍，最后拿捏风池穴和肩井穴（见图 4-25）。

（2）按摩师坐于受术者身侧，在腹部以顺时针方向摩腹，以腹部温热为度。再以拇指点按内关、神门、合谷、太冲穴，每穴 1 分钟。

（3）受术者取俯卧位，按摩师站立于受术者身侧。以掌揉法快速按揉胁肋部（见图 4-26），从腋下至第 10 肋下缘，每侧 10 遍，以局部酸胀感为度。

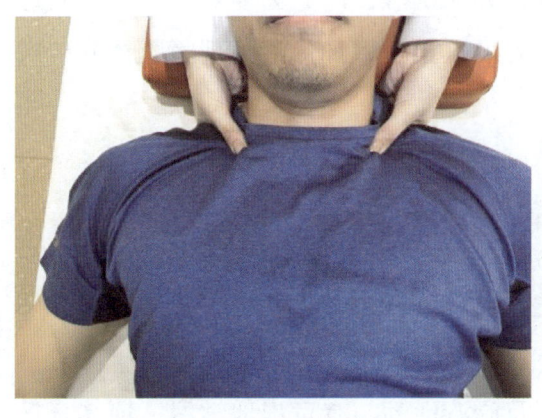

图 4-25 拿揉肩井穴

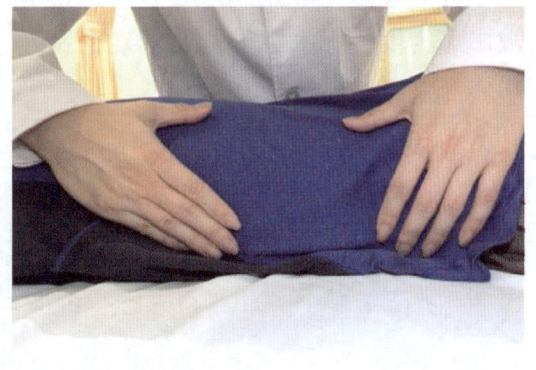

图 4-26 掌揉胁肋部

（4）沿足太阳膀胱经两侧推背 3～5 遍（见图 4-27），并点按肝俞穴、胆俞穴各 1 分钟。

（5）加减情况

1）伴有胃脘胀痛，痛连两胁等症状，可加用一指禅推膻中、章门、期门穴，时间为 5 分钟。

2）伴有面瘫症状，可加阳白、四白、睛明穴，往返操作5~6遍，按揉迎香、风池、外关、合谷穴各1分钟。

3）伴有郁怒过后，小便滞涩、淋沥不畅等症状，可加用一指禅推法推腰骶部肾俞穴、膀胱俞穴，每穴1分钟，用拇指按揉法按揉肾俞、膀胱俞和中极穴，再用掌擦法在腰骶部八髎穴进行治疗。

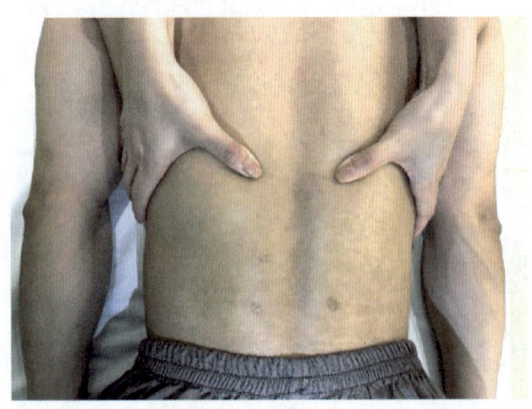

图4-27 推膀胱经

四、辅助调理方案

1. 拔罐

取背部膀胱经第一、第二侧线行走罐或闪罐治疗，以背部轻微出痧为度。取心俞、肝俞、胆俞穴行留罐治疗，时间为5~10分钟。

2. 刮痧

可取胁肋部肝胆经，沿肋骨柄向肋骨尖方向刮痧，注意力度轻缓，以皮肤轻微出痧为度，沿大腿外侧胆经走向刮痧，力度可稍有增加；沿背部膀胱经肝俞穴至胃俞穴局部刮痧，力度中等。

3. 食疗

（1）可少量饮酒，以活动血脉，提高情绪。

（2）多食一些能行气的食物，如山楂、槟榔、玫瑰花、海藻、高粱、蘑菇、柑橘、荞麦、萝卜、洋葱、大蒜、苦瓜、丝瓜、刀豆等。

4. 运动

（1）尽量参加户外运动，如体育锻炼及旅游活动，有意识地学习一项体育运动，定时练习，提高乐趣。

（2）可坚持较大运动量的锻炼，如跑步、登山、打球、游泳等。

（3）气功方面，以强壮功、保健功、动桩功为宜，着重锻炼呼吐纳功法，以开导郁滞，可练"六字诀"中的"嘘"字功，以舒畅肝气。

五、注意事项

1. 气郁体质按摩手法宜轻柔。
2. 鼓励受术者多参加户外体育锻炼，疏发郁滞之气。
3. 注重受术者精神状态，配合心理疏导，解除思想顾虑，建立医患间信任。

学习单元 9　特禀质的保健方案

一、患病倾向

因先天禀赋不足、遗传，或环境因素、药物因素等所致。易患过敏性鼻炎、过敏性皮炎、过敏性咳嗽、哮喘、荨麻疹等病证。

二、保健原则

调和阴阳。多关注原发疾病，并远离或者祛除发病诱因。减少压力，保持免疫系统稳定。

三、保健按摩方案

1. 保健按摩手法

一指禅推法、摩法、按揉法、搓法、揉法、捏脊等。

2. 保健按摩取穴与部位

中府、云门、肓俞、气海、关元、足三里、三阴交、阴陵泉、涌泉、肺俞、脾俞、肾俞等穴。

3. 保健按摩操作

（1）受术者取仰卧位，按摩师坐于受术者身侧，以一指禅推法推中府穴和云门穴；摩腹，顺时针摩腹 30 次，逆时针摩腹 30 次；点按腹部天枢、肓俞、气海、

关元穴，每穴1分钟。

（2）继上势，点按下肢足三里、三阴交、阴陵泉、涌泉穴，每穴1分钟。

（3）受术者取俯卧位，按摩师站立于受术者头侧，沿督脉从下至上进行捏脊（见图4-28），来回5遍；下推膀胱经，以皮肤潮红为度；再点按背俞、肺俞、脾俞、肾俞穴，以局部酸胀为度。

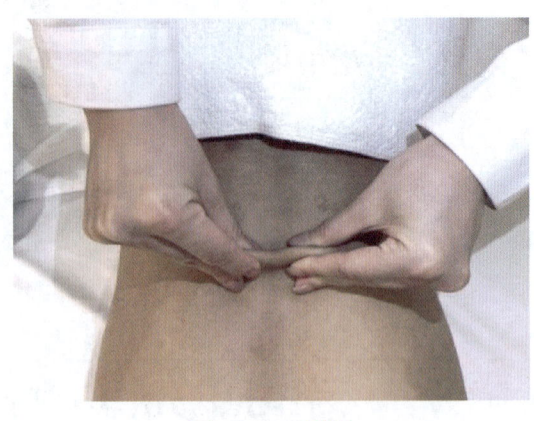

图4-28 捏脊

（4）加减情况

1）伴有过敏性鼻炎、打喷嚏、鼻塞流涕，可加按揉迎香、四白、印堂穴，每穴1分钟。

2）伴有过敏性咳嗽、哮喘，可加双掌分推胁肋部，自上而下反复操作5～6遍，以局部透热为度，再点按中府、天突、膻中穴，每穴1分钟。

3）伴有过敏性皮炎，应避免在患处进行手法操作，可加按揉肺俞、心俞、血海穴，以酸胀为度，每穴1分钟。

四、辅助调理方案

1. 艾灸

腹部艾灸取中脘、天枢、气海、关元等穴，背部取脾俞、胃俞、肾俞等穴，下肢取足三里、三阴交、涌泉等穴。每次选4～5组穴位进行悬灸，时间为30分钟。

伴有过敏性鼻炎可加印堂、风池穴；伴有过敏性咳嗽、哮喘可加天突、膻中、肺俞穴；伴有过敏性皮炎可加血海、膈俞穴。

2. 拔罐

腹部取中脘、天枢、气海、关元等穴行闪罐治疗，沿背部膀胱经行闪罐治疗。

3. 刮痧

取背部膀胱经进行刮痧，以轻微出痧为度。

4. 食疗

（1）饮食宜清淡、均衡，粗细搭配适当，荤素配伍合理。

（2）忌食各种致敏食物，减少发作的机会。如荞麦（含致敏物质荞麦荧光素）、蚕豆、牛肉、鹅肉、鱼、虾、蟹、酒、辣椒等。

（3）忌食生冷、辛辣、肥甘油腻之品。

5. 运动

（1）选择适合自己的运动项目。

（2）避免在春季或季节更替时长时间进行户外运动。

（3）气功可练中医"六字诀"中的"吹"字功，常练调养先天，培补肾精肾气。

五、注意事项

1. 保持室内清洁，居室应通风良好。

2. 过敏体质者要做好日常预防和保养工作，避免接触各种致敏性动植物。

3. 在季节更替时，注意防寒保暖。春季室外花粉较多，要减少户外活动或适当服用预防性药物。

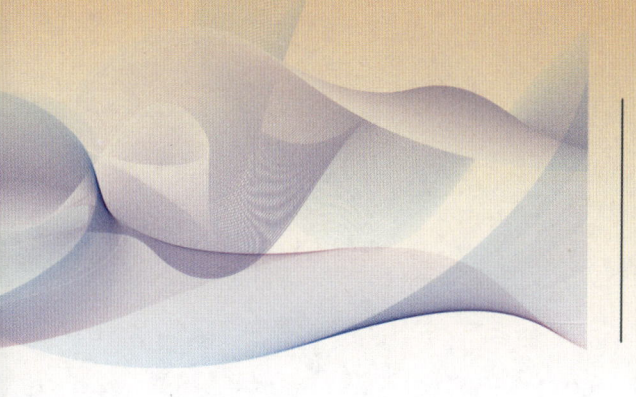

职业模块 5
培训与指导

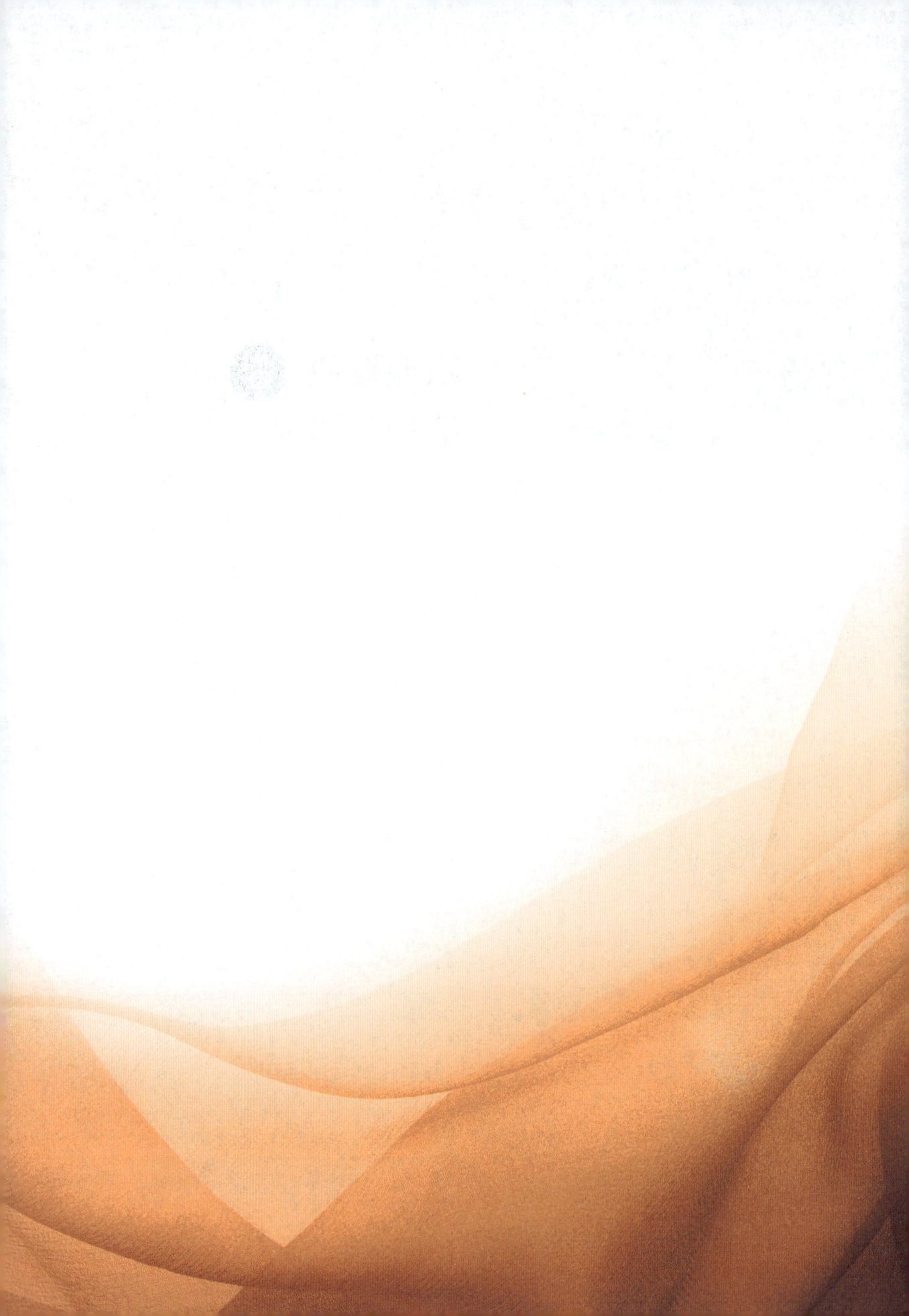

培训课程 1 专业培训

学习单元 1 制订培训计划和编写培训教案

一、培训计划与教案的概念

1. 培训计划

培训计划是具体化、对执行有实际指导意义的计划性文件。培训计划是从组织的战略出发,在全面、客观的培训需求分析基础上做出的对培训目标、培训内容、培训时间、培训地点、培训师资、培训对象、培训方式和培训费用等的预先设定。培训计划决定了整个培训的成功与否,一份规范、详细且实用的培训计划,可确保培训工作的顺利开展,提高培训的质量。

2. 教案

教案是培训师在授课前准备的教学方案,以课时或课题为单位,对教学目标、教材、教学对象进行分析,确定教学内容、重点、难点,对教学方式方法、教学练习过程等进行具体设计和安排的一种实用性教学文书。教案是培训师引领学员分析、探究、处理、整合知识信息的指导和组织方案,更是学员探求知识奥秘的学习策略。教案是保证教学取得成功,提高教学质量的基本条件。

二、培训计划与教案的特点

1. 培训计划的特点

培训计划可以是对某一个项目的培训计划,也可以是对某一个企业或某个人的培训计划。

某一个项目的培训计划是对培训活动的事先安排和应变处理,是保证培训工作顺利开展的关键。其表现方式应简单明了，培训目的明确。培训计划书的内容应尽可能详细，说明培训的具体实施过程和细节。培训计划要以实施为前提，不能回避计划中可能出现的问题，将可能出现的问题列出注意事项并阐述解决的方法，以保证计划的可操作性，并顺利开展培训。

而在对某一个企业或某个人制订培训计划时，则要注意其计划内容具有综合性、计划周期具有长期性、计划中的各要素具有原则性和概括性。

 小贴士

> 凡事预则立，不预则废。培训前，必须制订一份清晰的培训计划书，可帮助管理者、培训师、学员事先对培训的各个环节有一定了解，并提前做好相应的准备。

2. 教案的特点

每一节课的精心备课，都离不开教案。教案是教学实践活动的蓝图，直接影响教学效果。教案具有明确目的性、科学性、指导性、适用性的特点。以保健按摩师培训教案为例，其特点内容分析如下。

教案的明确目的性是指保健按摩师培训教案要针对保健按摩师岗位需求、学科特点、培训对象、培训目标进行分析，再明确每次培训课程的教学目标、教学内容、教学方法、教学活动等。

教案的科学性是指培训师在撰写教案时要认真贯彻保健按摩师国家职业标准，根据教材的内容，结合学生实际情况确定教学目标、重点、难点，设计教学过程，避免出现知识性错误。

教案的指导性是指导培训师将培训目标、培训任务、教学活动设想和计划采取的各种教学措施完整地反映在教案中，其作用是对课堂教学的总的导向、规划和组织。

教案的适用性是指教学内容要适应保健按摩师岗位需求，有实际应用价值，教学方法的选用、教学时间的分配应从实际出发，有具体明确的规定和安排，有极强的可操作性。

三、培训计划与教案的编写方法

培训计划与教案的编写是一个系统的工作，要综合考虑多方面因素，遵循科

学性、适用性、创新性、差异性等原则,还要考虑变化性,尽可能地突出可操作性。保健按摩师培训计划与教案的编写依据"因岗设人"的原则,先明确保健按摩师的工作职责与技能标准,分析培训需求,明确培训目标,再结合学员特点从实际情况出发进行精心设计。

1. 分析培训需求

培训需求指通过培训方式能解决的问题,即参训学员所需提升的能力及培训期望。通过培训需求分析明确培训原因、培训对象、培训内容等问题。培训需求分析具有很强的指导性,分析培训需求是设计培训计划与教案的前提条件。培训需求分析主要内容包括组织分析、任务分析和人员分析。

组织分析主要分析保健按摩行业发展概况,保健按摩机构的发展策略、技术革新、团队合作、对人力资源重要或关键的要求等,确定企业的人才需求,即培训原因问题。

任务分析主要分析保健按摩师岗位所应具备的素质、知识和技能标准,即培训内容问题。在分析过程中,需要了解保健按摩师的工作角色、工作过程、工作任务、任务的难点等,再确定从专业知识、工作技能、思维、观念与心理等哪些方面开展培训。

人员分析是分析哪些人参加培训,即培训对象问题。在培训前对参训学员的年龄、兴趣、受教育程度等进行系统的分析,了解其现有的知识结构、技能状况、心理认知特点、学习动机、兴趣点、学习方式方法、学习时间等。预见其在学习中可能存在的问题和遇到的困难,思考针对性教学策略,结合其兴趣并根据实际情况开展培训。

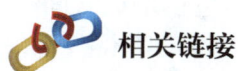 相关链接

培训需求调查

培训需求调查是为了寻找需求和便于理解需求而展开的工作。为了提高培训需求调查的有效性,需要遵循一定的调查原则与调查方法。

培训需求的调查原则包括确保一定的样本量,确保代表性;培训师本人参与,全方位开展调查,包括对学员、企业及行业的调查;注意保密与客观。

> 培训需求的调查方法有观察法、问卷调查法、访谈法、督导法、差距分析法等。

2. 明确培训目的和目标

培训目的是指期望通过培训活动达到的结果或境界，即培训能够解决哪些方面的问题、解决到哪种程度。保健按摩师培训的目的可以是获得保健按摩师所需的专业知识、技能、态度和经验，培训后可以从事保健按摩师相关工作；也可以是提升技术能力、提高素质、提高绩效，培训后能使工作质量和效率得到提高，从而提高个人业绩和企业效益，并实现个人的职业规划目标。

培训目标可以面向整个培训计划，也可以针对某一培训阶段或课时。培训目标必须是具体的、可量化的，是能够被参训学员理解并接受的，如通过初级保健按摩师培训后能考取初级保健按摩师证书。有了培训目标，受训学员才知道要做什么，培训师才能确定培训任务和具体内容，培训活动才会更加有效。所以，确定培训目标是培训必不可少的环节。

3. 确定培训方案

培训方案是对培训项目活动的安排，有较强的方向性、指导性。培训方案包括培训项目的基本情况、培训实施计划、培训前期准备工作、培训后期效果评估与跟进建议、培训费用、培训讲师介绍、相关问题的处理与解决办法。

培训项目的基本情况包括培训项目名称、培训目的与目标说明、培训对象的构成与分析。

培训实施计划是介绍培训的日程安排与教学大纲，主要内容包括培训时间与地点、培训课程内容及培训讲师安排、培训方法简述、培训管理等。

培训前期准备工作主要是对培训场地、器材和培训资源等细节性工作的说明，主要内容包括培训地点与培训场地的基本要求、培训使用器材与使用说明、培训使用资源说明等。

培训后期效果评估与跟进建议主要是介绍评估方法和指标。

培训费用主要是对培训费用及缴纳方式等进行说明。

培训讲师介绍主要是对讲师的工作经验、培训经历、培训课题等进行简要介绍。

相关问题的处理与解决办法主要介绍在培训过程中的注意事项、可能遇到的问题及相应的处理措施。

4. 制订教学大纲、培训课程计划及教案草案

在培训方案确定后，即可着手制订教学大纲、培训课程计划及教案的草案。

教学大纲是根据培训主题、培训目的和目标而制订的，以纲要形式规定培训教学内容、培训方式的文件。内容包括教学基本信息、目的和目标、教学任务、教学内容、教学方法、考核内容、学习资源、教学进度、师资情况、教学条件要求等。教学大纲是培训师进行教学的主要依据，也是检查和评定参训人员成绩、衡量培训师教学质量的重要标准。有助于支持参训学员学习，帮助培训师进行教学，提高教学效果。

培训授课计划是培训教学活动的整体规划，根据培训目的和目标，对培训教学内容总的方向和总的结构等作出全面安排，将教学顺序、教学时数、考核时间以及各种活动等生成具体的教学进程表。

教案是教师实施教学活动的具体方案，主要包括教学目标、教材及学情分析、教学内容及重难点、教学方法、教学过程设计等。教案决定教学的整体安排，必须经深思熟虑后撰写。教案没有统一规定的格式，具体写法和繁简程度因人而异，可以是文字式、表格式、程序式、图文式等，通常是几种形式穿插使用的综合式。教案只是对培训的预测，在实际应用中需要根据培训课堂实际情况进行灵活调整。

四、制订培训计划与教案的流程

1. 信息采集

信息采集即培训需求调查，应从企业战略、外部环境、职能部门与受训对象四个方面开展。企业战略方面主要采集的信息有保健按摩机构是否考虑人才与知识的储备，是否考虑培训在企业发展中的作用，年度经营计划及年度人力资源计划等。外部环境方面主要采集保健按摩行业环境，竞争对手，替代品，客户构成等对培训产生的需求。职能部门方面需采集的信息包括本部门任务，本部门目前实际水平与所需技能的差距，本部门年度培训效果及培训期望等。受训对象方面需要采集的信息内容应包括受训学员的基本情况，工作角色，工作过程，工作任务，工作难题，目前具备的知识、技能和态度，职业发展等。

信息采集要全面、客观，可选择面谈法、问卷调查法、工作任务分析法、重点团队分析法、观察法等方法采集信息。

2. 培训计划与教案编写

编写培训计划应从培训需求分析开始,通过对上述四个方面采集的信息进行培训环境,受训人员的基本情况,受训人员的知识、技能和态度的分析,确定培训需求范围和培训目标,便可着手编写周详的培训计划与教案了。

3. 反馈修订

在培训过程中及培训结束后,要对受训学员和本次培训进行评估。通过访谈、座谈会、问卷调查、核心小组讨论、培训项目课后作业等形式,了解培训效果及存在的问题。反馈信息可为以后的培训提供分析、修订依据,通过总结经验教训、改进培训计划与教案,加强培训效果,提高效率。

五、培训计划的内容

培训计划对培训起指导作用,一份详细完整的培训计划主要包括以下内容(见表 5-1)。

表 5-1 中级保健按摩师(脊柱按摩师方向)培训计划表

项目名称	中级保健按摩师(脊柱按摩师方向)
必要性 (需求分析)	×××××
培训对象 及特点	1. 培训对象 (1)已取得初级保健按摩师技能等级证书,并具有保健按摩师或相关工作经验2年(含)以上 (2)累计从事保健按摩师或相关工作(如保健调理师、美容师、芳香保健师、健康管理师等)4年(含)以上 (3)取得本专业或相关专业(如中医康复技术、针灸推拿、中医学、中医养生保健、康复医学、健康管理等)毕业证书(含在校应届毕业生) 2. 培训对象的特点 (1)具有一定的中医基础理论和技能操作能力 (2)对中国传统医学有一定兴趣
培训目的	1. 提高理论知识水平。 2. 提升技能操作能力。 3. 考取中级保健按摩师技能等级证书
培训时间	××××年××月××日
培训地点	×××××
培训方式	线上+线下,理实一体化
培训费用	××××元

续表

培训内容	1. 基础理论： 职业道德，脊柱相关知识，正常人体学知识，中医学基础知识，经络和腧穴基础知识，按摩学基础，按摩精油相关知识，心理学基础知识，相关法律、法规常识 2. 技能操作： （1）按摩前工作，包括接待、咨询、操作间准备 （2）全身按摩，包括食欲不振按摩、胸闷按摩、头部不适按摩、颈肩部酸沉按摩、四肢酸沉按摩、焦虑紧张按摩、睡眠不佳按摩、记忆力减退按摩、经络精油按摩 （3）脊柱按摩，包括俯、仰卧位脊柱按摩，坐位脊柱按摩 （4）按摩后工作，包括按摩后服务、整理操作间
培训使用资源	教材：××× 数字化资源：××× 网络教学平台：×××
培训师资	具有本职业高级及以上职业资格或中医类中级及以上职称；具有推拿实践及教学工作3年及以上经验；具有扎实的中医推拿相关理论功底和实践能力；具有较强的信息化教学能力
考核结业	本项目培训考核与评价采用形成性评价和终结性考核相结合的评价方式，其中形成性评价占比为60%，终结性考核占比为40%。形成性评价包括阶段性考核成绩（60%）、课堂表现（含学习态度、考勤、课堂参与情况等）（20%）、作业完成情况（20%）等。终结性考核包括理论考试（50%）和技能实操（50%）。本项目以百分制考评，成绩达60分（含）以上为合格

1. 分析需求

培训可以是为了应对出现的问题而采取的措施，也可以是为了业务的开展、人才的培养或管理的需要而提出的有前瞻性的行动。培训作为积极应对问题的措施时，需要通过对企业人才需求结构的分析来确定培训的目标，通过对个体绩效的分析来确定需要培训的人员，通过对岗位工作的分析来确定培训的内容结构。

2. 培训目的

培训目的分析了开展培训的原因，明确了培训的目标，提供培训的努力方向，并且为评价培训结果是否成功奠定基础。

3. 培训对象

不同的受训对象，有不同的学习特点、学习方法、学习习惯、学习兴趣，有不同的知识、技能、认知基础。因此，需要根据不同的受训对象，设计不同的教学方法和学法指导。

4. 培训内容

保健按摩师培训的主要内容是保健按摩师岗位的业务知识和实际操作能力，

一般分基本素质培训、职业知识培训、专业知识培训、专业技能培训、社会实践培训。基本素质包括保健按摩师职业道德与素质修养、相关法律法规知识、心理学相关知识等。职业知识包括职业基础知识（如正常人体学、中医学、经络腧穴等）、职业指导、劳动安全与保护知识、社会保险知识等。专业知识是指专业理论知识，如按摩学基础知识、反射区按摩相关知识、脊柱按摩相关知识、按摩精油相关知识等。专业技能主要包括技能操作和专业实习。社会实践包括各种社会公益活动、义务劳动、参观学习等。培训内容的重点不是培训讲师教什么，而是受训学员需要学什么。

5. 培训师资

保健按摩师培训的讲师一般要求是专兼职教师或经验丰富的管理者、技师、相关专家等。其中，专业实习及社会实践模块可以请有工作经验的同事或领导作为指导教师。

6. 培训方式

按摩师的培训可以是集中培训或分散培训，常用的培训方式有讲座式培训、研讨式培训、专题学习、在岗辅导、学习沙龙、脱产培训等。

7. 培训时间与地点

培训时间方面，培训内容较为复杂的，一般需要进行集中培训，时间相对较长；专题报告形式的培训，时间一般为半天到一天；以提高岗位技能为目的的培训最好是分阶段进行。

培训地点方面，针对个人的岗位技能培训，培训地点安排在工作现场较合适；其他的培训既可安排在工作现场也可安排在教室、实训室、实验室等。

8. 培训费用

培训中可能产生的费用涉及培训前期工作、培训准备工作、培训实施及培训后的工作，具体费用项目包括培训需求调查费、培训课程开发费、培训方案制作费、培训人员调查费、场地与器材费、教学资源费、培训师资费、学员费用、培训评估费等。项目培训费用也可分成几块计算，如课酬费、教学资料、管理费等，再将各部门直接费用加在一起，简单并易于操作。进行培训费用预算时需注意包含所有的费用项目，并预留必要费用用于突发性事件的应急处理。

9. 考核结业

考核结业是对受训学员培训效果的一种评估，其内容包括考核方式和考核标准。考核可采用现场观察、小组讨论、技能考核、理论测试等方式，可以是单一的考核方式也可以是多种考核方式结合的形式。

六、教案的内容

教案的内容是经过周密思考、精心设计后对每个课题或每个课时教学内容、教学步骤及教学环节安排、教学方法与手段的选择、教学活动与板书的设计、教具的应用等的确定。教案体现着很强的计划性,虽没有统一的格式,但一份完整的教案主要包括以下内容(见表5-2)。

表5-2 教案

授课教师:×××　　　　　　　　　　　编写日期:××××年××月××日

课程标题	坐位脊柱按摩		授课对象	×××	授课班级	×××
授课时间	××××年××月××日		授课地点	×××	授课学时	2学时
教学分析与应用							
教学目标	知识目标		1. 掌握坐位脊柱按摩的操作步骤。 2. 掌握拔伸法的操作要领及注意事项。 3. 掌握提胸过伸法的操作要领及注意事项			
	能力目标		能进行俯卧位、仰卧位和坐位脊柱保健按摩操作			
	素质目标		1. 培养操作时充分沟通、相互合作的习惯。 2. 培养认真细致、仁爱、勤奋刻苦、精益求精的工匠精神			
学情分析	中医思维、基础理论较弱,有一定的文字理解能力。有动手的兴趣,但动手操作能力较弱					
教学重难点	1. 教学重点:俯卧位、仰卧位及坐位脊柱保健按摩操作。 2. 教学难点:拔伸法、提胸过伸法的实际操作					
教学策略	以学生为中心,以技术应用和岗位能力培养为主线,以岗位任务为驱动。采用线上线下混合教学、工学结合——加强实训,分课前、课中、课后共8个环节,教学做统一,即做中教、做中学、学中做					
教学过程设计							
教学环节		教学内容	教学方法与手段	教师活动			学员活动
课前	课前准备	复习揉法、拿法、拨法、按法、推法、擦法、拍法的施术要领及注意事项	职培云平台、视频、检测法	在职培云平台发布学习资源、课前检验。检测学生对本实训操作的基础手法知识掌握程度,在线答疑			课前复习,并完成平台检测

续表

教学环节		教学内容	教学方法与手段	教师活动	学员活动
课中	引（5分钟）	脊柱保健按摩的适应证及注意事项	案例分析法、讨论法	1. 提前发布课堂签到。2. 展示本次课堂学习目标及案例。3. 讨论脊柱保健按摩的适应证及注意事项	课堂签到，阅读案例，针对问题进行思考和讨论
	演（15分钟）	俯卧位、仰卧位及坐位脊柱保健按摩操作	讲授法、演示法	边演示俯卧位、仰卧位及坐位脊柱保健按摩操作，边讲解操作要领及注意事项	观看培训师操作，录制视频，模仿操作
	练（40分钟）	实践练习俯卧位、仰卧位及坐位脊柱保健按摩操作	练习法、角色扮演法	巡视课堂，指导学生进行操作；纠正错误；体验手法	分组练习；指出搭档的手法错误或不足，提出问题
	检（15分钟）	检测俯卧位、仰卧位及坐位脊柱保健按摩操作手法	检测法	随机抽取4名学生进行操作	观摩，提问题，纠错
	结（5分钟）	俯卧位、仰卧位及坐位脊柱保健按摩操作总结	讲授法	总结俯卧位、仰卧位及坐位脊柱保健按摩操作方法及注意事项等	听课
课后	固	巩固练习俯卧位、仰卧位及坐位脊柱保健按摩操作	练习法、检测法	在职培云平台布置作业；在职培云平台批阅视频作业；协助开放实训室	练习俯卧位、仰卧位及坐位脊柱保健按摩操作，并录制视频提交作业
	拓	拓展应用	实践法	协助学员到养生馆等场所进行实践操作	参加实践操作
教学反思					

1. 能够理解拔伸法及提胸过伸法的操作要领，但在操作时需要反复练习才能熟练。
2. 课后的拓展应用需要在本操作熟练后进行，以减少宾客的不舒适感，提高满意度。
3. 线上资源的应用有利于学员的学习，破除了时间和地点的限制

1. 基本信息

基本信息包括课程标题、授课教师、授课时间、授课地点、授课学时、授课对象等。

2. 教学分析与应用

该部分包括教学目标、学情分析、教学内容、教学重点、教学难点、教学策

略。其中，教学目标一般应包括知识目标、能力目标、素质目标；学情分析主要是对学习者现有基础、学习特点、学习习惯及教材的分析；教学内容是指本次课程的主要教学内容；教学重点是本次课必须解决的关键性问题；教学难点是指学习本次课程时易产生困难和障碍的知识点与能力培养点；教学策略是为完成教学目标和适应学生认知需要而制定的教学程序计划和采取的教学实施措施。

3. 教学过程设计

教学过程是学习者与教学者共同实现教学目标的活动状态变换及其时间流程，广义的教学过程主要指课中学习，包括课前预习、课中学习和课后复习巩固。教学过程主要说明教学进行的内容、方法和步骤，包括教学环节、教学时间、教学内容、教学方法与手段、教师活动、学生活动及板书设计。

4. 教学反思

教学反思是指授课教师对本次课教后的个人感受、学生的收获、存在的问题及改进方法。科学的反思是总结经验教训，进一步提高教育教学水平的一种手段。

学习单元 2　业务培训

一、培训的相关知识

优秀的培训师需要具备过硬的专业能力、良好的表达能力和现场掌控能力，有了这些能力的配合才能使培训收到更好的效果。有保健按摩行业专业知识和工作经验，以及深厚的企业实践根基的培训师，所讲述的课程更能获得认同。培训教学有其自身的规律，培训师应能利用良好的表达能力将专业知识和技能呈现给学员，并且通过合适而新颖的培训方法和技巧调动学员的兴趣，引起共鸣，让所有学员跟着培训师的思路走，增强培训效果。

1. 培训语言的重要性

语言是人们用来互相交际、交流思想的一种工具或手段。培训语言是培训师在教学过程中用来向学员传递教学信息的符号系统，包括教学口语、书面语言和体态语言。培训语言是培训师把自己掌握的知识、技能和素质转化为学员所能理解的内容的重要条件和基本手段。

对于培训师而言，培训语言是其必备的能力。同一个项目，同样的内容，因为有了不同的语言表达方式，得到的效果往往会有所不同。优秀的培训师可用简短的语言将复杂的事情说清讲明，准确地传递培训信息，帮助学员全面理解和掌握培训内容。

2. 培训语言的特点、分类和提升技巧

（1）培训语言的特点。培训语言具有规范性、科学性、启发性、鼓励性、有趣性等特点。优秀的培训师在教学过程中，语言表达能做到准确精练、逻辑性强、生动形象、通俗易懂、抑扬顿挫、富有节奏感、富有启发性和感召力。

培训语言的规范性是指语音、词汇、语法、书写等方面的标准和典范。培训师在教学过程中需要使用普通，且要求发音标准、吐字清晰自然、音量控制得当、语速适中，此外，需注意语意的连贯性、逻辑性。

培训语言的科学性是指培训师所传授知识都是科学的、有理有据的知识，需要用准确的专业语言去讲解，体现培训语言的专业性、系统性、逻辑性和连贯性。如果使用似是而非、含糊不清的语言，会使学员似懂非懂，甚至出现错误理解。因此培训语言一定要准确，简明扼要。此外，培训师需站在学员的角度，用学员能听明白的方式讲专业术语，有针对性地实施培训。在教学过程中，培训师须依据教学内容顺序、逻辑体系，由简到繁，由易到难，循序渐进讲解分析，以利于学员接受和理解。

培训语言的启发性要求培训语言能充分调动学员学习的主动性、积极性、创造性，激发求知欲望，引导学员积极思考和自觉学习，以达到融会贯通、举一反三的效果。

培训语言的鼓励性是培训师通过肯定、称赞、表扬等各种方式来激发、鼓励学员不断进取的激励性语言。既可增进相互间的感情，还可以提高学习的积极主动性。用好鼓励性语言，将会达到一石激起千层浪的效果。

培训语言的有趣性要求培训语言须生动、幽默，能吸引学员的注意力，让学员沉浸在情境中，提高学习兴趣，保证培训效果。

（2）培训语言的分类。广义的培训语言有四种类型，包括以语音为信号的口语，以文字为信号的书面语，以眼神、手势、身姿为主的肢体语言及以教具为主的其他辅助语。四种培训语言相辅相成，常交叉或综合使用。口语是培训语言的主体；书面语在书面交流中使用，能使表达的意思更清晰、有条理；肢体语言是培训师塑造台上魅力的核心；其他辅助语，起到辅助培训的作用。

狭义的培训语言指教学口语，是培训师在课堂教学中围绕教学活动所运用的语言，是培训语言的主要形式。可细分为导语、提问语、讲课语等。

导语常用于课程的起始或问题的开始，俗称"开场白"。导语是正式培训和演讲中非常重要的一个环节，可以吸引学员的注意力，激发学员求知的欲望和兴致，并为培训定调。导语一定要和主题有联系，且新颖、生动、赋予情感，能引导学员进入预定的教学轨道。常用的导语形式有故事式、激发式、引经据典式、案例运用式、数据列举式、活动游戏式、实物展示式等。

提问语是培训师在培训过程中，根据实际情况和需求，以发问的形式促使学员通过思考钻研来加深对问题理解的一种手段。提问可集中学员注意力，得到学员的回应，同时掌握学员的学习动态。提问时注意问题要清楚且有启发性，不能太难，还要注意提问的顺序。

讲课语是培训师在教学过程中用自己理解的语言，系统而连贯地向学生传授知识和技能的教学语言形式，是最基本、最主要的语言表达形式。讲课语要求清楚、易懂、有吸引力。清楚，即培训师要讲清楚，学员能听清楚。易懂，就是学员明白培训师所讲内容的含义。吸引力，是指培训师必须让自己的授课充满魅力，从而吸引学员。

讲课语又可分为叙述语、描述语、评述语、解析语、论证语、抒发语、过渡语及结语。叙述语是用叙述的语言把教学内容介绍给学员，具有辅助讲解功能。描述语则需要培训师用生动形象的语言使学员产生身临其境的效果。评述语是培训师运用夹叙夹议的方法，使学员加深对内容的理解，评述语要客观、科学。解析语是运用解释分析的方法说明教材中概念、定义等的具体含义及其内涵和外延。论证语是培训师在教学过程中针对某具体问题，用论据、推论来证明论点的真实性、正确性。抒发语是培训师针对某些知识和现象发表个人的观点和情感。过渡语是为了使教学过程顺畅、完整所使用的连接两个不同内容、不同方式的教学环节所使用的语言。结语是培训师归纳总结所讲内容时使用的语言，结语包括总结语和小结语，有承上启下的作用，利于理解、巩固强化知识，并帮助学习者厘清思路。结语应准确、简洁，起到提纲挈领的作用。结语切忌简单重复、乏味而无新意。常用的结语形式有总括式、讲评式、歌谣式、布置任务式等。

（3）提升培训语言的技巧。语言的表达主要包括语音、语调、节奏、速度、响度、词汇、语法、动作等要素。在培训过程中培训师的语言表达常出现的问题有冗长、方言太重、含糊不清、口头禅、身体语言不当（如表情僵硬或太过丰富，眼神游离、迷茫、体态不佳等）。提升培训师语言表达能力的技巧如下。

1）化繁为简，避免冗长。减少修饰语及文字，或将一句冗长的话分开表达，每句话停顿一下，便于学员掌握。能用短语尽量不用句子，能用句子尽量不用段落，能用短句尽量不用长句。例如，"各位同学，大家好！首先请允许我做个自我介绍，我叫酷飞。"简化后："大家好，我叫酷飞。"这样简单明了即可。

2）运用声音技巧，避免吐字不清、没有力度、过于平实、太过单薄等。优美的声音清晰、有力、热情、悦耳。培训师声音的变化主要体现在快慢、轻重、高低和停顿上。培训语言应有节奏，长短结合、疏密相间、快慢相宜、抑扬顿挫。语调要富于变化，有变化才有美感，有声有色，才能增强感染力。

3）可使用口头语言艺术技巧，如修辞手法、幽默、悬念等。培训师传授知识的过程是语言艺术的运用，也是艺术的再创造。

修辞手法是通过修饰、调整语句，运用特定的表达形式以提高语言表达作用。常用的修辞手法有比喻、对比、排比、夸张、引用等。运用比喻手法描述不熟悉的、抽象的事物，可增强感性认识，使其便于理解和掌握。使用对比手法则给人更直观的效果，令人印象深刻。而连串的排比句则显得很有气势和力度，能产生很强的震撼效果。适当使用夸张手法可起到吸引注意力的作用，但要注意不宜过度使用夸张手法。引用手法是引用其他人的话来表达自己思想感情的方法。引经据典、引用权威人士或领导的话、引用成功的案例，可以树立权威，增强表达效果。适当引用格言、成语、典故、电影台词等，可使教学内容生动有趣，便于学员理解、学习。

幽默的语言可以创设良好的培训氛围，启发学员联想，帮助学员领悟知识。悬念是指在培训语言中设置悬念，营造峰回路转、扑朔迷离的情境，调动学员期待心理，激发积极思维。

4）使用体态语言技巧。体态语言包括眼神、微笑话、手势语、体势语等。规范的体态语言要求自然、简洁明了。需要注意的是，少用小动作、动作要有变化但变化频率不要太快。

眼神是最有表现力的体态语言，可以传递内心的思想感情。培训过程中使用眼神交流时，以正视和环视为主，表达对学生的尊重也显示培训师的庄重。需要注意的是，与每个人目光接触的时间不能太长，最好不要超过3秒，否则会使学员紧张。培训师应合理分配目光，让所有学员都能感受到关注。

微笑语是通过嘴部和眼神表现的。微笑要真诚热情，发自内心甜甜的笑。微笑能创造愉悦、轻松、融洽的教学氛围。

手势语是通过手和手臂的动作变化来表达信息的，包括招手、摇手、挥手和手指动作等。手势语有丰富的表现力，有助于表情达意，增强表达效果。在使用手势语时应注意使用种类不宜过多过杂，也不宜只使用同一种手势，以免让学员觉得眼花缭乱或单调、厌烦。更不要滥用手势，以免被学员曲解。

体势语是通过坐、立、行等姿势的变化表达相关信息。如培训师步伐矫健、挺胸昂头就显示出其稳重端庄、坚定自信的风貌。

3. 培训方法和手段

（1）培训方法

培训的方法有很多种，主要有讲授法、项目教学法、讨论法、演示法、练习法、情景模拟法、角色扮演法、案例分析法、电子培训法等。

讲授法是通过语言表述系统地向学员传授知识，是最基本、最普遍的培训方法，效率高、运用方便，常用于理论教学。讲授法要求培训师有丰富的知识和经验，讲授时语言清晰，生动准确，逻辑性强，重难点突出。讲授时可适当使用肢体语言，如眼睛与学员的接触、手势或姿势的配合等。注意与学员间保持必要的交流和反馈，切忌培训师个人表演，连续不停，使学员过于疲劳，更不能照本宣科，毫无生气。

项目教学法是通过实施一个完整的项目而进行的教学活动，把理论与实践有机结合，能充分发掘学员的创造潜能，提高解决实际问题的综合能力。项目教学法主要由情境、内容、活动和结果四大要素构成。学员在真实的工作环境中或借助信息技术条件所形成的工作环境再现中，通过探究行动完成典型工作任务，并在这一过程中获得知识、技能和素质。在项目教学法中，培训师是学习活动的引导者、管理者和帮助者，学员为主体，因学论教。在项目教学法实施过程中，要明确教学目标，建立知识结构框架，把握知识的重难点，找出最佳切入点。学生完成一项目后，要及时交流、展示和讨论，对学生情况做出反馈和评价。

讨论法是学员分组或全体学员围绕某个主题进行交流，以解决问题、巩固和扩大学习知识的方法，是培训的重要方法之一。课堂讨论的步骤：一是提出讨论题目及要求，二是引导讨论进程，三是揭示正确结论，四是评价讨论质量。讨论题目需要提前提供，且题目应具有代表性、启发性并难度适中。培训师应明确通过讨论要解决的问题和正确答案，设计好课堂讨论的进程，讨论过程中创造讨论气氛，准备讨论总结发言。

演示法是在培训过程中把实物、直观教具展示给学员看，或者培训师作示范性的实验、操作，学员通过实际观察获得感性知识以说明和印证所传授知识的方法。演示法能引起学员的兴趣，集中其注意力，发展观察想象力和思维能力。培训前要准备好所有用具，有明确的目的，示范要正确，让每位学员都能看清，培训师一边示范操作一边讲解动作或操作要领。示范完毕，每位学员都要反复模仿练习，培训师应对每位学员给予及时的反馈和指导。

练习（实训）法是学员在培训师的指导下，依靠自觉的控制和校正，反复完成一定动作或活动方式，从而形成技能、技巧或行为习惯的方法。练习法在各种培训中广泛应用，对于巩固知识、发展能力、实际应用具有重要的作用。

情景模拟法是将学员安排在事先设置好的模拟场景中，对工作中的各种情景进行体验，处理可能出现的各种问题，进而培训及测评学员知识、技能和素质的培训方法。情景模拟法信度高、效度高，能增强培训的互动性，锻炼学员语言表达能力、动手能力，有助学员理解和掌握复杂性的工作流程。常见的情景模拟法有使用教学器材展开模拟教学、通过岗位演练展开模拟教学、借助计算机辅助系统展开模拟教学等三种。情景模拟法的实施有准备、计划、实施、评估和反馈五个步骤。培训师需要详细告知学员这五个步骤的目标、内容、道具、流程和结果，在模拟过程中引导学员进行积极尝试，评价讨论时应做到对事不对人。

角色扮演法是给一组学员提出一个情景，要求一些学员担任角色并进行表演，其他学员则在下面观看并适当点评的培训方法。学员可借助角色的演练来理解角色的内容，模拟性地处理工作事务，从而提高处理各种问题的能力，比较适用于训练态度、仪容和言谈举止等人际关系技能。该培训方法要求培训师要提前准备好材料及一些必要的场景工具，增加真实感。表演结束后要进行汇报总结，并对各种态度和行为加以考察和点评。

案例分析法是较为流行的培训方法，培训师围绕培训目的把真实的情景加以典型化处理形成案例，学员通过独立研究分析和相互讨论的方式，提出解决问题的建议和方案，以掌握对实际问题的分析及解决方法。该方法生动具体，直观易学，有说服力，易使学员积极参与和向他人学习。案例分析法的实施步骤包括案例编写，案例展示，分组讨论，挑选出最理想、最恰当的策略，全体讨论，整理总结。在实施过程中，培训师要注意调动学员的积极性，引导学员展开讨论，并控制好讨论的进程与气氛。

电子培训法是利用现代化多媒体设备（如录像、图片、电视、电影、电脑等）进行辅助培训的方法。该方法直观鲜明，深入人心。且视听资源可反复使用，不受时间和地点的限制，更便于分散式学习。使用电子培训法时，培训师应根据培训目的，提前准备好合适的视听教材及播映内容。

不同的培训方法具有不同的特点，各有优劣。在培训中需要结合培训目的、培训内容、培训对象特点及培训资源等因素选择合适的培训方法。

（2）培训手段

培训手段是培训师和学员相互传递信息的培训辅助工具。培训手段分为传统培训手段与现代化培训手段两大类。传统培训手段主要指教科书、黑板、挂图、粉笔。现代化培训手段指各种电化教育器材和教学资源，包括投影、录像、计算机、教学平台、教学媒体软件等。现代化培训手段常用于知识的传授和智力发展，而传统培训手段则常用于情感交往、思想熏陶及具体技能的培训。两者各有优点与不足，需要协调使用。

二、保健按摩服务群体培训与个别培训教学法

1. 保健按摩服务群体培训教学法

群体培训是指在同一时间、同一空间内对有相同或类似需求（或问题）的多个学员进行指导和传播信息的方式。具有指导范围大、效率高的特点。此方法有利于开展讨论或团队协作，但有一定局限性，难以满足每个人的需求。

保健按摩服务可分为以下群体，即基层技术人员、中层管理者和高层管理者。保健按摩服务集体培训是根据保健按摩师国家职业标准，有计划、有目标地组织集体学习或分组学习。群体培训教学常采用讨论法、角色扮演法、案例分析法、项目教学法等培训方法。

2. 保健按摩服务个别培训教学法

个别培训是为了适合每个学员的需要、兴趣、能力和学习进度而设计的教学法。关注个性差异，有针对性地对个别人进行指导，适用于开发学习者的能力，但培训效率低。如对学习困难、接受能力弱、急需帮助的学员开展个别培训，或者是为了新兴技术和设施的普及及推广，对个别学员进行培训。个别培训法包括程序培训（让学员以自己的速度和水平，学习特定顺序和小步子安排的自我教学性材料）、掌握培训（给予足够的时间和适当的教学，让学员掌握所有的学习内容）、独立培训（学员在培训师的指导下，学习某一个主题）、适应性培训（对学员的能力和学习技能进行最初诊断及阶段性诊断，作出灵活性调整，以满足学生的需求和能力）、个别辅导（包括同伴辅导和模拟一对一教学情景的教学）等。个

别培训教学常采用讲授法、演示法、练习法、项目教学法等培训方法。

三、保健按摩师培训课堂教学过程组织设计

1. 编制培训方案

与课堂教学相关的保健按摩师培训方案是根据培训目的和目标而制定的，包括培训大纲、授课计划和教案三部分。

培训大纲规定了培训目标、任务、培训内容、培训实施和评价的建议，规定了知识和技能的范围、深度与体系结构，规定了培训环境与培训师资，规定了培训进度和培训方法的基本要求等。培训大纲是培训的指导性文件，无论是教材和教学参考书的选编，授课计划的制订，还是成绩考核，教学检查及课程评估都要以培训大纲为依据。培训大纲的制订要遵循理论联系实际的原则，坚持理论与实践一致，要有相对的稳定性，又要不断更新。

授课计划是以每个课题培训日程安排为主要内容的计划，可详可略，但要明确、具体。授课计划有助于培训师掌握各培训课题的教学日期，并以此为依据做好备课及制作教案，避免教学赶进度或延误时间，是教学管理的一种手段。学员通过此计划可大致了解课程的进展情况并为此进行准备，培训组织者可以了解到各时间段的具体安排。中级保健按摩师（脊柱按摩方向）培训授课计划表见表5-3。

表 5-3 中级保健按摩师（脊柱按摩师方向）培训授课计划表

基本信息							
上课地点：				人数：			
班主任及联系电话：				专业指导老师及联系电话：			
计划总学时数（××）＝计划理论学时数（××）＋计划实验/见习时数（××）							
采用教材名称：×××				主编：×××			
版次：×××				出版单位：×××出版社			
统一书号（ISBN）：××××××××××							
课程安排							
日期	地点	时间	授课内容	时数	授课形式	授课老师	
××	××	××	××	×	理论（线上指导）	×××	
					理论（线下）		
					实训（线下）		
					实训（线上指导）		

续表

日期	地点	时间	授课内容	时数	授课形式	授课老师
					理实一体化（线下）	
					理实一体化（线上指导）	
					……	

教案是为实现培训大纲的具体细化而精心设计的授课框架，是课堂的一种预演，是对课堂教学总的导向、规划和组织，是课堂教学规划的蓝本。教案是培训师教学思想、教学方法的体现，能反映培训师的自身素质、教学水平、教学思路、教学经验。编写教案首先要钻研培训大纲和教材，其次要注意了解保健按摩师行业和技术发展的最新动向，还要了解参训学员的基本情况。在结合以上三者的基础上，充分体现教学设计思想，做好目标、策略、评价三方面的规划。

2. 培训前准备

培训前需要准备好培训所用PPT、教案、教材及相关教学资源，还要提前准备好相关道具器材、布置好培训场地。

培训道具器材可更直观生动地表达培训内容，吸引学员注意力，增强培训效果。常用的培训道具器材有投影仪、电脑、麦克风、白板、马克笔、水彩笔、白纸、插座、卡片、挂图、人体结构标本、经络模型等。

培训环境在一定程度上决定了学员是否能够全身心投入培训，包括培训场地外部空间环境和内部场地布置。外部空间环境包括通风、噪声、室温、照明和各种外界干扰。内部场地的布局原则是最大限度的舒适和便于参与课堂，如桌椅的摆放、距离，常用的有传统排行、圆形、开放的长方形、U形、多圆桌型等。

另外课前学习也是培训的一部分，是必不可少的环节，是学习的热身运动。培训师课前可以根据将要学习的培训内容，有针对性地对学员提出一些具体需求，引导学员自主完成学习。如可以要求学员自行预习，通过预习探索讨论每个问题的答案或者提出新的问题，或者要求学员复习指定的内容并完成测试，以利于新课的知识理解等。课前学习可以培养学员的自学能力，提高课堂听课效率，并有利于加强新旧知识的联系。

3. 授课

正式课堂教学一般包括导入、讲授新课、评价、总结等环节。

（1）导入。导入即培训的开场，一般时长为2~3分钟，创设情境，引出课题。导入的出发点是吸引学员的注意，引起学员兴趣，并迅速将学员引入学习状态。好的导入能启发学生思维，提高学习效率。因此导入要简洁、有趣味性、启发性，还要与新课主题相关。导入方法有开门见山释题法、温故知新复习法、创设情境激趣法、对话讨论参与法等。

开门见山释题法即开门见山提出主题，特点是短、平、快。用最少的话语、最短的时间，让学员了解本堂课的学习内容或要解决的问题，迅速而巧妙地引起学员的关注，将注意力集中到课堂。但这种方法如果经常使用会让学员失去新鲜感，留下呆板印象。

温故知新复习法是以旧知识带动新知识，利用新旧知识的联系导入新课。可让学员明确学习思路，增加对学习的信心。

创设情境激趣法是培训师创设并引导学员进入情境的方法。一般采用讲故事、说背景、做游戏及借助媒体（可以采用图片、音乐）等方法，营造气氛，激发情感，吸引学员进入学习情境，可使其理解、记忆等认知技能提升，起到事半功倍的效果。

对话讨论参与法是指培训师在与学员的交流中，及时把握学员的兴趣点和思想动态，从而有针对性地调整教学过程，为学习做好铺垫。

常用的导入方式有悬念式导入、质疑式导入、比较式导入。悬念式和质疑式导入都是利用学员的期待和好奇心，抓住他们的注意力，诱导其学习和思考。比较式导入是根据新旧知识的联系点、相同点、不同点，采用类比的方法导入新课。

好的开头是成功的一半，如每次培训课培训师能灵活运用新颖、别致、生动、有趣、恰当的导入方法，就能激发学员学习兴趣，在潜移默化中带领学员进入学习佳境。需要注意的是，导入一般不提问、不讲解、不展示、不点评。

（2）讲授新课。讲授新课是一堂课的主要部分，是教学目标的完成过程。讲授新课开始时，需要培训师出示学习目标，并解读学习目标的重难点及学习流程。学习目标要合理、适度、具体、可测，叙述时要规范。

对新知识进行讲解时，要节奏紧凑，环环相扣，有效推进。首先要根据学员的认知特点，把教学内容分解成若干个知识点，并确定每个知识点的讲解次序和时间分配，设计好知识点的过渡。其次设计好课堂教学活动，合理运用教学方法与手段，以达到预期的学习目标。应注意要找准切入点，抓住中心点，突出重点，突破难点并理清知识点。尤其要对知识的重难点进行把握，讲解清楚。教学方法应灵活多样，启发性强才能激发学员的求知欲、活跃课堂气氛。教学活动要有计划性，什么时候做，用多少时间做都要设计好。教学活动应丰富多彩，培训师的活动主要包括讲解、提问、演示、板书等，学员的活动主要包括读书、回答问题、讨论、练习、观察等。

（3）评价。评价即点评，包括学员点评和培训师点评。点评可以是归纳、质疑、补充、联想。学员在补充评价时要用第二人称，目视被点评学员，切忌将征询目光投向培训师，不做重复、无意义评价，要积极发现优点，中肯指出不足，语言规范、简明扼要，被点评学员要认真对待他人评价，及时改进。

培训师点评最好是能起到点拨作用的，能纠正错误的，也能透视本质、发散思维的。

（4）测试。测试是检验学员吸收知识的程度，可以是口头的也可以是书面的，常用的测试方法有试卷测试、提问－问答、模拟现场测试等。检测试题应与学习目标吻合，需要精选，能让学员在 5~10 分钟做完。可以是学员间互相检测，也可以是培训师进行检测。

（5）小结。课堂小结是用精简的语言对本次课程进行高度梳理和概括，是连贯前后知识、发现后继问题的阶段，把学员的零散知识进行科学建构，内化到学员自身的知识系统中。小结是对知识、技能的结构化认识。课堂小结是终点，也是起点，在总结时可提出新的问题，留下悬念，激发学员探索的欲望，使学员在本学科范围内进行拓展，在最近的发展区进行提升。

4. 评估、反馈、答疑

（1）评估。培训评估是指运用科学的理论、方法和程序，从培训项目中收集数据，并将其与整个组织的需求和目标联系起来，以确定培训项目的优势、价值和质量的过程。

培训评估主要围绕四要素全面进行，即培训项目的管理、培训内容、培训师及学员的评估。培训项目管理主要评估培训的组织是否有序，培训的目标是否适当并达成，培训场地、器材、灯光布置、气氛塑造等是否适合培训的开展。培训内容主要评估培训内容与工作职责、技能联系的相关性，时间分配是否恰当，主次区分是否合适，难易程度是否合适。对培训师评估的主要内容是其教学态度、教学能力与教学效果。如工作表现如何，讲课是否生动，是否在有效时间内准确表达，现场把握问题、引领讨论的能力、操作与动手能力等。对学员的评估内容主要是学习的态度与责任心，所学内容与工作联系的紧密性，参与讨论、游戏的积极性，对培训的进度与培训内容的接受情况，对培训内容的掌握程度，应用所学知识的主动性与愿望，以及培训前后的工作表现或经营业绩在培训前后的变化。

评估主要采用的方法有观察法、问卷调查法、测试法、课堂回顾法、模拟训练法、访谈法等。观察法直观、便于操作，适用于培训中进行反应评估时使用，了解学员对培训进度与培训内容的接受情况。问卷调查法便于全面评估问题，并能给予填写者足够的时间表达其对整体培训的意见和建议，可用于学员对整个培训项目的评估，用于需要大量回收反馈信息的调查等。测试法可以直接测试学员对培训内容的掌握程度，主要用于学习效果的评估。课堂回顾法是由培训师带领学员对重点内容进行回顾，便于纠正学员主观上的错误认识，适用于对培训内容的理论框架进行回顾。模拟训练法可帮助学员在"做"中回顾培训内容。访谈法可根据情况调整访谈的目的和方向，以全面获取所需要的信息，常作为一种辅助评估方法。

（2）反馈。反馈是实现培训有目的地控制、提高培训质量与效率、保证教学活动良性循环的必不可少的措施。反馈包括培训师的反馈及学员的反馈。培训师应及时通过问答、练习、作业、测验和考试，对学员的学习状态与学习目标进行比较，并将比较结果和相关信息尽快进行反馈，以调整下一步的教学活动。学员则应该根据培训师或教材提供的标准，及时进行自我评价和自我调节，主动配合培训师尽快达到教学目标。反馈必须及时，要在下一次控制决策之前完成。无论是培训师的反馈还是学员的反馈，关键都在于对教学效果做出正确的评价。

（3）答疑。答疑是指由学员提出与当前培训内容相关的问题，由培训师进行有针对性的回答。答疑是课堂教学查漏补缺、弥补课堂讲授不足的重要措施和手段，是深入、强化教学效果的重要补充，也是主动检查教学效果，获取教学信息，改进教学的重要环节。通过答疑，学员可获得有益帮助，培训师也可了解学员的态度、积极性、知识掌握度，然后有针对性地对培训内容和方法进行调整。

答疑互动性强，采取好的方式、方法答疑，可激发学员学习兴趣，深化培训效果。答疑包括课前答疑、课中的答疑和课后的答疑。课前采用课堂预设，模拟答疑。即课前预设学情，收集问题，预测学习可能的问题，再给予问题的解决措施。课中采用当堂互动，及时答疑。最好让大部分的学员都有回答问题的机会，培训师能很快根据学员的回答，快速解决其疑难点，了解学情，及时调整课堂进度。课后常利用作业反馈答疑，学员运用培训中所学的知识和技能完成课外作业，培训师通过其课后作业的完成质量进行针对性讲解，解答学员的疑难问题。对于学员的共性问题，则需要在课堂进行重点讲解，举一反三。

培训师要鼓励学员提出疑问，做好充分的答疑准备，建立多样化的答疑平台，认真及时答疑。如学员可通过各种媒介同培训师进行交流答疑，包括微信、QQ、E-mail 等。培训师在答疑过程中有四忌，一忌怒，要真诚待人，诲人不倦；二忌自大，要广开言路，不耻下问；三忌直，不能学员问什么，培训师就答什么，要启发引导，授人以渔；四忌乱，要谦虚谨慎，实事求是。

5. 改进设计

改进培训设计是培训师日常工作中的一部分，培训后进行课后反思，是培训师专业发展和自我成长的核心因素。只有客观公正的教学反思才能矫正教学行为，提高教学能力，提升教学效果。培训的有效性是指培训必须有效率、有效果、有效益，既要面向岗位适应社会需求又能满足个体需求。

一般反思的内容有，教学目标设计是否合理、经培训后是否有效达成，影响目标达成的因素是什么；教材处理是否得当，教学内容安排是否合理，重难点的处理方式是否恰当，是否突出了学员知识的掌握与能力的培养；是否有效选择教学方法、成功激发学员的学习兴趣、发掘学员的潜力；教学手段是否最优，是否滥用，是否提升了培训效果；课堂是否创设了有效的问题情境及互动环境，提问时学员的反应如何，是否积极参与；小组合作学习是否流于形式等。

改进培训设计要以能力形成为主线，将知识、方法、技术和情感熔于一炉，主要从两方面进行，即用科学化的教学过程提高教学的有效性，用多样化的教学方法加强教学的可控性。首先，需要深入分析学情和教材，将专业能力细化到每次课，明确合适的教学目标。其次，采取多样化的信息传播方式，采用恰当的教学方法处理好重难点。再次，选择最优教学手段，使用恰当的教学方法，通过丰富的教学活动，创设良好教学情境。最后，针对学员的个体差异，课堂设计应有不同难度、不同进度的层次设置。

学习单元3　撰写论文

一、论文概述

论文既是探讨问题进行学术研究的手段，又是描述学术研究成果进行学术交流的工具。论文包括学年论文、毕业论文、学位论文、科技论文、成果论文等。

二、保健按摩师论文特点

1. 学术性

保健按摩师论文归属于学术论文范畴，因此一定要具有学术性。而学术论文与一般的议论文不一样，它应致力于探讨保健按摩学术领域中的具有共性的学术现象。

2. 科学性

由于保健按摩的理论是不断发展和完善的，所以论文的科学性必然是相对的。因此这里的科学性，除了指论点在更大程度上能够反映现象的本质及其关系外，还指论证符合逻辑，表达容易理解，具有一定的临床及教学指导价值。

3. 独创性

保健按摩师论文的独创性也是相对的，如所提问题在保健按摩领域有一定的新颖性等。虽然是他人研究过的问题，但如果能从新的角度提出给人启发的结论，能够用自己周密的分析，澄清人们对某一问题的混乱看法，用新的理论、新的方法提出解决实际问题的策略或思路，也是具有独创性的。

4. 实用性

实用性即为论文所提出的观点或理论对他人的临床实践具有意义，即直接可以应用、改造后可以应用、有启迪作用、有指导作用等。

5. 可读性

论文与其他类型文章一样，需要语言通顺、行文流畅、文字精练、实事求是，更需要做到深入浅出、引人入胜。

三、保健按摩师论文框架内容

1. 题名

题名又称题目或标题，以最恰当、最简明的词语表达出最重要的研究信息。论文题目十分重要，必须用心斟酌选定，因为它是论文给出的涉及论文范围与水平的第一个关键信息，也是索引等二次文献可以提供检索的特定实用信息。题目选对了，论文就成功了一半。论文的题目要求如下：

（1）准确得体。论文题目要能准确表达论文内容，反映所研究的范围和深度。常见问题包括范围过于笼统、题目与文章内容不匹配等。论文题目与文章相匹配是对论文的最基本要求。

（2）简短精练。题目的字数要少，用词需要精练，一般来说论文题目不要超出 20 个字。部分医学类杂志、期刊对论文题目有单独的字数要求。但不能因为一味追求字数少而影响题目对内容的恰当反映，在遇到两者确有矛盾时，宁可多用几个字也要力求表达明确。另外，还可以利用正副标题的方法补充说明特定的实验材料、方法及内容等信息，使标题成为既充实准确又不流于笼统和一般化。

（3）醒目。论文题目首先映入读者眼帘，位置醒目，所以必须考虑所用字句及其所表现的内容是否醒目，是否可以吸引读过题目的读者继续了解文章内容。

2. 作者姓名和单位

署名的内容包括作者的姓名和单位。署名是为了表明文责自负，也是为了记录作者劳动成果，另外还便于读者与作者的联系文献检索。署名大致分为两种情形，即单个作者和多个作者。多个作者的论文署名可按其对论文撰写实际贡献进行排序。注明作者所在单位同样是为了便于读者与作者的联系。

3. 摘要

论文摘要是论文内容不加注释和评论的简短陈述，帮助读者最快获得必要的关键信息。有些论文为了方便国际交流，还附有英文等外文摘要。摘要一般不超出 300 字，摘要应包含研究目的、研究方法、研究结果、研究结论四个部分，有些还包括研究背景。论文摘要不要列举例证，不讲研究过程，不用图表，不给化学结构式，也不要作自我评价。

4. 关键词

关键词属于主题词中的一类，主题词除关键词外，还包含标题词等。由于关键词的出现和发展，使计算机检索论文成为可能。关键词是为了文献标引工作，从论文中选取出来，用以表示全文主要内容信息的单词或术语。一篇论文可选取 3~8 个词作为关键词，选择方法是纵观全文，选出能表示论文主要内容的信息或词汇，可以从论文标题中选取，也可以从论文内容中选取。选好关键词，可以增加论文的曝光率和知名度，让更多的读者有机会阅读，从而让新技术新理念得以更快地传播。

5. 引言

引言又称前言，属于整篇论文的引论部分。其内容包括研究背景、理由、已有的工作和知识空白，还可以阐述理论依据、实验基础、预期的结果及其在相关领域中的地位、作用和意义等。引言的文字不可冗长，内容选择不必过于分散、琐碎，措辞要精练，要能吸引读者继续读下去。引言的篇幅大小，并无硬性的统一规定，需视整篇论文篇幅的大小及论文内容的需要而定，长的引文可达千字左右，短的引文可不足百字。

6. 正文

正文是一篇论文的本论，属于论文的主体，占据论文的最大篇幅。论文所体现的创造性成果或新的研究结果，全部在此得到充分的反映。因此，要求这部分要内容充实，论据充分可靠，论证有力，主题明确。为了满足这一系列要求，通常将正文部分分成层次分明、脉络清晰的几个逻辑段，包括研究对象、研究方法、结果、讨论等部分。每个逻辑段可包含几个自然段，并分层次冠以适当标题。

7. 致谢

致谢语可以作为脚注放在文章最后面，也可以放在正文后面。致谢语要做到简洁诚恳。

8. 参考文献

参考文献用于列出文章在研究和撰写过程中借鉴的相关文章、书籍等内容，反映作者阅读文献的范围和水平，也是对原作者成果的尊重。在论文写作中，引用别人的观点，一定要标注出来，要标明文献的出处，应具体到页码。

四、保健按摩师论文撰写步骤

1. 提出问题

所有发明创造，皆由问题产生。事实上，提出一个问题，比解决一个问题更加重要和困难。问题的产生具有特定的情境，问题可以是新问题，如新治疗手法的有效性；也可以是老问题，从不同理论、不同研究视角、不同研究方法加以新的诠释，如以前的论文主要从身体层面解释头面部按摩手法对患者睡眠的影响，新研究可从心理效应切入。

2. 查询文献

确认研究问题后，就应该着手关注该研究领域已有的研究成果。可选择在维普、知网等知名数据库检索相关文献研究，还可前往当地图书馆查询相关研究书籍专著等。同时，还可以查询其他语言、地域的研究成果，力求最全面了解当前已有的研究成果，一方面避免因选题重复而浪费研究资源，另一方面也可以在已有的研究中得到启发。

3. 确定选题

前两个步骤完成后，即可着手选定研究主题。在选择研究主题时，要考虑诸多因素，既要符合保健按摩行业当前的发展趋势，有一定的新意和学术价值，又要符合自身工作实践的实际情况，应结合自身团队的专业沉淀和兴趣进行考虑。同时，选题难度要适中，要考虑自己的工作平台是否可以承接并顺利完成该研究。题目一旦确定，就要坚定地写下去，遇到困难时要进一步调查研究，寻求解决困难的办法，切忌中途换题，分散团队的精力。

4. 充分论证

论文需要进行严密科学而又充分的论证，论证的关键就是说清楚论点正确的道理。做论证之前，团队要理清论证的思路，选择合适的论证表达形式。当然，还要运用好推理和证明这两种具体的方法，尤其在论文的讨论部分，要给读者呈现出清晰的论证路线。另外，论据在论文中也起着基础作用，保健按摩师论文常用论据有两种：一种是临床试验所得论据，就是将通过临床设计的实验、观察记录、统计分析等得到的数字作为论据，这是最直接的一种论据；另一种是原理论据，就是把行业公认的保健按摩原理或者理论基础当作证明论点的论据。

5. 形成稿件

初稿撰写一般是一气呵成，在大脑思维清晰且无干扰的完整时间段（至少半天），顺着灵感和思路去写，尽量把基本框架写完。一般初稿由团队的通信作者完成，切忌多人分工撰写，容易出现前言不搭后语的情况。初稿完成之后，可以通过团队合作反复修改，不断进行内容充实，使之更加完善。修改的方式很多，可基于以下问题反复斟酌：论点是否明确？论据是否充分？论证是否有力？结构是否合理？语言表达是否清楚？

培训课程 2 技能指导

学习单元 1　制定技能指导方案

一、技能培训教案

技能培训教案是培训师根据《保健按摩师国家职业标准》、培训大纲要求及受训人员的实际情况，以培训主题为单位，对培训内容、培训步骤、培训方式方法等进行具体设计和安排的一种文书。包括培训内容分析、受训人员分析、培训目的、重点、难点、培训准备、培训过程、实践设计等。

教案中的每个项目都要经过周密考虑、精心组织设计才能确定下来。培训师应该按照培训系统设计教案，认真编排技能培训实践活动，全程体现出很强的计划性。

技能培训教案的类型有讲课型、提纲型和综合型三种类型。目前较为提倡使用的是综合型，其内容包括技能培训目标、重点和难点、板书设计、技能示范设计、培训设备、技能培训主题、内容和相关技术要求，以及培训过程、活动形式和方法、课堂时间设定等。它运用教育理论、培训设计的思想和方法，以讲义的形式，或以提纲的形式呈现详细的准备，为技能培训的实施提供明确的指导。

二、技能培训教案设计要点

1. 教材分析

（1）分析《保健按摩师国家职业标准》对本课时培训的总体设计要求。

（2）分析本课程在《保健按摩师国家职业标准》中的地位和作用。

（3）分析本课程的整体结构和重点、难点。

（4）培训指导老师使用教材的基本构想。

2. 学员情况分析

（1）学员的知识和能力基础以及要达到的水平。

（2）学员学习过程中可能遇到的困难及产生的原因。

（3）学员的个体差异分析。

（4）学员的心理状态对学习本课时知识的影响。

了解并分析学员的情况，掌握他们的一般特点和现有专业水平，是技能培训设计的基础。

3. 技能培训目标

技能培训目标是组织培训活动的主线，是技能培训设计的重要环节。每项技能培训活动的设计必须有助于实现技能培训目标。制订培训目标应注意以下几方面。

（1）注意三个关系，即知识与能力、程序与方法和心理状态与价值观的关系。

（2）技能培训的主体必须是学员而不是培训师，判断技能培训是否有效的直接依据是学员是否取得一定的进步，而不是培训师是否完成任务。通常在写培训目标时学员可以省略，但必须注意措辞，常见的表述有"通过……培训，能掌握……""通过……培训，能处理……"，而不是"使学员掌握……""教会学员……"等。

（3）要具体、可测量、可评价。动作描写必须具体、可测量和可评价。如了解、熟悉、掌握等表现程度，指学员通过培训可以达到的水平，用以评价学员培训达到的程度。例如，某培训师的培训目标为：通过学习教材的第四章，可以掌握三种揉法的操作，掌握用揉法缓解肌肉痉挛的技能。

（4）反映不同层次。根据受训人员的认知规律和差异，结合技能培训内容，由低到高、由易到难，设计不同要求和层次的技能培训目标。使每个受训人员都能在自己的基础上有所进步。

4. 重点、难点

（1）确定重点的依据是《保健按摩师国家职业标准》的要求（具体的培训目标、培训内容）。

（2）确定难点的依据是受训人员的起始状态（学情）。

（3）该部分的要求是重点突出、难点明确。

5. 培训方法

（1）选择培训方法的依据有培训目标和任务、培训内容、受训人员的年龄特点和认知水平、培训师的自身素养、客观培训条件等。

（2）根据受训人员接受教育方式和技能培训媒介的不同，培训方法可分为五大类：一是以语言交流为主的培训方法，如讲授法、讨论法。二是以直观形象感知为主的培训方法，如演示法、模仿法。三是以情感为主的培训方法，如陶冶法、榜样法。四是以实际操作训练为主的培训方法，如实验法、练习法。五是以引导探究为主的培训方法，如发现法、问题探究法等。

6. 技能培训过程

（1）是技能培训方案的设计，而不是技能培训内容的再现。

（2）要注意发挥培训师为主导、体现受训人员为主体，使用多种技能培训手段，结合优化。

（3）遵循受训人员的认知规律和心理状态。

（4）体现一定的培训方法。

7. 课后技能练习设计

（1）数量适中。

（2）形式多样，如收集病史资料、实践性操作任务等。

（3）层次分明，应体现多角度的目标要求和差异性要求等。

8. 技能培训反思

（1）反思成功之处。

（2）反思不足之处。

（3）反思技能培训机制。

（4）反思学员创新之处。

（5）反思教学设计。

三、技能培训教案制作实践（见表 5-4）

表 5-4　技能培训教案

培训主题	摆动类手法——揉法		学时数	1
培训时间	20××年××月××日	第×周	星期×	第×节
主要培训方法	讲授法、案例分析法、角色扮演法 培训师启发引领，受训人员自主合作探究			

续表

主要培训手段	幻灯片、模型计算机、多媒体、音响、微信群	课型	实训课
培训资源	"技得"App 保健按摩师课程、"中国大学慕课"App 保健推拿课程		
培训目的	1. 知识目标：通过对揉法理论知识的培训，掌握揉法的定义，熟悉揉法的作用。 2. 技能目标：通过揉法动作的分解培训，掌握揉法的施术要领，并注意其特点。 3. 过程与方法：经历模拟顾客操作的过程，体验揉法的应用。 4. 情感态度价值观：通过模拟练习体会被操作者的感受，获得对手法的直观认知，形成同理心，增强服务意识		
培训重点	揉法的施术要领和特点		
培训难点	正确识别不同顾客对揉法的需求，灵活运用不同类型的揉法		

培训步骤	培训设计 （含培训内容梗概、方法、手段、活动、资源、目的与评价等）		时间
培训步骤	复习 新课导入	问题：PPT 展示（用于复习），点名回答，记入平时成绩 情景或案例：PPT 展示（导入新课）	5 分钟
	新课讲授	揉法的定义	2 分钟
		揉法的动作要领（揉法的预备姿势和动作姿势）	8 分钟
		揉法的动作要求	5 分钟
		揉法的动作分类和应用	5 分钟
		揉法的功效和应用	5 分钟
	课堂提问或练习	分组操作，指导讲解	10 分钟
	小结		
作业	课后，两人一组，进行脱离教材和笔记练习 3 组，并上传最好一组视频到微信群。培训师将组织评阅和互评		
培训反思			
培训内容	1. 揉法的定义 揉法是以指、掌、掌根、小鱼际、四指近侧指间关节背侧突起、前臂尺侧肌群肌腹或肘尖为着力点，吸定于治疗部位并带动受术皮肤一起做轻柔缓和的回旋动作，使皮下组织层之间产生内摩擦的手法。其中，根据着力部位的不同，可以分为中指揉法、拇指揉法、掌揉法、掌根揉法、小鱼际揉法、膊揉法、肘揉法、拳揉法等。 2. 揉法的动作要领 （1）揉法的预备姿势。按摩师可取坐位或站位，沉肩、垂肘，以中指端、拇指端、掌、掌根、小鱼际、前臂尺侧腕屈肌群的肌腹、肘尖部，或手握空拳以四指近侧指间关节背侧突起部着力，按压在治疗部位。		

续表

培训内容	（2）揉法的动作姿势。在肩、肘、前臂与腕关节的协同下，做小幅度的环旋转动，并带动旋术处的皮肤一起宛转回环，使之与内层的组织之间产生轻柔缓和的内摩擦，或以前臂尺侧肌肉丰厚处着力，手握空拳或自然伸直，通过肩关节小幅环转发力，并借助上身前倾时的自身重力，在治疗部位做回旋运动，并带动该处皮肤及皮下组织一起运动。 3. 揉法的动作要求 （1）手揉法操作时应动作轻柔，揉转的幅度要由小至大，用力应先轻渐重。 （2）术手要吸定在操作部位上带动着力处皮肤一起回旋运动，不能在皮肤表面摩擦或滑动。 （3）频率一般为 100～160 次/分。 4. 揉法的动作分类和应用 大鱼际揉：以大鱼际着力于施术部位，沉肩。屈肘，腕关节放松，呈微屈或水平状，以肘关节为支点，由前臂有节律地摆动，带动腕关节进行摆动，使大鱼际在治疗部位上进行轻柔灵活的揉动的方法。常应用于头面、颈项、胸腹等部位按摩。 指揉：以拇指罗纹面着力，由前臂主动用力，使拇指罗纹面在施术部位进行轻柔缓和的环旋揉动。常应用于拇指/三指按揉头面、四肢、颈项等部位和相关穴位。 掌根揉：以掌根部着力，以肘关节为支点，吸定施术部位，由前臂主动用力。带动腕关节做环旋揉动。常应用于肩背、腰臀、下肢等部位按摩。 前臂揉：按摩师上身前倾，以前臂的后1/3背侧或尺侧部（肘尖）着力于施术部位，肘关节屈曲，肩关节前屈外展，以肩关节为支点，由上臂主动用力，带动前臂做环旋揉动，带动皮下组织运动。常应用于项背、腰臀肌肉丰厚处按摩。 5. 揉法的功效和应用 "揉以和之"，揉法是和法的代表手法，可以调和气血、调和阴阳、舒筋活络。本法轻柔缓和，刺激较小，适用于全身各部位按摩。常用于脘腹痛、胸闷胁痛、便秘、泄泻等肠胃疾病，以及因外伤引起的红肿疼痛等症。 传统中医认为：左转（顺时针）揉——补，右转（逆时针）揉——泻。 6. 总结摆动类手法共同点 （1）均要求吸定。 （2）动作要领均要求沉肩垂肘，都有前臂的摆动（此类手法的由来）。 （3）均要求紧做慢移
培训过程	1. 导入 （1）直接导入：同学们，前面我们学习了一指禅推法和㨰法，了解摆动类手法的一些特点，这节课我们要学习揉法。 （2）间接导入：揉法在生活中最为常见。在不小心磕碰之后，最常使用的就是揉法。 2. 培训师板书课题——揉法定义的关键词 3. 本次培训的培训目标 （1）知识目标：通过对揉法理论知识的培训，掌握揉法的定义，熟悉揉法的作用。

培训过程	（2）技能目标：通过揉法动作的分解培训。掌握揉法的施术要领，并注意其特点。 （3）过程与方法：经历模拟顾客操作的过程，体验揉法的应用。 （4）情感态度价值观：通过模拟顾客体会被操作者的感受，获得对手法的直观认知。形成同理心，增强服务意识。 4. 请学员打开教材第 × 页，自主学习第 × 行（段）到第 × 行（段），解决相关问题（根据内容进行设置），如揉法的预备姿势，根据文字模仿；提炼揉法动作姿势中的关键词等。 5. 培训师讲解 （1）揉法的动作要求。 （2）揉法的动作分类和应用。 （3）揉法的功效和应用。 6. 请学员总结摆动类手法的共同点。 7. 请学员两人一组进行角色扮演，相互练习不同种类的揉法，并选出一组学员回答以下问题： （1）揉法的定义。 （2）揉法的种类并演示。 （3）揉法的要领。 8. 小结。请学员回答本次培训的主要内容，并由培训师进行补充。 9. 布置练习。如两人一组，脱离教材和笔记练习 3 组揉法，并上传最好的一组视频到微信群。培训师组织评阅和互评。 10. 下课

四、技能培训注意事项

1. 教学注意事项

培训师要有洞察力，了解学员的知识成长点和学习聚焦点，清楚其发展方向和潜力，并因材施教，使学员在宽松的环境中学习，让培训师和学员体会到学习的乐趣。充分尊重每位学员的个性，让学员有更多成功的体验，减少对失败的感受，让学员有被尊重感。课堂教学应做到以下四个"和谐"。

（1）培训师与教材的和谐。培训师应深入备课，设计好教学方法。授课时要浅出，要用与学员贴近的、规范的语言传达知识内容，易于被学员接受。

（2）师生关系的和谐。明确受训人员是学习的主体，培训师是学员学习的引导人。使教与学的关系和谐。

（3）学员与教材的和谐。教材是相关知识的重要来源。倡导学员爱惜教材，引导学员在教材中找到学习的乐趣。

（4）学员间的和谐。学习虽然是一种个人行为，但集体的作用在教学中不容忽视。作为一个班集体，要在主动独立自主学习的基础上，加强学员间的合作与交流，做到取长补短，共同进步与提高。

2. 培训结束后的注意事项

培训结束后，应及时对技能培训过程中各方面的数据进行收集、整理、分析和记录。这些数据资料是提高培训质量、及时做出必要调整的依据，也是培训管理研究必需积累的基本材料。

（1）技能培训质量情况的收集与处理。要使学员取得良好的培训效果，必须及时收集与培训质量相关的信息，将在萌芽状态的不良迹象消除。

常见的培训不良情况有三种，即未能完成技能培训的课堂教学任务；未按质量完成技能培训课程；技能培训课堂教学训练中途失败。

不良培训评价要综合考虑学员出勤率、课堂行为等培训表现。出现第一种培训不良情况时，应首先考虑出勤率、课堂行为等因素，排除后则属于培训不良问题。

分析技能培训不良，应从课堂教学训练质量着眼，具体了解学员完成培训目标的程度，检查全班培训结束后达到培训目标的程度。明确学员个人和集体培训的总体情况，为培训补救提供依据。

（2）开展补救性培训。受训人员的培训不良，存在偶然或必然，也包含多方面的影响因素。对于这些不良效果应及时采取补救措施。

1）根据个别学员存在的问题，采取个别的补救措施。利用独立培训的时间，给予指导，并在课堂内外布置定向作业。多用交流、沟通、讨论的方式，调动学员的学习积极性，有的放矢进行辅导。

2）对于全班共同存在的问题，采用集体补课的方法。适当调整培训计划，根据存在的所有问题进行培训，并根据学员反映的问题，按照最佳的方法和时间组织培训。使学员从另一角度接受技能培训内容，努力消除他们在技能培训中遇到的困难。

3）对有态度问题的受训人员进行心理辅导和思想引导。利用集体授课进行教育的同时还要在课堂自主训练时进行教育。在培训集体范围内形成良好的培训氛围，促使受训人员转变培训态度。

（3）培训资料的整理与记录。培训结束后，培训师需要整理并记录培训所涉及的资料。

1）统计受培训人员考勤情况。

2）及时评价课外、课堂训练情况，记录受训人员训练成绩。

3）整理培训设备使用情况，填写"设备运行记录"，做好设备运行记录日常工作。

4）全面观察培训过程，分析课堂培训情况，反映补救培训情况，填写教学计划"培训反思"，为培训研究积累材料。

5）填写"培训日志"。

学习单元 2　技能指导

一、技能指导方法与要点

1. 三级/高级保健按摩师及以下人员的学习特点

为了科学并正确地为三级/高级保健按摩师及以下人员提供技术指导，培训师应先了解三级/高级保健按摩师及以下人员的学习特点。其特点如下：

（1）能够熟练运用保健按摩技术完成日常工作，能够处理一些常见的客户需求。

（2）技能涉及领域较大，从单一手法扩展到成套手法，从局部逐渐扩展到全身。

（3）能够觉察到自己行为动作的细微差别。

（4）能够发现问题，并对一些技术问题提出自己的见解。

2. 三级/高级保健按摩师及以下人员的技能容易出现的问题

（1）对新技能的掌握不够熟练。

（2）习惯性的错误动作较难纠正。

（3）易出现"高原现象"。即技能练习者开始时进步快，中间有一个明显的或长或短的进步停顿期，停顿期后进步较慢。中间的停顿期即高原期或高原现象。

出现"高原现象"的原因主要有：

1）在以新知识、新方法代替旧知识、旧方法的过程中，缺乏新旧交替过程。

2）新旧交替不适应导致的技术水平暂时下降。

3）长时间练习导致学习枯燥，产生厌倦、疲劳等负面情绪。

4）因训练环境和工具的改变造成的不适应等情况。

3. 针对三级/高级保健按摩师及以下人员的指导方法

（1）将技术指导划分为若干阶段，指导学员由易到难、由简到繁、循序渐进地学习，并不断给予强化与矫正，以提高教学效率。

（2）帮助出现"高原现象"的学员找出原因，采取适当措施，积极改进技能培训的方法和环境，以增强其学习信心和兴趣。

（3）向学员提供适当的反馈。通过反馈，使学员了解自己的动作是否符合要求。反馈的时间和方式方法应根据培训任务的性质、学员的学习进程而定。三级/高级保健按摩师及以下级别人员可以依据提供的反馈来调节自己的动作，因此在指导时需要对其点拨关键之处。

（4）对三级/高级保健按摩师及以下人员的指导，重点应放在其学习方法的培养上，即提高学员的自学能力，发挥其主观能动性。

（5）在指导过程中常用的方法：

1）示范：通过标准的技能操作示范，让受训人员进行模仿。

2）检查：通过对受训人员技能操作动作的检查，发现其存在的问题，并给予指正。

3）互相检查：受训人员间互相检查，不仅要发现操作人的问题，而且考验被操作者的技能掌握情况。在相互检查后，由培训师统一纠正具有代表性的问题。

4）请客人谈感受：让受训人员对经常接受保健按摩服务的客人、模特进行操作，请其谈感受，从中发现存在问题与不足。

5）利用多媒体手段辅助培训、指导。例如，受训人员可将技能操作过程进行拍摄记录，之后反复观看视频并与教学资源进行对比，进而找出不足之处。

4. 针对三级/高级保健按摩师及以下级别人员的指导要点

（1）巩固已掌握的技术、技能，提高其熟练程度。同时进行"查漏补缺"，进一步纠正技术操作过程中出现的问题。

（2）依照《保健按摩师国家职业标准》，扩大学员掌握技术技能的范围。增加学员知识深度，可以将所学技术进一步深化；一方面指导其提高技术动作的准确度，另一方面加强其熟练程度。

二、技能指导的效果评定

技能指导效果评定是为了不断发展、完善和改进技能指导，提高专业技能指导质量，以《国家职业技能标准》为依据，运用社会技术手段，对技能指导实践活动的过程及其结果进行评定。不同的分类标准有不同的评定形式，技能指导效果的评定是形成性评定和终结性评定相结合，既评定教学过程中学员的学习情况和存在的问题，又评定学习结束后的掌握情况。

评定的内容包括建立评定指标分析系统、选择评定方法、收集评定资料和做出评定结果四个方面。

1. 建立评定指标系统

从技能指导活动的各个环节产生评定指标体系，包括培训师教学质量指标、学员学习效果指标和学习成绩分析。培训师教学质量指标以培训师授课的基本要求为基础，进行定性描述和权数分配；学员学习效果指标以学员课堂学习的行为变化为依据，进行定性描述和权数分配；学习成绩分析由学习成绩指标与权数分配构成。

（1）培训师教学质量指标

培训师教学质量指标包括完成明确的技能指导目标，合理控制课堂时间；正确充实的技能指导内容，抓好重点和难点；适当的技能指导方法，培训师应善"导"、善"做"；扎实的教学基本功。

（2）学员学习效果指标

学员学习效果指标根据学员课堂学习的目标而定，包括正确掌握动作技巧及正确使用用具和设施。即完成技能训练的学员在操作过程中能够运用适当的手法，能够做到安全文明操作，并能按时完成训练作业。以及经过培训，学员在技能水平、知识水平及综合水平提高的程度。

（3）学习成绩分析

学员的学习成绩是指对所学技能进行测试，并将达到目标的水平转化为相应的分数。

2. 选择评定方法

观察、调查和测试是各种评定的主要方法，也是技能指导结果的主要评定方法。

（1）观察

观察是在现场即时收集相关资料的评定方法。观察前根据评定体系要求，编制观察表。观察时应观察特定事件和容易测量的明确行为，如观察学员是否正确掌握动作技能等；观察文明操作，以操作规范作为评定项目，设计数据的记录和收集。

（2）调查

调查是以访问、问卷的形式收集相关资料的评定方法。通过口头和问卷调查了解学员的学习经验，评定教学过程中教学、演示、组织培训、课堂控制、安全实践等一系列技能指导行为的有效性。

（3）测试

测试是以测量学员学习成绩的形式收集数据的评定方法，是最重要的评定手段。

3. 做出评定结果

（1）将各项评定指标的资料汇总、整理、统计。

（2）对照评定标准，查找问题、分析原因，计算各项指标，汇总初步结果。

（3）综合初步分析的结果，提出改进的工作意见和具体措施，形成评定报告。

评定报告以简明扼要为宜，具体资料如各种表格及其综合数据、访读记录、学员试卷及其分析等应作为附件。

第二部分　高级技师

职业模块 ❻

保健按摩

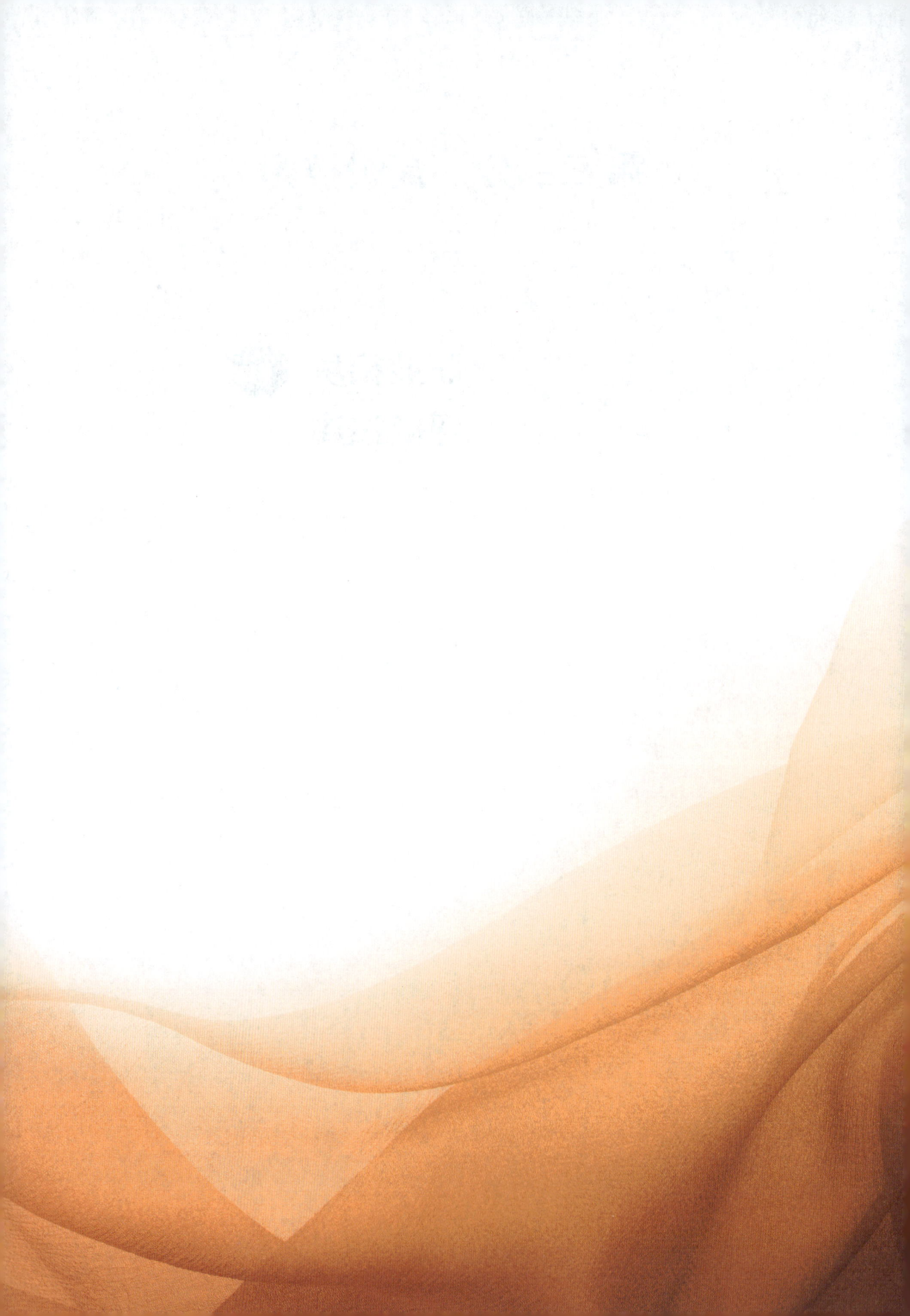

培训课程 1

疑难杂症按摩

学习单元 1　高血压按摩

一、高血压相关知识

1. 概念

高血压是指以体循环动脉血压增高为主要特征，伴随心、脑、肾等器官功能或器质性损害的临床综合征。

在未使用降压药物的情况下，有 3 次（非同一天内）诊室血压值均高于正常值，即收缩压 ≥ 130 mmHg 和（或）舒张压 ≥ 80 mmHg，可诊断为高血压。

2. 主要分型

（1）原发性高血压。原发性高血压是一种以血压升高为主要临床表现而病因未明的疾病，在高血压人群中占 90% 以上。

（2）继发性高血压。继发性高血压又称症状性高血压，病因明确，高血压仅是某种疾病的临床表现之一，在高血压人群中占 5%~10%。

二、高血压的主要原因

高血压是某些先天性遗传基因与许多致病性增压因素和生理性减压因素相互作用而引起的多因素疾病，主要与以下因素有关：

（1）遗传因素。高血压病具有家族遗传易感性。

（2）年龄因素。高血压的发病率随着年龄的增长而增长。

（3）生活因素。生活中诱发高血压的危险因素有高盐饮食、低钾饮食、过量饮酒、摄入过多的饱和脂肪酸、缺乏运动、肥胖和吸烟。

(4)精神因素。长期的压抑、紧张、焦虑、激动等情绪和剧烈精神创伤、压力过大、心理矛盾冲突等因素都可诱发高血压。

(5)环境因素。噪声、不良视觉刺激等因素可诱发高血压。

(6)药物因素。避孕药、激素类药、甘草合剂、消炎止痛药等均可引起血压升高。

(7)其他疾病。肾动脉狭窄、肾脏实质损害、肾上腺占位性病变、嗜铬细胞瘤、库欣综合征、睡眠呼吸暂停低通气综合征、甲状腺疾病等可引起血压升高。

三、高血压病的主要症状

(1)头晕。血压升高可引起血液循环障碍,导致大脑缺氧、缺血,出现头晕症状。

(2)头痛。血压升高可引起脑血管痉挛,导致颅内压升高,出现头痛症状。

(3)烦躁。血压升高导致交感神经兴奋,从而出现烦躁、易激动等症状。

(4)心悸。血压长期偏高导致左心室扩张、心肌肥厚,进而引起心律失常和心肌缺血,出现心悸、胸闷等症状。

(5)失眠。血压升高导致交感神经兴奋,从而出现难以入睡、易醒、多梦等症状。

(6)颈肩痛。颈椎错位可刺激椎旁交感神经节,引起血压升高,伴颈肩部疼痛。

四、高血压按摩操作

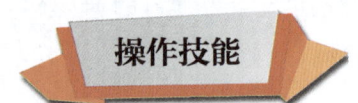
操作技能

1. 颈椎按摩

适应证:颈源性高血压病。

操作步骤:

(1)受术者俯卧位

1)按摩师用双手拿揉受术者颈肩部,如图6-1所示。

2)用侧擦法擦颈肩部,如图6-2所示。

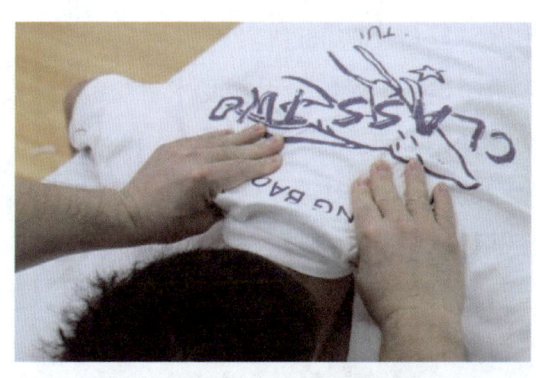

图 6-1 拿揉颈肩部

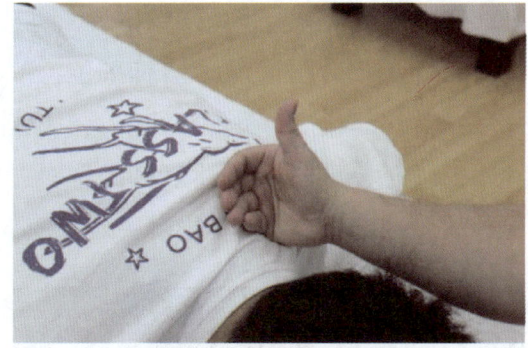

图 6-2 㨰颈肩部

3）用拇指指腹拨揉颈部，如图 6-3 所示。

4）点揉风池（见图 6-4）、风府、肩井、颈根、肩中俞、肩外俞穴。

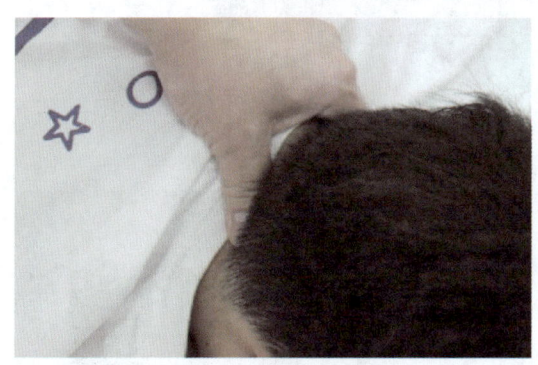

图 6-3 拨揉颈部

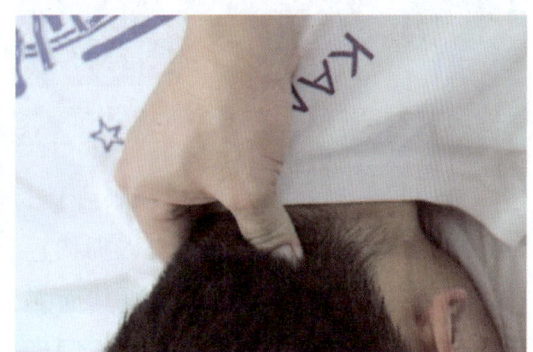

图 6-4 点揉风池穴

5）用全掌擦颈肩、背部（见图 6-5）。

（2）受术者仰卧位

推桥弓穴。桥弓穴在颈部两侧，是翳风与缺盆沿胸锁乳突肌的连线。按摩师以拇指的指腹或内侧，自翳风穴沿胸锁乳突肌推至缺盆，如图 6-6 所示。

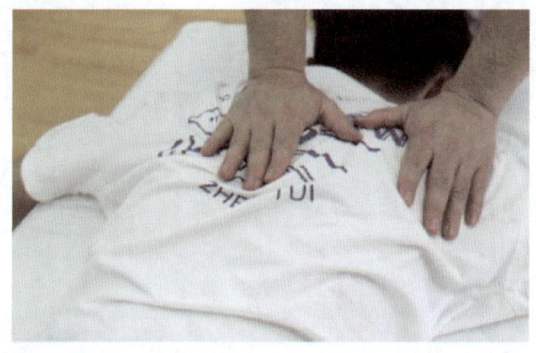

图 6-5 掌擦背部

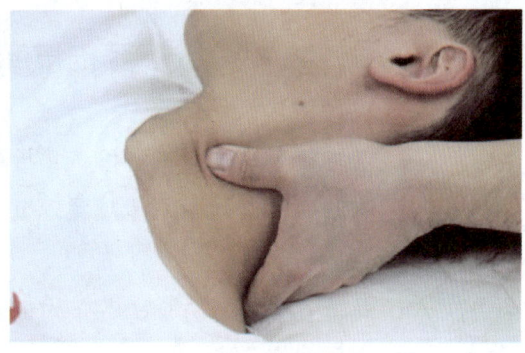

图 6-6 推桥弓穴

（3）加减情况。伴颈椎错位者，可选用以下复位手法。

1）低头牵抖法：受术者仰卧位，按摩师站于其床头，一手托受术者下颌，另一手扶其枕部，抬起头颈部处于低头位抖动，如图6-7所示。

2）仰头牵抖法：受术者仰卧位，去枕，按摩师坐于床头，一手钩住受术者下颌，另一手虎口顶于其枢椎棘突处，使头颈部处于仰头位抖动，如图6-8所示。

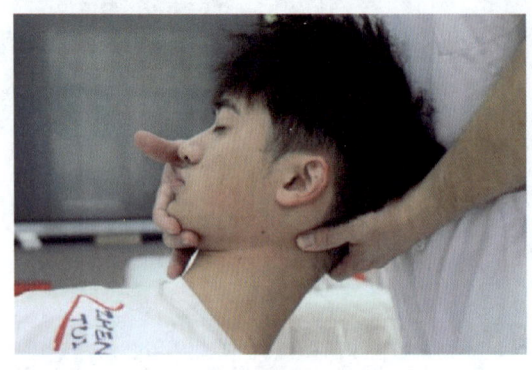

图6-7 低头牵抖法

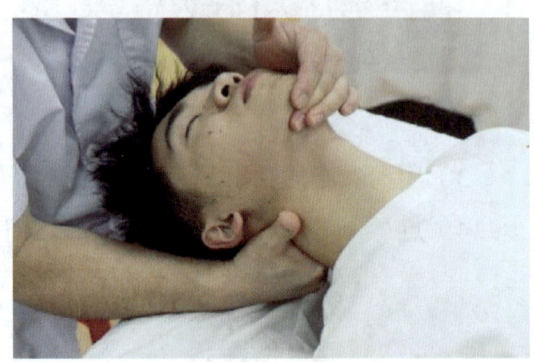

图6-8 仰头牵抖法

3）低头摇正法：受术者侧卧位，按摩师一手轻拿受术者后颈，以拇指置于错位关节隆起处，另一手托其面颊部，将头转至最大角度时再加以有限度的闪动力，常可听到"咔哒"的复位声，如图6-9所示。

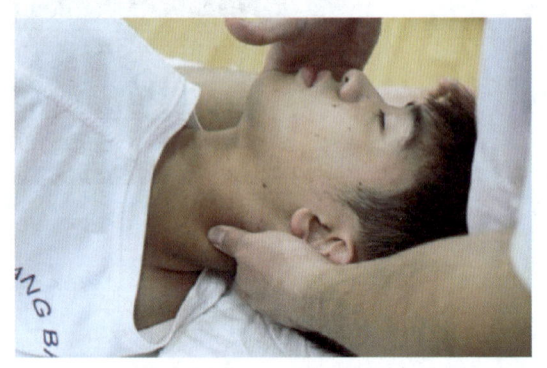

图6-9 低头摇正法

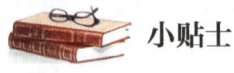 小贴士

颈椎按摩注意事项

1. 应排除颈椎肿瘤、结核、骨折或严重畸形等按摩禁忌证。

2. 颈椎错位诊断明确才可施以复位手法，手法应轻巧准确，不强求复位"咔哒"声。

3. 推桥弓穴时应力度适合，两侧交替进行。

相关链接

颈源性高血压

部分高血压的发病与 C3~C6 小关节错位及其软组织异常变化、神经血管受压相关,由其引起的高血压称为颈源性高血压。其血压升高或降低引起的症状与颈椎病症状同步。

2. 背腰部按摩

操作步骤:

(1) 受术者俯卧位

1) 按摩师用双掌自上而下轻揉受术者背腰部两侧肌肉,如图 6-10 所示。

2) 用拇指指腹拨揉受术者背部棘突两侧,如图 6-11 所示。

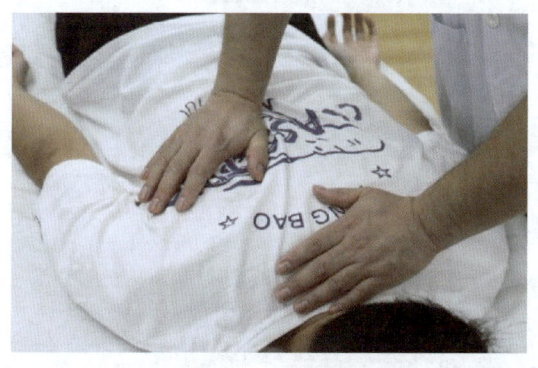

图 6-10 掌揉背腰部

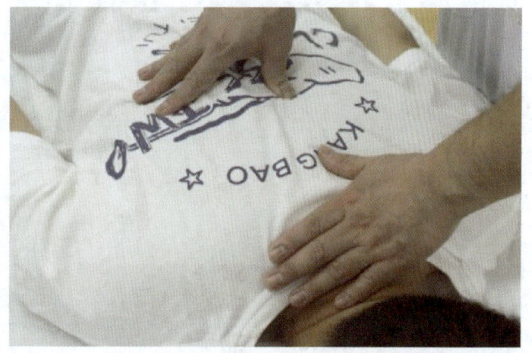

图 6-11 拨揉背部棘突两侧

3) 用侧擦法擦受术者脊柱两侧肌肉,如图 6-12 所示。

4) 点按血压点(第 6 颈椎棘突下旁开 2 寸处,见图 6-13)、心俞、肝俞、胆俞、脾俞、肾俞穴。

5) 用单掌自上而下直推背部,如图 6-14 所示。

6) 用双手虚掌拍打背部,如图 6-15 所示。

(2) 加减情况。伴胸、腰椎错位者,可选用以下复位手法。

1) 受术者坐位,双手抱胸,按摩师立于其后方,用双手环抱受术者肘关节,胸腹部紧贴受术者背部,用力向上牵拉胸椎,如图 6-16 所示。

2）受术者坐位，双手抱住枕部，按摩师立于其后方，膝关节顶住偏歪胸椎棘突，双手分别握住受术者双侧肩部，同时用力向后拉（如图6-17所示）。

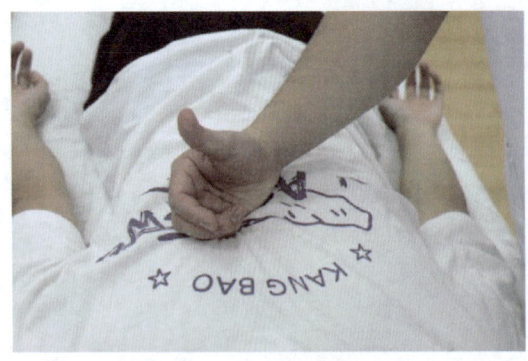

图 6-12　撩脊柱两侧肌肉

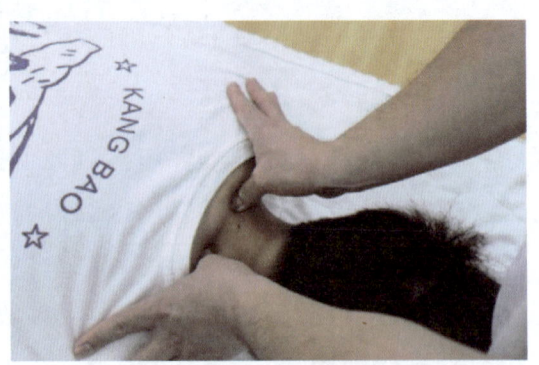

图 6-13　点按血压点

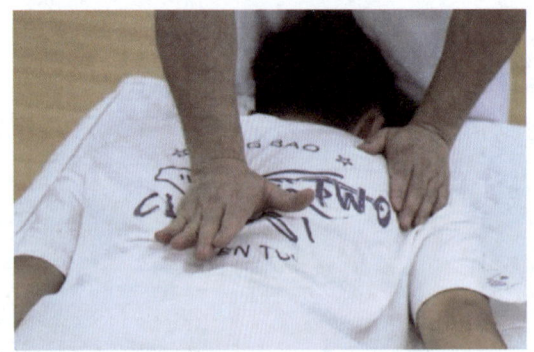

图 6-14　掌推背部

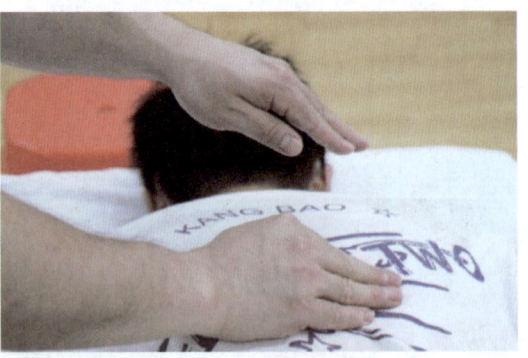

图 6-15　拍打背部

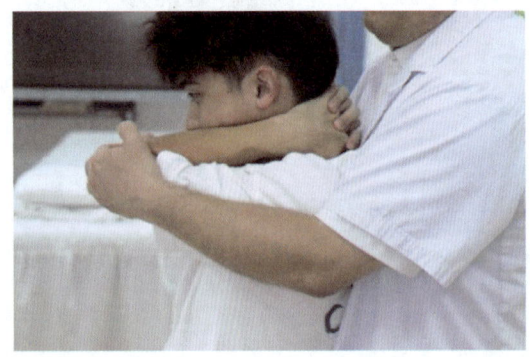

图 6-16　牵拉胸椎

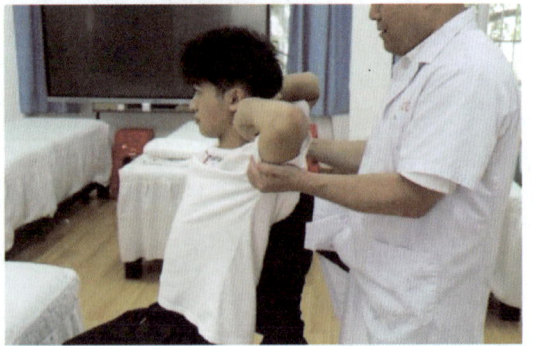

图 6-17　向后拉肩部

3）受术者侧卧，头略后仰，按摩师面对受术者，一手推肩向后固定，另一手肘部搬按臀部向前至最大角度，待其放松，两手做相反方向的闪动力扭转腰椎，如图6-18所示。

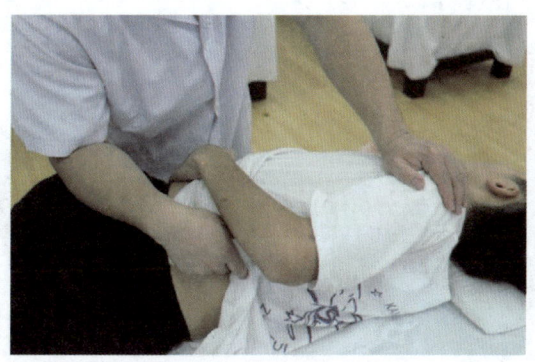

图 6-18 闪动扭转腰椎

 小贴士

背腰部按摩注意事项

1. 应排除胸、腰椎肿瘤、结核、骨折或严重畸形等按摩禁忌证。
2. 胸、腰椎错位诊断明确才可施以复位手法,手法应轻巧准确,不强求复位"咔哒"声。
3. 点按血压点应力度深透。

3. 头部按摩

适应证:高血压引发的头痛头晕。

操作步骤:

受术者仰卧位。

(1)分推前额:按摩师用双手拇指自受术者印堂穴向两侧推摩至太阳穴,如图 6-19 所示。

(2)拿揉五经,如图 6-20 所示。

(3)点揉印堂(见图 6-21)、太阳、攒竹、头维、百会穴。

(4)用双手拇指由内向外轻摩眼眶,如图 6-22 所示。

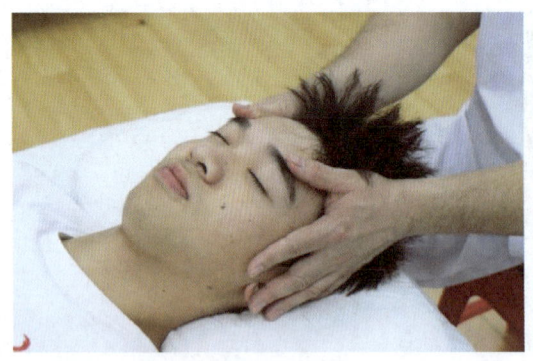

图6-19 分推前额

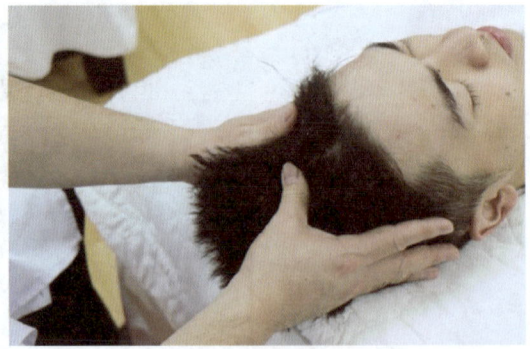

图6-20 拿揉五经

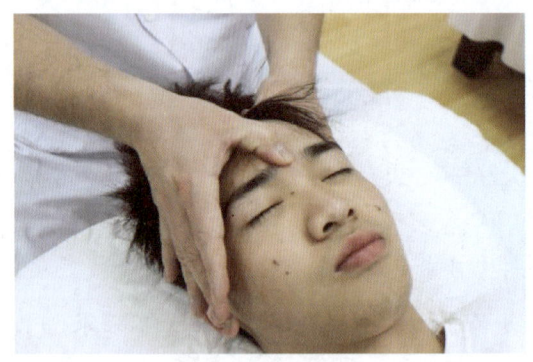

图6-21 点揉印堂

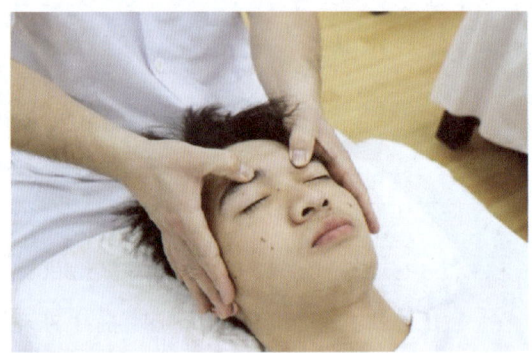

图6-22 摩眼眶

(5)用十指指端梳理头皮,如图6-23所示。

(6)用十指轻叩头部,如图6-24所示。

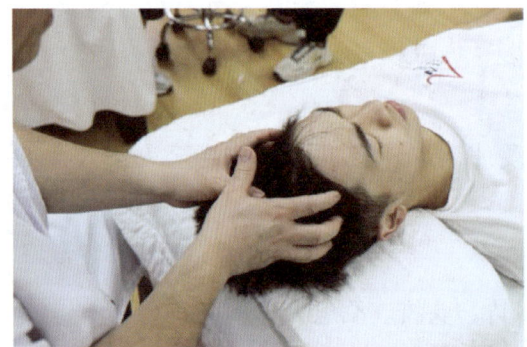

图6-23 梳理头皮

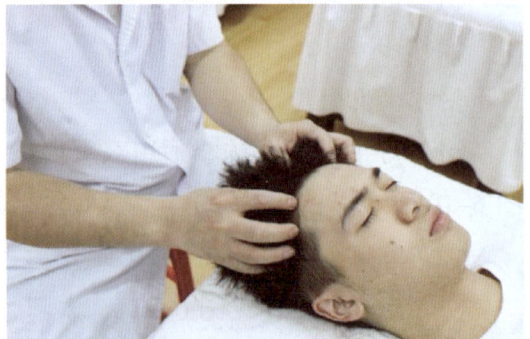

图6-24 指叩头部

(7)点揉合谷、太冲穴,如图6-25、图6-26所示。

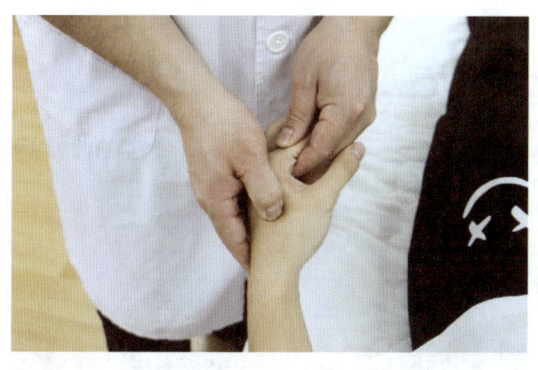
图 6-25　点揉合谷穴

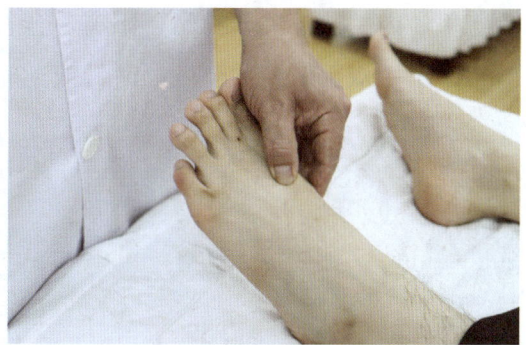
图 6-26　点揉太冲穴

 **小贴士**

头部按摩注意事项

1. 注意头部卫生。
2. 防止大力拉扯头发，引起患者不适。
3. 分推前额应用拇指全指。

4. 上肢按摩

操作步骤：

受术者侧卧位。

（1）按摩师用拇指与四指自上而下拿揉受术者上肢，如图 6-27 所示。

（2）按摩师用双手掌抱住受术者肩部进行揉动，如图 6-28 所示。

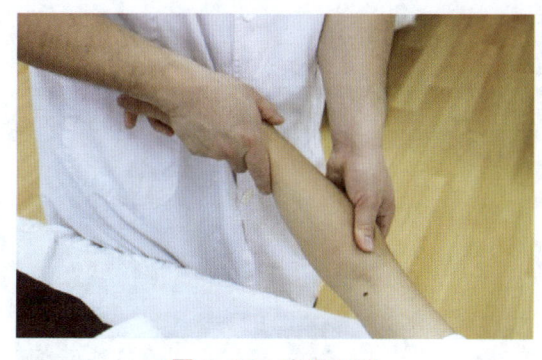
图 6-27　拿揉上肢

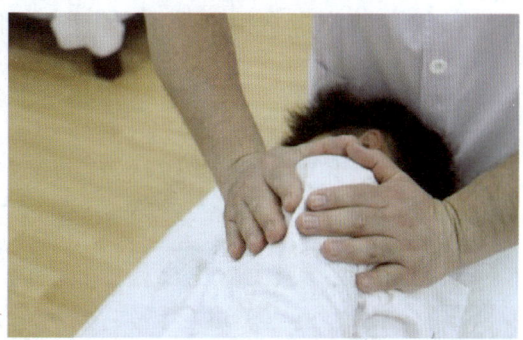
图 6-28　抱揉肩部

（3）用拇指点揉肩井、天宗、肩贞、肩髃、秉风、曲池（见图 6-29）、尺泽、手三里、内关、外关、神门、阳溪、合谷穴。

（4）用双手对肩关节做顺时针或逆时针方向环转，如图 6-30 所示。

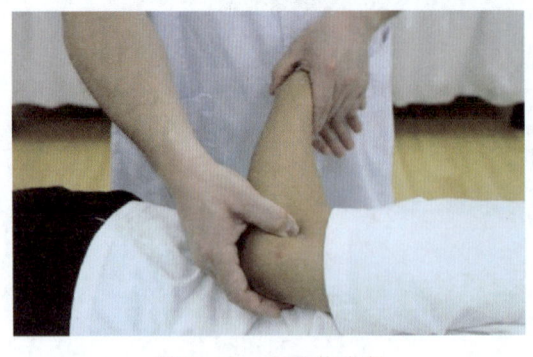

图 6-29　点揉曲池穴

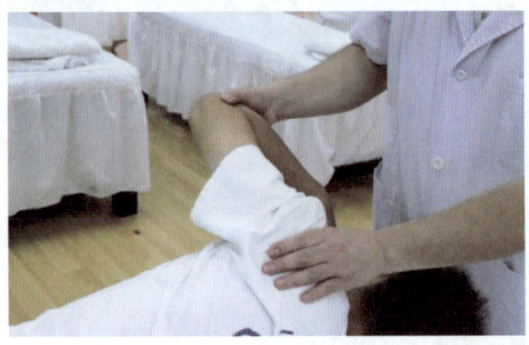

图 6-30　活动肩关节

（5）用双手活动肘关节，如图 6-31 所示。

（6）用双手活动腕关节，如图 6-32 所示。

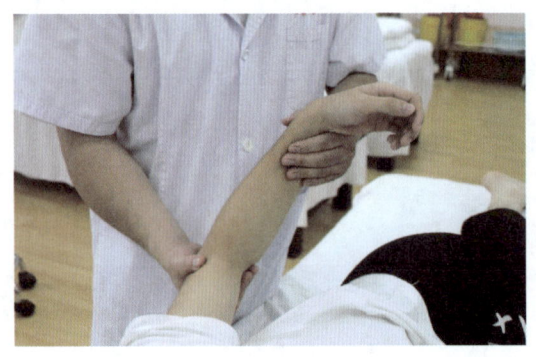

图 6-31　活动肘关节

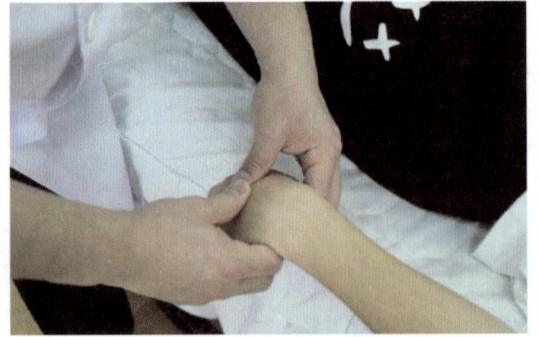

图 6-32　活动腕关节

（7）用双手握住受术者患肢大小鱼际牵抖上肢，如图 6-33 所示。

（8）用双掌虚掌拍打受术者上肢，如图 6-34 所示。

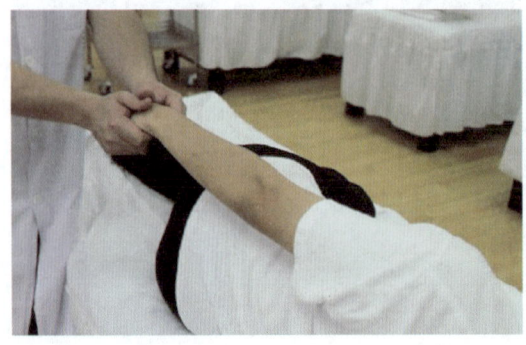

图 6-33　牵抖上肢

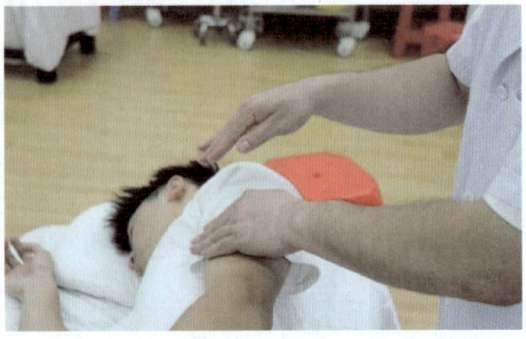

图 6-34　拍上肢

小贴士

上肢按摩注意事项

1. 按摩应以手三阳经为主。
2. 肢体前、后、内、外侧均应按摩。
3. 活动关节切忌粗暴。

5. 下肢按摩

操作步骤：

（1）受术者俯卧位

1）按摩师用单掌直推受术者下肢后侧，如图 6-35 所示。

2）用单手拿揉受术者下肢后侧，如图 6-36 所示。

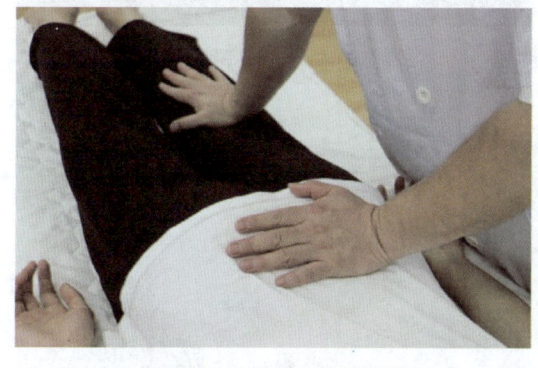

图 6-35　直推下肢后侧

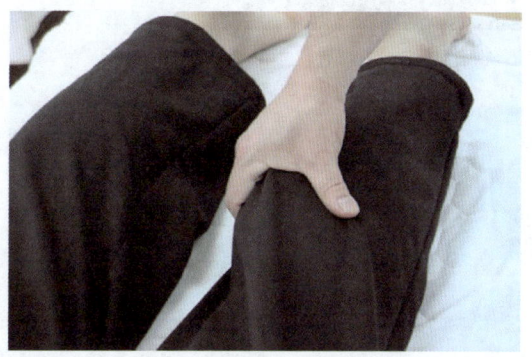

图 6-36　拿揉下肢后侧

3）用侧擦法擦动受术者下肢后侧，如图 6-37 所示。

4）点按：用双手拇指点按环跳、承扶、殷门、委阳（见图 6-38）、承山、昆仑、太溪穴。

5）用双手抱揉下肢后侧，如图 6-39 所示。

6）用双手空拳叩击下肢后侧，如图 6-40 所示。

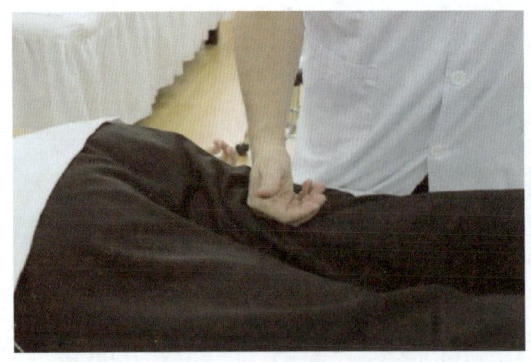

图 6-37　擦下肢后侧

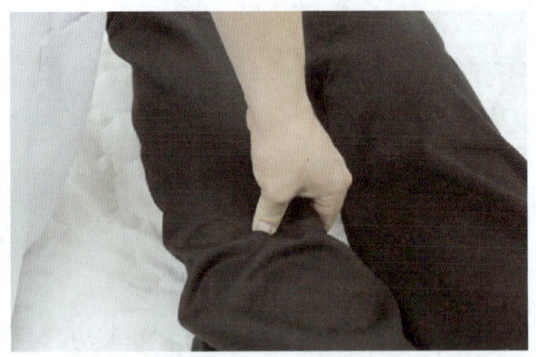

图 6-38　点按委阳穴

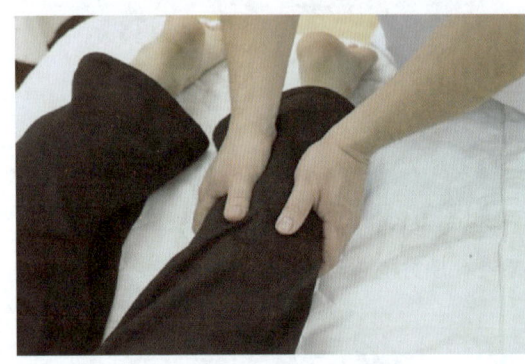

图 6-39　抱揉下肢后侧

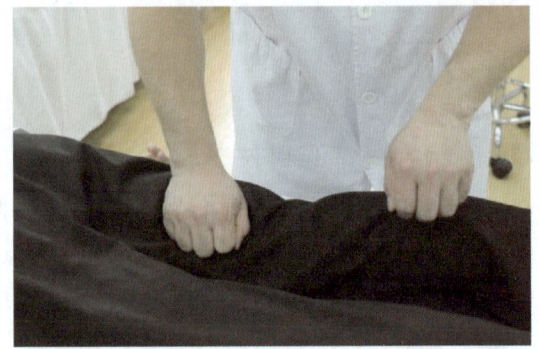

图 6-40　叩击下肢后侧

7）用双手虚掌拍打受术者下肢后侧，如图 6-41 所示。

（2）受术者仰卧位

1）按摩师用单手自上而下直推受术者下肢前、内、外侧，如图 6-42 所示。

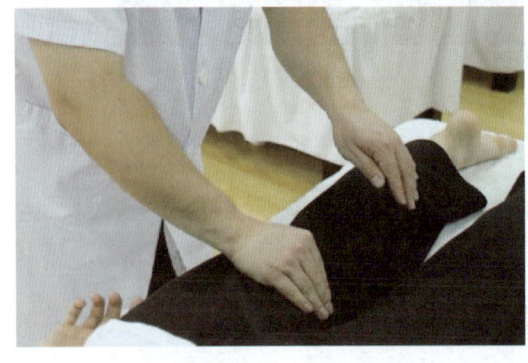

图 6-41　虚掌拍打下肢后侧

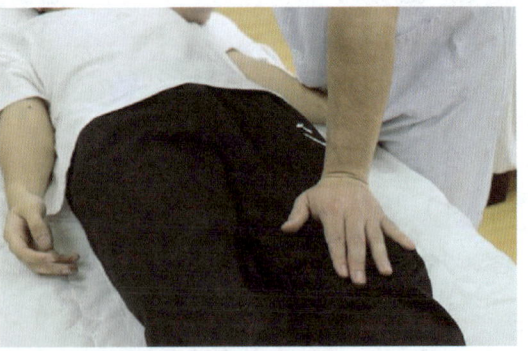

图 6-42　直推下肢

2）用单手自上而下拿揉受术者下肢前、内、外侧，如图 6-43 所示。

3）用拇指指腹点按血海、梁丘（见图 6-44）、阳陵泉、足三里、三阴交、解溪、丘墟、太冲、涌泉穴。

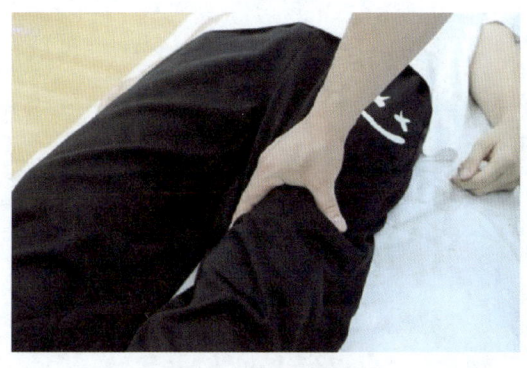
图 6-43　拿揉下肢

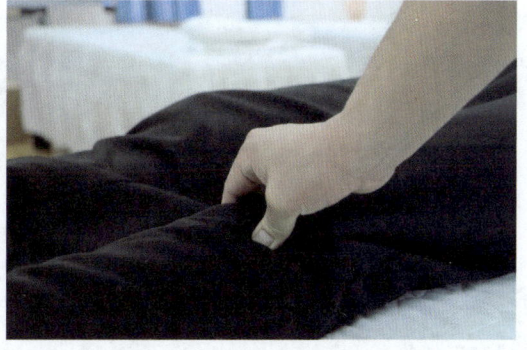
图 6-44　点按血海、梁丘穴

4）用双手活动受术者髋（见图 6-45）、膝、踝关节。

5）用双手握住受术者患肢踝关节牵抖下肢，如图 6-46 所示。

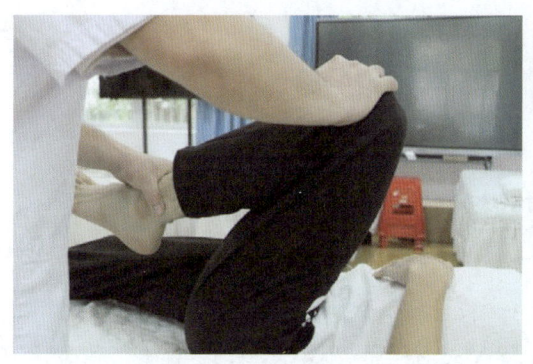
图 6-45　活动髋关节

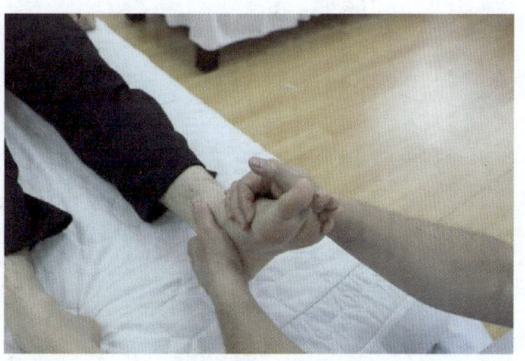
图 6-46　牵抖下肢

6）用双手虚掌拍打下肢前侧，如图 6-47 所示。

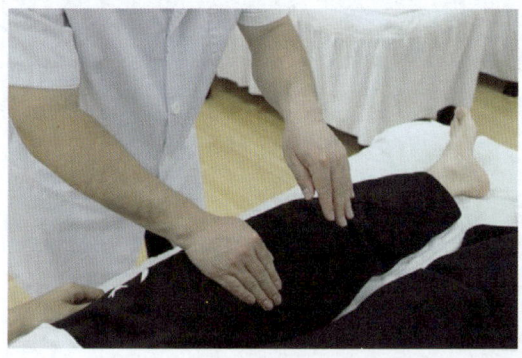
图 6-47　虚掌拍打下肢前侧

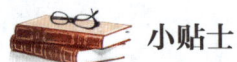 **小贴士**

下肢按摩注意事项

1. 按摩应以肝经、胆经为主。
2. 肢体前、后、内、外侧均应按摩。
3. 活动关节切忌粗暴。

6. 耳部反射区按摩

适应证：初、中期高血压。

主要反射区为降压沟、神门反射区。相关反射区为心、肝、肾、肾上腺、交感、内分泌反射区。

 **小贴士**

注意事项

1. 耳部皮肤情况良好，治疗前应进行消毒。
2. 使用探穴器精准寻找穴位，按压时可有酸、麻、胀、痛、发热感。
3. 用镊子取豆，对准穴位紧压其上。
4. 应防水、防过敏，避免皮肤感染等。

7. 足部反射区按摩

主要反射区为心、肝、肾反射区。相关反射区为头、颈、胆、肾上腺等反射区。

 小贴士

注意事项

1. 按摩力度适中、动作缓稳、手法正确。
2. 足部有出血、皮肤病者,禁用足部反射区按摩。
3. 对每个主要反射区反复按摩 100~150 次,对每个相关反射区反复按摩 50~100 次,力度以受术者能忍受为度。
4. 按摩前可配合泡足,水温不超过 50 ℃,时间为 20 分钟左右。
5. 可使用按摩膏,以加强祛风散寒、消肿止痛的作用。
6. 重点按摩心、肝、肾反射区。

五、注意事项

1. 高血压早期可能无症状或症状不明显。
2. 应由专业医生做出高血压病诊断,并判定分级。
3. 分析危险因素,尽量避免危险因素。
4. 如出现高血压危象或心脑肾并发症,应及时到医院就诊。

六、案例分析

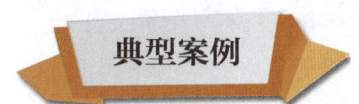 典型案例

一、情景描述

周某,44 岁,男,发现血压升高 1 月余。患者于 1 月前工作劳累后出现头部不适,至医院检查诊断为颈源性高血压,住院治疗后仍有颈部牵扯不适感,偶有头部沉重不适感,无明显头晕头痛,无恶心呕吐,无胸闷胸痛,无四肢不适。收缩压和舒张压分别为 170 mmHg 和 104 mmHg,颈肌紧张,C3~C5 左右不对称伴压痛,颈部后伸、旋转受限,臂丛神经牵拉试验阴性,椎动脉扭曲试验阴性,颈椎

X线片显示颈椎不稳定。现要求按摩调理。

二、案例分析

1. 诊断

（1）颈源性高血压。

（2）颈椎不稳定。

2. 操作方法

（1）受术者俯卧位

1）用双手拿揉颈肩部。

2）用侧㨰法㨰颈肩部。

3）用拇指指腹拨揉颈部。

4）点揉风池、风府、肩井、颈根、肩中俞、肩外俞穴。

5）用全掌擦颈肩背部。

6）低头牵抖：受术者仰卧，按摩师站于床头，一手托受术者下颌，另一手扶其枕部，抬起头颈部处于低头位抖动。

7）低头摇正：受术者侧卧，按摩师一手轻拿其后颈，以拇指置于错位关节隆起处，另一手托其面颊部，将头转至最大角度时再加以有限度的闪动力，常可听到"咔哒"的复位声。

（2）受术者仰卧位

1）推桥弓穴：用拇指的指腹或内侧自翳风穴沿胸锁乳突肌推至缺盆。

2）分推前额：用双手拇指自印堂穴向两侧推摩至太阳穴。

3）拿揉五经。

4）点揉印堂、太阳、攒竹、头维、百会穴。

5）用双手拇指由内向外轻摩眼眶。

6）用十指指端梳理头皮。

7）用十指轻叩头部。

8）点揉合谷、太冲穴。

3. 转归

治疗5次后，周某颈部牵扯不适、头部沉重不适感消失，收缩压和舒张压降至136 mmHg和82 mmHg。嘱其适当调整枕头高度，生活工作中避免不良习惯，避免颈椎外伤，可自己揉按以放松颈肩部。3个月后随访无复发。

学习单元 2　胸痛按摩

一、胸痛的概念

胸痛是指颈部与上腹部之间出现疼痛或不适的症状,临床较常见。

二、胸痛的主要原因

引发胸痛的原因复杂多样,主要如下。

(1)心血管疾病。心绞痛、急性心肌梗死、心包炎、心肌炎、主动脉夹层等。

(2)呼吸系统疾病。肺炎、支气管炎、气胸、胸膜炎、胸膜肿瘤、肺癌、肺梗死等。

(3)消化系统疾病。食管反流、食管炎、食管癌、胃炎、消化性溃疡、胆结石、胆囊炎、肝脓肿、脾梗死等。

(4)纵隔疾病。纵隔炎、纵隔脓肿、纵隔肿瘤等。

(5)骨伤科疾病。颈、胸椎病变,胸部挫伤,肋软骨炎,肋间神经炎,肋骨骨折等。

(6)其他病证。急性皮炎、皮下蜂窝织炎、带状疱疹、急性白血病、多发性骨髓瘤、焦虑或抑郁等。

三、胸痛的主要症状

1. 胸痛的部位

胸背牵掣疼痛,伴脊背僵直姿势,有背负重物之感,常见于胸椎小关节紊乱;胸骨后方和心前区或剑突下疼痛多见于心绞痛或心肌梗死,常可向左肩和左臂内侧放射;胸膜炎引发的胸痛多在胸侧部;肋软骨炎引起的胸痛多在第1、2肋软骨处,局部有压痛;一侧胸痛沿肋间神经分布区出现,伴成簇水疱不超中线,多见于带状疱疹;胸部局部疼痛,有外伤史者,多见于胸壁软组织挫伤或肋骨骨折。

2. 胸痛的性质

不同原因引起的胸痛,疼痛性质不同。如胸椎小关节紊乱引起的胸痛为胸背牵掣疼痛,心绞痛引起的胸痛呈绞榨样疼痛,胸膜炎引起的胸痛为隐痛、钝痛和刺痛，带状疱疹引起的胸痛呈刀割样或灼热样剧痛。

3. 影响疼痛的因素

胸椎小关节紊乱引起的胸痛一般在脊柱前屈或后伸突然受牵拉或脊柱过度扭转后出现；心绞痛引起的胸痛在劳力或精神紧张时出现，休息后可缓解，持续时间短；胸膜炎引起的胸痛可因咳嗽或用力呼吸而加剧。

四、胸痛按摩操作

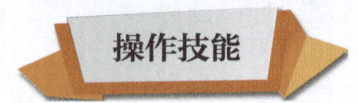
操作技能

1. 颈椎按摩

适应证：颈椎源性胸痛。

操作步骤：

（1）受术者俯卧位

1）按摩师用双手拿揉受术者颈肩部。

2）用侧滚法滚颈肩部。

3）用拇指指腹拨揉颈部。

4）用拇指点揉风池、风府、肩井、颈根、肩中俞、肩外俞穴。

5）用全掌擦颈肩背部。

（2）加减情况

伴颈椎错位者，可选用以下复位手法。

1）低头牵抖法：受术者仰卧位，按摩师站于床头，一手托受术者下颌，另一手扶其枕部，抬起头颈部处于低头位抖动。

2）仰头牵抖法：受术者仰卧位，去枕，按摩师坐于床头，一手钩住受术者下颌，另一手虎口顶于其枢椎棘突处，使头颈部处于仰头位抖动。

3）低头摇正法：受术者侧卧位，按摩师一手轻拿受术者后颈，以拇指置于错位关节隆起处，另一手托其面颊部，将头转至最大角度时再加以有限度的闪动力，常可听到"咔哒"的复位声。

2. 胸椎按摩

适应证：胸椎源性胸痛。

操作步骤:

(1) 受术者俯卧位

1) 按摩师用双掌按揉受术者背部两侧肌肉。

2) 用侧滚法滚脊柱两侧肌肉。

3) 用拇指点按肺俞、厥阴俞、心俞、肝俞、胆俞、脾俞、胃俞、肾俞穴。

4) 用单掌自上而下直推背部,用单掌自上而下擦督脉。

5) 用双手虚掌拍打受术者背部。

(2) 加减情况

伴背痛、胸椎错位者,可选用以下复位手法。

1) 受术者坐位,双手抱胸,按摩师立于其后方,用双手环抱受术者肘关节,胸腹部紧贴受术者背部,用力向上牵拉胸椎。

2) 受术者坐位,双手抱住枕部,按摩师立于其后方,膝关节顶住偏歪胸椎棘突,双手分别握住受术者双侧肩部,同时用力后拉。

3. 胸部按摩

适应证:胸痛、心悸。

操作步骤:

受术者仰卧位。

(1) 掌摩心前区:按摩师以掌根摩受术者心前区,如图 6-48 所示。

(2) 旋揉胸部:按摩师以四指指腹旋揉受术者胸部,如图 6-49 所示。

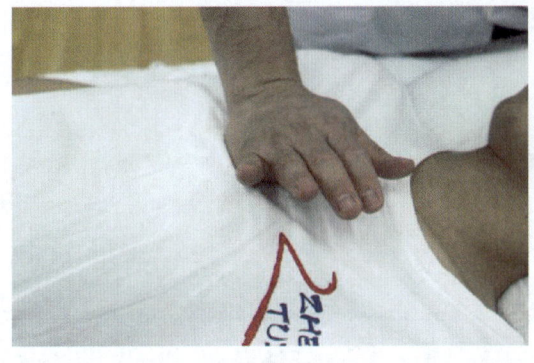

图 6-48　掌摩心前区

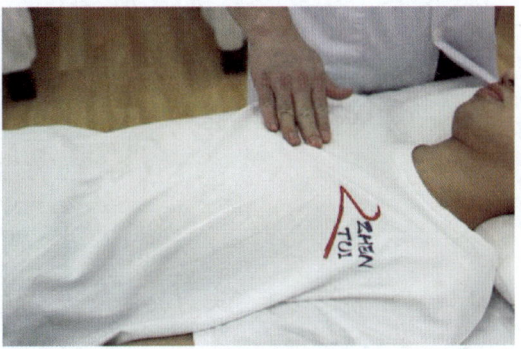

图 6-49　旋揉胸部

(3) 按压双肩:按摩师以掌根按压受术者双肩,如图 6-50 所示。

(4) 分推锁骨下:按摩师以双掌分推受术者锁骨下。

(5) 分推肋间隙:按摩师以双掌沿肋间隙分推至两胁,如图 6-51 所示。

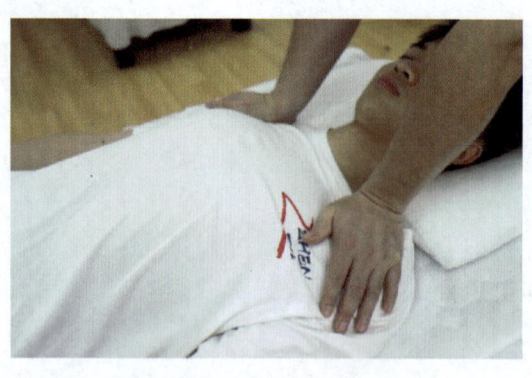
图 6-50　按压双肩

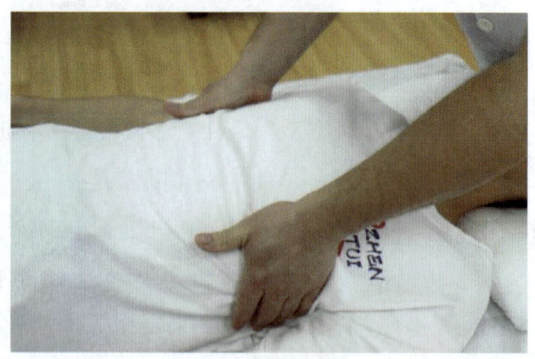
图 6-51　分推肋间隙

（6）按摩师用拇指点按膻中（见图 6-52）、玉堂、紫宫、华盖、璇玑、神藏、俞府、期门、极泉（见图 6-53）、少海、通里、阴郄、神门、少冲穴。

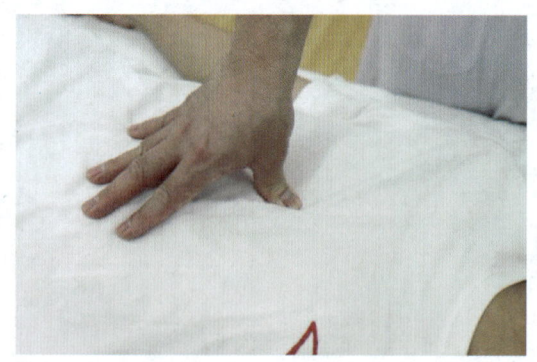
图 6-52　点按膻中穴

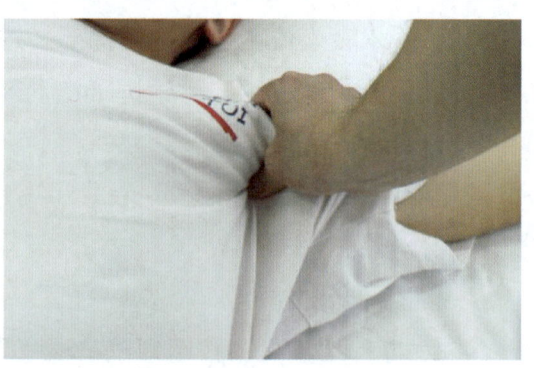
图 6-53　点按极泉穴

 **小贴士**

注意事项

1. 严重心血管疾病者忌按摩。
2. 按摩时避免大力按揉。

4. 上肢按摩

适应证：胸痛、胸闷、心悸。

操作步骤：

受术者仰卧位。

（1）按摩师以拇指与四指自上而下拿揉受术者上肢。

（2）按摩师用拇指指腹按揉受术者手厥阴心包经，如图 6-54 所示。

（3）用拇指点揉天泉、曲泽、内关（见图 6-55）、大陵、劳宫、中冲穴。

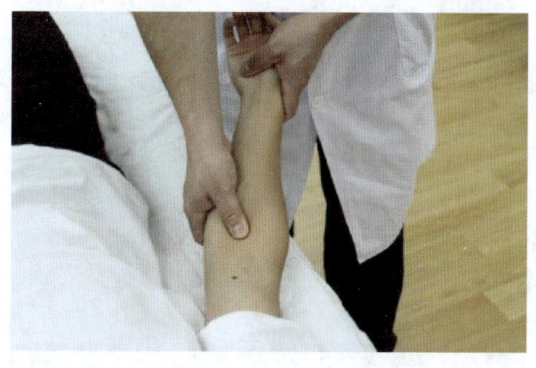

图 6-54　按揉手厥阴心包经

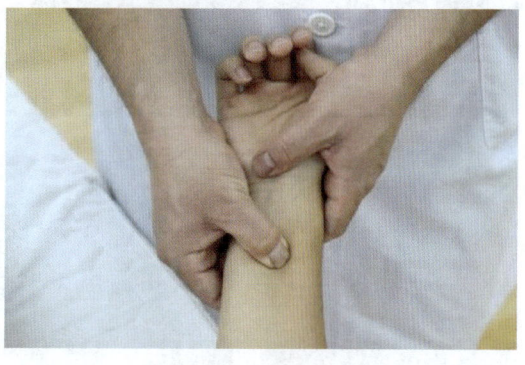

图 6-55　点揉内关穴

（4）用拇指按揉手少阴心经，如图 6-56 所示。

（5）用拇指点揉极泉、青灵、少海、神门、少府、少冲穴。

（6）用双手活动肩、肘、腕关节。

（7）用双掌虚掌拍打上肢。

5. 下肢按摩

适应证：胸痛。

操作步骤：

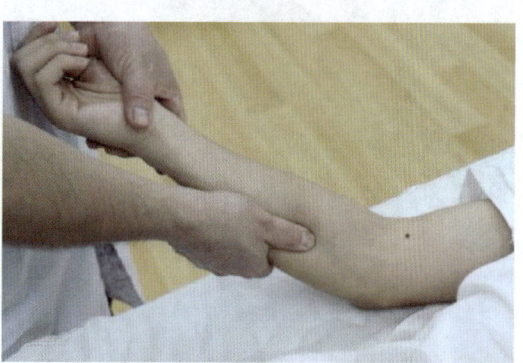

图 6-56　按揉手少阴心经

受术者仰卧位。

（1）按摩师用单掌自上而下直推受术者下肢前、内、外侧。

（2）自上而下拿揉下肢前、内、外侧。

（3）用拇指按揉足太阴脾经。

（4）用拇指点揉三阴交、阴陵泉、府舍、腹哀、周荣、大包穴。

（5）用拇指按揉足少阴肾经，如图 6-57 所示。

（6）用拇指点揉涌泉（如图 6-58 所示）、阴谷、幽门、灵墟、俞府穴。

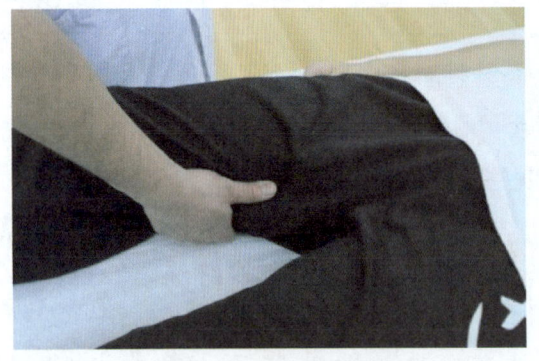

图 6-57　按揉足少阴肾经

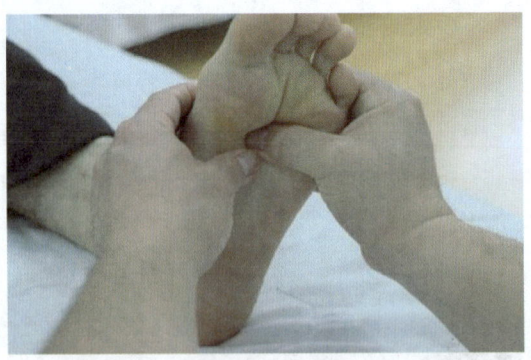

图 6-58　点揉涌泉穴

（7）按揉足阳明胃经，如图 6-59 所示。

（8）用拇指点揉伏兔、足三里（见图 6-60）、历兑穴。

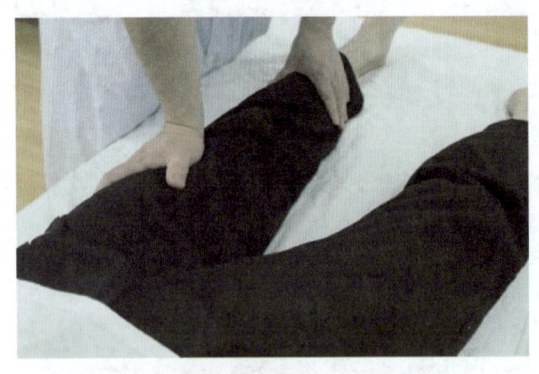

图 6-59　按揉足阳明胃经

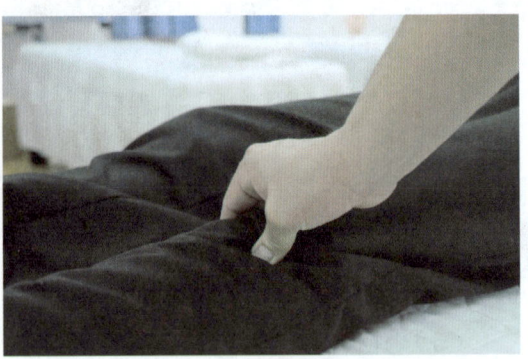

图 6-60　点揉足三里穴

（9）用双手活动髋、膝、踝关节。

（10）用双手虚掌拍打下肢。

6. 耳部反射区按摩

可进行按摩操作的耳部主要反射区有心、皮质下、交感、胸反射区。相关反射区有肺、肝、肾、胃、内分泌、神门等反射区。

7. 足部反射区按摩

可进行按摩操作的足部主要反射区有心、肺、胸部、肾上腺反射区。相关反射区有脑干、甲状腺、食道、颈椎、胸椎、肝、胆、脾、胃、十二指肠、小肠、肾、输尿管、膀胱、尿道等反射区。

五、注意事项

1. 如果受术者出现任何胸痛的不适现象，一定及时到医院进行系统的检查并治疗。
2. 按摩治疗前应排除急性、潜在致命的疾病。

六、案例分析

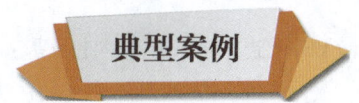

一、情景描述

王某，男，26 岁。胸痛 6 天。自诉 6 天前健身后出现胸痛，伴背部绷紧不适感，自贴药膏无效，夜间平卧时加重，无胸闷，无咳嗽，无胃痛，曾至医院内科诊治，胸片、心电图检查未发现异常，现要求按摩治疗。查体发现患者第 5—7 胸椎棘突偏歪伴压痛，附近背部肌肉紧张，胸部外观无异常，局部可扪及一明显压痛点。

二、案例分析

1. 诊断

胸痛。胸椎小关节错位。

2. 操作方法

受术者俯卧位。

（1）用双掌按揉背部两侧肌肉。

（2）用侧㨰法㨰脊柱两侧肌肉。

（3）用拇指点按胸 4～8 夹脊穴。

（4）用拇指点按厥阴俞、心俞、督俞、膈俞、肝俞穴。

（5）用单掌自上而下直推背部，用单掌自上而下擦督脉。

（6）用双手虚掌拍打背部。

（7）复位胸椎错位：受术者坐位，双手抱住枕部，按摩师立于其后方，以膝关节顶住偏歪胸椎棘突，双手分别握住受术者双侧肩部，同时用力后拉。

3. 转归

上述操作配合浮针疗法处理胸部局部压痛点，治疗 4 次后，受术者胸痛症状消失，嘱受术者运动时注意避免损伤。半年后随访无复发。

学习单元 3　糖尿病按摩

一、糖尿病相关知识

1. 概念

糖尿病是以高血糖为特征，伴随因胰岛素分泌及／或作用缺陷引起体内的糖、脂肪和蛋白质代谢紊乱的代谢性疾病。

有以下 1 项症状即可诊断为糖尿病。

（1）有烦渴、多饮、多尿、多食和体重减轻等症状，随机血糖≥11.1 mmol/L 及／或空腹血糖≥7.8 mmol/L。

（2）餐后 2 小时血糖≥11.1 mmol/L。

（3）无症状者非同一天两次血糖异常。

2. 主要分型

（1）1 型糖尿病，也称胰岛素依赖型糖尿病，多见于儿童和青少年。单用口服药无效，需用胰岛素治疗。

（2）2 型糖尿病，也称非胰岛素依赖型糖尿病或成年发病型糖尿病，常见于中老年人。多数患者在饮食控制及口服降糖药治疗后可稳定控制血糖。

二、糖尿病的主要原因

糖尿病是一个多病因的综合征，确切病因至今未明。一般认为，主要与以下因素有关：

（1）遗传因素。糖尿病具有家族遗传易感性。

（2）肥胖。肥胖是糖尿病发病的重要原因，尤其是 2 型糖尿病。

（3）活动不够。体力活动减少是糖尿病发病的重要因素。

（4）饮食结构不合理。高热量、高脂肪、高蛋白质食物摄入过多。

（5）情志因素。精神紧张、情绪激动、心理压力过大可引起某些应激激素分泌增加，造成内分泌代谢调节紊乱，导致血糖升高。

（6）病毒感染。患感冒、腮腺炎等病毒感染性疾病后可导致胰岛素分泌缺乏，最终引发糖尿病。

（7）自身免疫。机体自身免疫系统功能紊乱，导致胰岛素分泌缺乏，引发糖尿病。

（8）化学物质或药物。扑立灭灵、戊双咪、左旋门冬酰胺酶等化学物质或药物可引发糖尿病。

（9）妊娠。妊娠期，母体会产生大量多种激素拮抗胰岛素。

总之，糖尿病的基本病理变化是由于胰岛素绝对或相对不足引起糖、脂肪、蛋白质和继发的水、电解质代谢紊乱。

三、糖尿病的主要症状

（1）多尿。尿量增多，每日尿量达 3 000～4 000 mL，最高达 10 000 mL 以上。排尿次数增多，每日排尿次数可达 20 次以上。

（2）多饮。由于尿量增多，身体水分流失过多，导致细胞内脱水，刺激口渴中枢，需饮水作为补充。

（3）多食。由于尿量增多，体内糖分流失过多，身体能量不足而引起食欲亢进。随着食量增加，血糖升高，以致尿糖增多，形成恶性循环。

（4）消瘦。机体不能充分利用葡萄糖，导致脂肪和蛋白质分解加速，从而体重下降，形体消瘦。

（5）疲乏。体内水、电解质以及酸碱平衡出现紊乱，导致总是感到疲乏。

四、糖尿病按摩操作

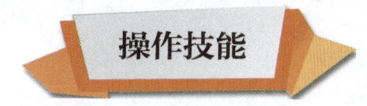

1. 脊柱按摩

适应证：糖尿病。

操作步骤：

（1）受术者俯卧位。

1）按摩师用双掌按揉受术者背部两侧肌肉。

2）用侧滚法滚脊柱两侧肌肉。

3）点按胰俞、肺俞、肝俞、胆俞、脾俞、胃俞、肾俞；点按第6胸椎至第10胸椎节段夹脊穴。

4）用双手自下而上捏脊。

5）用单掌自上而下直推背部，用单掌自上而下擦督脉。

6）用双手虚掌拍打背部。

（2）加减情况

伴背痛、胸椎错位者，可选用以下复位手法。

1）受术者坐位，双手抱胸，按摩师立于其后方，用双手环抱受术者肘关节，胸腹部紧贴受术者背部，用力向上牵拉胸椎。

2）受术者坐位，双手抱住枕部，按摩师立于其后方，膝关节顶住偏歪胸椎棘突，双手分别握住受术者双侧肩部，同时用力后拉。

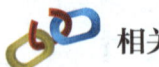 相关链接

胰俞穴

胰俞穴也称胃脘下俞，位于背部第八胸椎旁开1.5寸、膀胱经第一侧线上，膈俞穴和肝俞穴之间，是临床治疗糖尿病的首选穴位、经验效穴。刺激胃脘下俞能有效改善局部微循环，促进胰岛β细胞的修复及胰岛素的分泌、合成，具有显著的降糖作用。

2. 腹部按摩

适应证：糖尿病性胃轻瘫。

操作步骤：

受术者仰卧位。

（1）用单掌摩腹，如图6-61所示。

（2）按结肠走行顺时针按摩腹部，如图6-62所示。

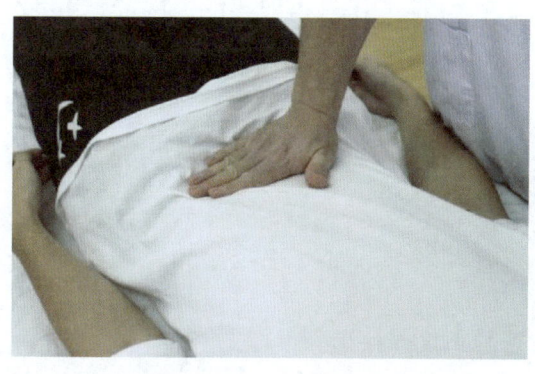

图 6-61 单掌摩腹

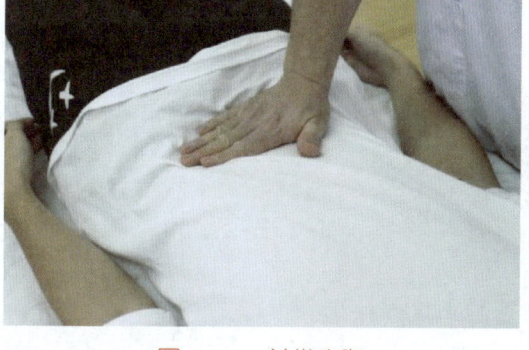

图 6-62 顺时针按摩腹部

（3）用双手叠掌揉腹，如图 6-63 所示。

（4）点按梁门、中脘（见图 6-64）、天枢、气海、关元穴。

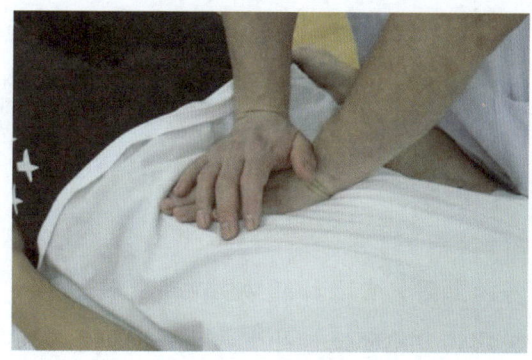

图 6-63 叠掌揉腹

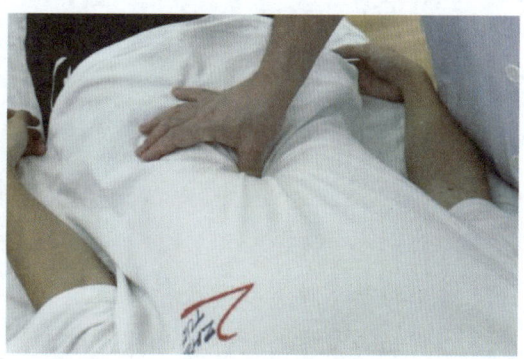

图 6-64 点按中脘穴

（5）振腹：按摩师以掌心对着神阙穴，上肢肌肉收缩带动手掌振动腹部，如图 6-65 所示。

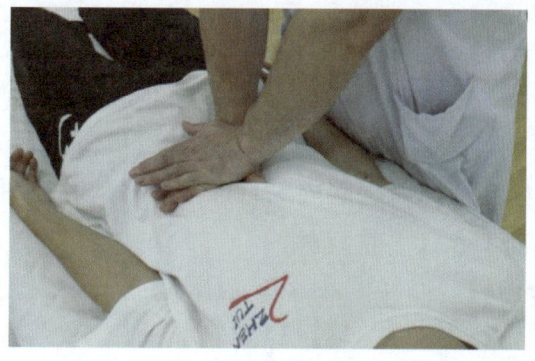

图 6-65 振腹

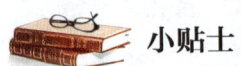 **小贴士**

腹部按摩注意事项

1. 过饥、过饱时不宜腹部按摩。
2. 妇女妊娠期、恶性肿瘤、急腹症等禁止腹部按摩。
3. 按摩前排空小便。
4. 按结肠走行顺时针按摩。
5. 振腹时呼吸自然，精神集中，适当调整压力和频率。

 **相关链接**

糖尿病性胃轻瘫

糖尿病性胃轻瘫是指继发于糖尿病基础上因胃自主神经功能改变引起的以胃动力低下为特点的临床症候群，是糖尿病常见的慢性并发症之一。糖尿病性胃轻瘫因胃动力低下影响降糖药物的吸收使血糖波动，从而增加其他慢性并发症的发生和发展。腹部按摩对肠蠕动及胃动力的恢复有促进作用。

3. 上肢按摩

适应证：糖尿病上肢周围神经病变。

操作步骤：

受术者仰卧位。

（1）按摩师用单掌自受术者手腕内侧直推至其肩部，如图 6-66 所示。

（2）用单手自上而下拿揉上肢。

（3）用拇指点按肩髃、曲池、曲泽、少海、小海、手三里、内关、合谷、阳谷、劳宫、后溪穴。

（4）按摩师用单手五指与受术者五指交叉相握，分别按顺时针、逆时针方向摇腕关节，如图 6-67 所示。

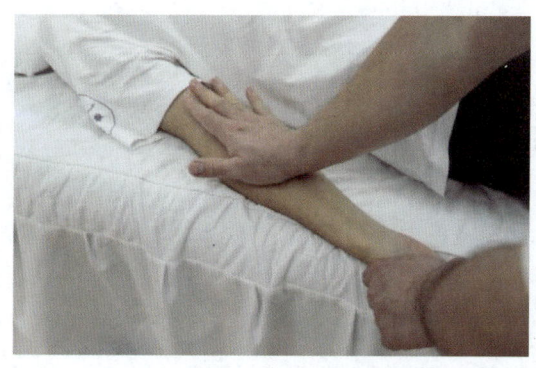

图 6-66 推上肢内侧

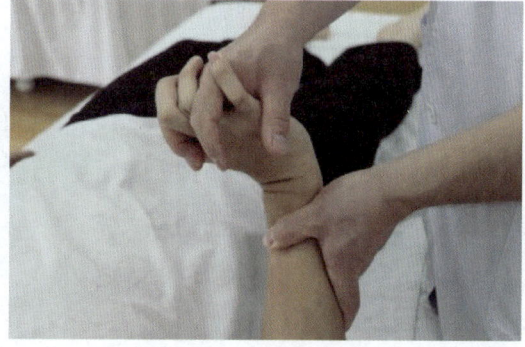

图 6-67 摇腕关节

(5)用单手拇指及虎口直推上肢外侧,如图 6-68 所示。

(6)按摩师用双手分别按顺时针、逆时针方向摇动受术者肩关节。

4. 下肢按摩

适应证:糖尿病下肢周围神经病变。

操作步骤:

(1)受术者仰卧位

1)按摩师单手自上而下直推受术者下肢前、内、外侧。

2)用双手自上而下拿揉下肢。

3)用单手抱揉膝关节,如图 6-69 所示。

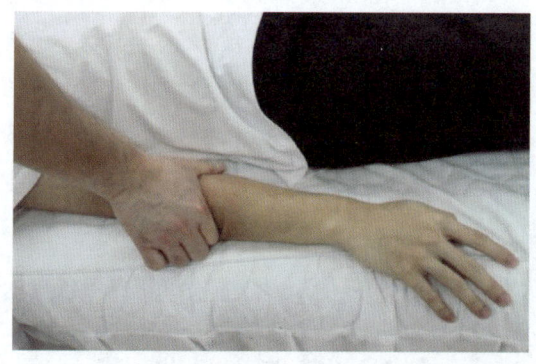

图 6-68 推上肢外侧

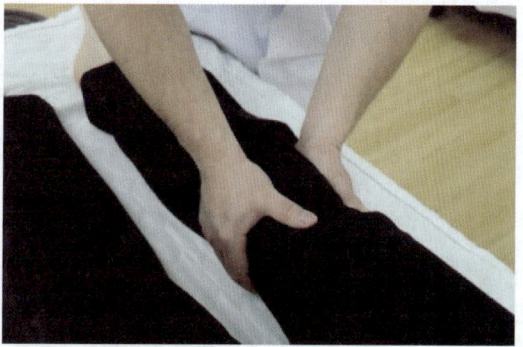

图 6-69 抱揉膝关节

4)用拇指指腹点揉阴陵泉、地机、三阴交、足三里、上巨虚、丰隆、下巨虚穴。

5)用双手虚掌拍打下肢。

(2)受术者俯卧位

1)按摩师用单掌直推受术者下肢后侧。

2）用单手拿揉下肢后侧。

3）用侧𰑟法𰑟动受术者下肢后侧。

4）用双手拇指点按环跳、承扶、殷门、委阳、承山、昆仑、太溪穴。

5）用双手抱揉下肢后侧。

6）用双手空拳叩击下肢后侧。

7）用双手屈伸膝关节和踝关节。

8）用双手虚掌拍打下肢。

相关链接

周围神经病变

周围神经病变是糖尿病最常见的慢性并发症之一，临床表现为对称性疼痛和感觉异常，下肢症状比上肢严重。

5. 眼部按摩

适应证：糖尿病眼病。

操作步骤：

受术者仰卧位。

（1）按摩师用双拇指由内向外轻摩受术者眼眶。

（2）用拇指和食指轻捏眉弓，如图6-70所示。

（3）点按睛明（见图6-71）、攒竹、阳白、太阳、四白穴。

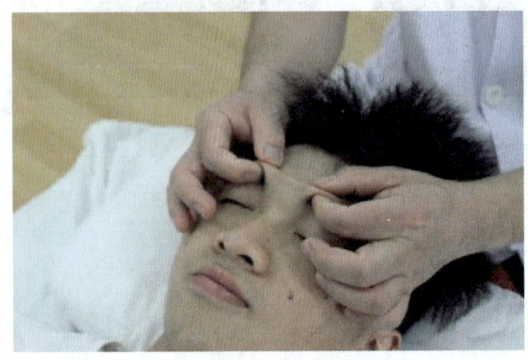
图6-70　捏眉弓

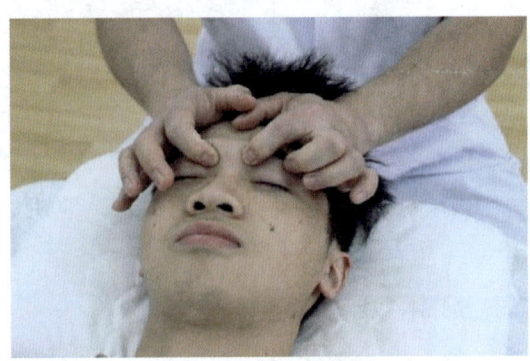
图6-71　点按睛明穴

(4)用食指刮下眼眶。
(5)按摩师用拇指自受术者印堂分抹至太阳穴。
(6)按摩师用大鱼际自受术者前额分推至太阳穴。

 **小贴士**

眼部按摩注意事项

1. 按摩应注意双手卫生。
2. 手法柔和,力度合适,以受术者有轻微酸胀感为宜。
3. 眼睛有炎症、出血时禁止按摩。

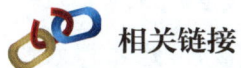 **相关链接**

糖尿病眼病

糖尿病患者可能发生视网膜病变、白内障、青光眼、眼底出血、视神经萎缩等几乎所有的眼病,常造成视力减退甚至失明。按摩能够改善眼部功能。

6. 耳部反射区按摩

可进行按摩的耳部主要反射区有胰、胆、内分泌反射区。相关反射区有肺、脾、肾、交感、肾上腺、三焦、饥点、渴点反射区。

7. 足部反射区按摩

可进行按摩的足部主要反射区是胰反射区。相关反射区有肺、心、脾、肝、肾、输尿管、膀胱、肾上腺、腹腔神经丛等反射区。

五、注意事项

1. 帮助病人学会糖尿病自我治疗相关技能,并以积极乐观的心态接受治疗。
2. 无论病情轻重,无论如何治疗,均应控制饮食摄入。

3. 适当的体力活动，对控制病情非常有利。

4. 根据病人的具体情况选用合适的降糖药物，使血糖保持在基本正常的水平。

5. 糖尿病是一种慢性病，应长期进行监测，及时了解病情，发现和防治并发症。

六、案例分析

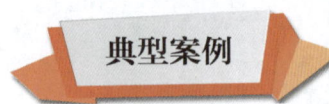

一、情景描述

王某，49岁，男，口渴、多饮、多尿，伴疲乏无力1年。患者于1年前无明显诱因出现口渴多饮（约3 000 mL/天）、多尿（每天10次以上）伴疲乏无力，遂至医院检查诊断为2型糖尿病，服用药物治疗，症状仍不能良好控制，现要求按摩调理。来调理时，王某口渴喜饮，食欲旺盛，腰膝酸软无力，周身疲乏，大便偏干，无视力减退，无四肢麻木疼痛。

二、案例分析

1. 诊断

2型糖尿病。

2. 操作方法

（1）脊椎、下肢按摩

受术者俯卧位：

1）按摩师用双掌按揉受术者背部两侧肌肉。

2）用双手拿揉下肢后侧。

3）用侧㨰法㨰脊柱两侧、下肢后侧肌肉。

4）点按胰俞、肺俞、肝俞、胆俞、脾俞、胃俞、肾俞、命门穴。

5）点按第6胸椎至第10胸椎节段夹脊穴。

6）点按环跳、承扶、殷门、委阳、承山、昆仑、太溪穴。

7）用双手自下而上捏脊。

8）用单掌自上而下直推背部，自上而下擦督脉，单掌自下而上直推下肢后侧。

9）用双手虚掌拍打背部、下肢后侧。

（2）上肢、下肢按摩

受术者仰卧位：

1）用单掌自手腕直推至肩部。

2）用单手自上而下拿揉上肢。

3）用拇指点按肩井、曲池、曲泽、手三里、合谷穴。

4）用单手五指与受术者五指交叉相握，分别按顺时针、逆时针方向摇动腕关节。

5）用双手拇指及虎口自下而上直推上肢内、外侧。

6）用双手分别按顺时针、逆时针方向摇动肩关节。

7）用双手拿揉下肢。

8）用双手屈伸膝关节和踝关节。

9）点揉阴陵泉、地机、三阴交、足三里、上巨虚、丰隆、下巨虚穴。

10）用双手虚掌拍打下肢。

（3）足部反射区按摩

1）点、按、推、刮胰、肺、心、脾、肝、肾、输尿管、膀胱、肾上腺、腹腔神经丛等反射区。

2）活动足踝部。

3）拔伸足五趾。

（4）耳部反射区按摩

1）反射区：主反射区有胰、胆、内分泌反射区。相关反射区有肺、脾、肾、交感、肾上腺、三焦、饥点、渴点反射区。

2）选反射区：每次压豆选择全部主反射区和3个相关反射区共6个反射区，轮流压豆。

3）消毒：用75%乙醇进行耳部消毒。

4）压豆：将准备好的耳豆用胶布粘贴于选取的反射区。每次贴敷3~5天后更换，两耳交替，1个月为1个疗程。

5）按摩：对耳部反射区进行适中力度的按、压、揉、捏，使局部有酸、胀、麻、痛、发热等反应。每穴按摩1~2分钟，3次/日。

3. 转归

受术者遵医嘱口服药物，配合上述操作治疗1个月后，口渴、多饮、多尿、疲乏无力症状明显好转。嘱受术者继续坚持治疗，控制饮食，适当运动，监测血糖，维持效果。

学习单元4　更年期综合征按摩

一、更年期综合征的概念

更年期综合征又称绝经综合征,是指女性绝经前后因性激素波动或减少出现以自主神经功能紊乱为主的症候群。

二、更年期综合征的影响因素

(1) 遗传因素。包括染色体异常、基因缺陷等。

(2) 环境因素。接触有毒物质如镉、汞、砷等。

(3) 地域因素。不同地区发病率有差别。

(4) 婚姻质量。离婚、丧偶、婚姻不和谐等。

(5) 生育。包括初潮年龄、生育年龄、生育胎数等。

(6) 精神心理因素。包括职业困难、家庭不和谐、父母疾病或死亡、儿女长大离开身旁引发的心理创伤等。

(7) 生活习惯。包括吸烟、酗酒、作息不规律等。

(8) 医疗因素。包括卵巢手术摘除、放疗或化疗等。

(9) 疾病因素。包括早发性卵巢功能不全、自身免疫性卵巢损伤、酶缺陷等。

总之,更年期综合征是由卵巢功能的衰退和雌激素分泌含量的降低所致。

三、更年期综合征的主要症状

(1) 月经变化。稀发过渡,紊乱过渡,瞬间过渡。

(2) 血管舒缩症状。最明显、最早出现的症状是潮红、潮热、出汗、心悸等。

(3) 神经精神症状。烦躁易怒、抑郁、睡眠障碍、认知障碍等。

(4) 泌尿生殖系统症状。尿频尿急或尿失禁、阴道干涩或灼热感、膀胱炎、阴痒、性交疼痛。

(5) 皮肤症状。皮肤干燥、瘙痒、感觉异常或有蚁行感。

(6) 骨、关节肌肉症状。肌肉疼痛、关节疼痛、腰背疼痛、足跟疼痛、易骨折、骨质疏松。

（7）其他症状。口干、眼干、毛发脱落、乳房下垂、形体改变等。

> 📚 **小贴士**
>
> 并不是所有妇女在围绝经期都会出现症状，只有症状较严重的妇女（占10%～15%）才需要治疗。

四、更年期综合征保健按摩操作

操作技能

1. 脊柱按摩

适应证：更年期综合征腰背疼痛。

操作步骤：

受术者俯卧位。

（1）按摩师用双掌按揉受术者脊柱两侧肌肉。

（2）用侧擦法擦脊柱两侧肌肉。

（3）点按厥阴俞、心俞、膈俞、肝俞、胆俞、脾俞、胃俞、肾俞穴；点按第7胸椎至第5腰椎节段夹脊穴，如图6-72所示。

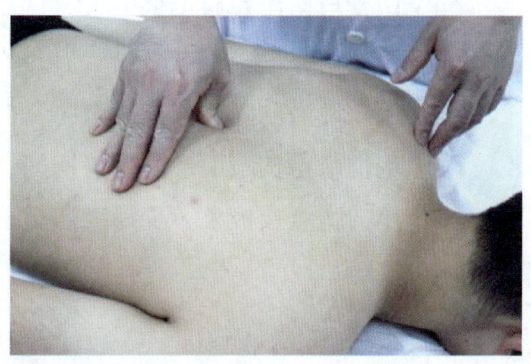

图6-72　点按夹脊穴

（4）用双手自下而上捏脊。

（5）用单掌自上而下直推背部，用单掌自上而下擦督脉。

（6）搓擦命门穴（见图6-73）、八髎穴。

（7）用双手虚掌拍打背腰部。

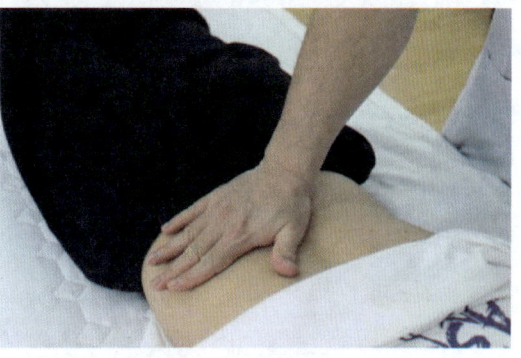

图6-73　擦命门穴

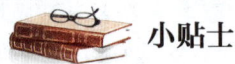 **小贴士**

脊柱按摩注意事项

1. 按摩前应排除脊柱肿瘤、结核、骨折或严重畸形等按摩禁忌证。
2. 搓擦命门穴、八髎穴温阳调经。

2. 胸部按摩

适应证：更年期综合征伴胸闷心悸。

操作步骤：

受术者仰卧位。

（1）按摩师用掌根摩受术者心前区。

（2）用四指指腹旋揉胸部。

（3）用掌根按压双肩。

（4）用双掌分推锁骨下。

（5）用双掌沿肋间隙分推至两胁。

（6）用拇指点按膻中、俞府、期门、日月、章门穴。

（7）用拇指点按极泉、少海、通里、阴郄、神门、少府、少冲穴。

 **小贴士**

胸部按摩注意事项

1. 严重心血管疾病者忌按摩。
2. 按摩时应避免大力按揉。

3. 上肢按摩

适应证：更年期综合征上肢疼痛。

操作步骤：

受术者侧卧位。

（1）按摩师用拇指与四指自上而下拿揉受术者上肢。

（2）按摩师用双手手掌抱住受术者肩部进行揉动。

（3）用大鱼际揉肱骨外上髁，如图 6-74 所示。

（4）用拇指点揉肩井、天宗、肩贞、肩髃、秉风、曲池、尺泽、手三里、内关、外关、神门、阳溪、合谷穴。

（5）用双手对肩关节做顺时针或逆时针方向环转。

（6）用双手活动肘关节，如图 6-75 所示。

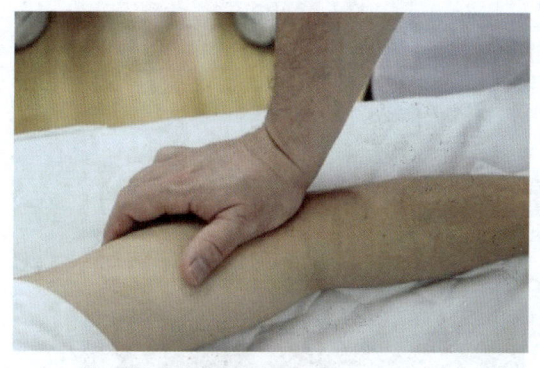

图 6-74　揉肱骨外上髁

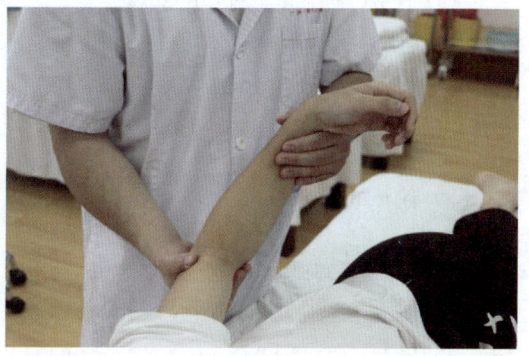

图 6-75　活动肘关节

（7）用双手活动腕关节。

（8）用双手握住患肢大小鱼际牵抖上肢。

（9）用双掌虚掌拍打上肢。

4. 下肢按摩

适应证：更年期综合征下肢疼痛。

操作步骤：

（1）受术者俯卧位

1）按摩师用单掌直推受术者下肢后侧。

2）用单手拿揉下肢后侧。

3）用侧擦法擦下肢后侧。

4）用双手拇指点按环跳、承扶、殷门、委阳、承山、昆仑、太溪穴。

5）用双手抱揉下肢后侧。

6）用双手空拳叩击下肢后侧。

7）用双手虚掌拍打下肢。

（2）受术者仰卧位

1）用单手自上而下直推下肢前、内、外侧。

2）用自上而下拿揉下肢前、内、外侧。

3）用拇指指腹点按血海、梁丘、阳陵泉、足三里、三阴交、解溪、丘墟、太冲、涌泉穴。

4）用双手活动髋、膝、踝关节。

5）用双手握住患肢踝关节牵抖下肢。

6）用双手虚掌拍打下肢。

5. 头部按摩

适应证：更年期综合征失眠头痛。

操作步骤：

受术者仰卧位。

（1）用拇指点揉头部五经。

（2）点揉印堂、太阳、攒竹、头维、百会穴。

（3）用中指指端勾点风池（见图6-76）、风府穴。

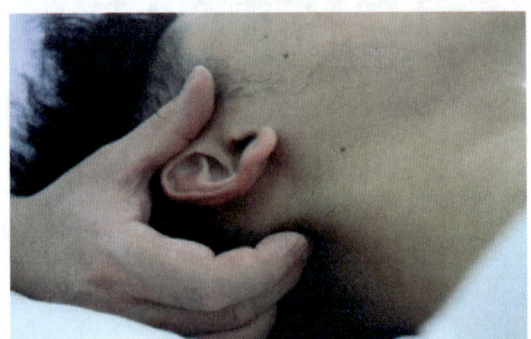

图6-76　勾点风池穴

（4）用双手拇指由内向外轻摩眼眶。

（5）分推前额：用双手拇指自印堂穴向两侧推摩至太阳穴。

（6）用十指指端梳理头皮。

（7）用十指轻叩头部。

（8）点揉合谷、太冲穴，如图6-77、图6-78所示。

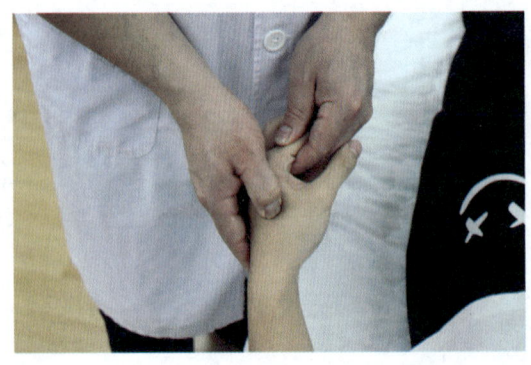

图6-77　点揉合谷穴

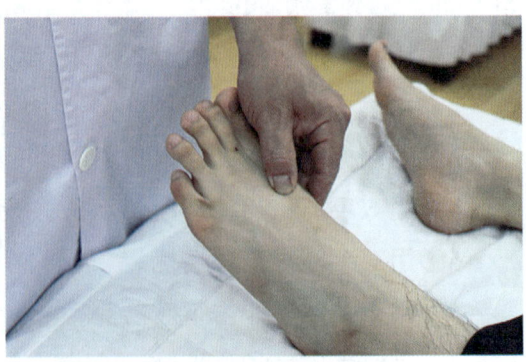

图6-78　点揉太冲穴

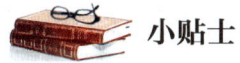 **小贴士**

头部按摩注意事项

1. 按摩时注意头部卫生。
2. 防止大力拉扯头发，引起患者不适。
3. 用拇指全指分推前额。
4. 点揉合谷穴、太冲穴调节气机。

6. 耳部反射区按摩

可进行按摩操作的耳部主要反射区有心、肝、肾、卵巢、内生殖器、内分泌反射区。相关反射区有神门、三焦、子宫、脾、交感、皮质下反射区。

7. 足部反射区按摩

可进行按摩操作的足部主要反射区有生殖器、垂体、卵巢、子宫、肾上腺、甲状腺反射区。相关反射区有腹腔神经丛、心、脾、肾、输尿管、膀胱、胃、十二指肠、大小肠等反射区。

五、注意事项

（1）月经改变需要排查子宫内膜病变。

（2）高血压、心悸等，需与嗜铬细胞瘤、心血管疾病相鉴别。

（3）泌尿生殖系统症状需排查泌尿生殖道器质性病变。

（4）精神神经症状需与甲亢、精神病相鉴别。

（5）骨质疏松者按摩时需慎重，避免发生骨折。

（6）嘱受术者保持情绪乐观，帮助受术者认识更年期是一个正常的生理过程，消除其顾虑和精神负担。

（7）嘱受术者注意劳逸结合，保证睡眠充足，积极参加适当的工作和锻炼。

六、案例分析

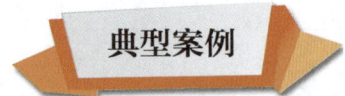

一、情景描述

陈某，女，48岁，入睡困难，烦躁已3个月。于9年前体检发现子宫肌瘤，5个月前行全宫切除术。出院后2个月开始出现入睡困难、多梦易醒，烦躁易怒，心理敏感，自觉时有突然潮热、出汗、心悸、腰部疼痛，怕冷。已在医院排除甲状腺、乳腺、心脏方面疾病，诊断为更年期综合征。现要求按摩调理。

二、案例分析

1. 诊断

更年期综合征。

2. 操作步骤

（1）腰背部按摩

受术者俯卧位。

1）按摩师用双掌按揉受术者脊柱两侧肌肉。

2）用侧㨰法㨰脊柱两侧肌肉。

3）点按厥阴俞、心俞、膈俞、肝俞、胆俞、脾俞、胃俞、肾俞；点按第7胸椎至第5腰椎节段夹脊穴。

4）用双手自下而上捏脊。

5）用单掌自上而下直推背部，再用单掌自上而下擦督脉。

6）搓擦命门穴、八髎穴。

7）用双手虚掌拍打背腰部。

（2）头部按摩

受术者仰卧位。

1）用拇指点揉头部五经。

2）点揉印堂、太阳、攒竹、头维、百会穴。

3）用中指指端勾点风池穴、风府穴。

4）用双手拇指由内向外轻摩眼眶。

5）分推前额：用双手拇指自印堂穴向两侧推摩至太阳穴。

6）用十指指端梳理头皮。

7）用十指轻叩头部。

8）点揉神门、合谷、太冲穴。

（3）胸部按摩

受术者仰卧位。

1）掌摩心前区：按摩师用掌根摩受术者心前区。

2）用四指指腹旋揉胸部。

3）用掌根按压双肩。

4）用双掌分推锁骨下。

5）用双掌沿肋间隙分推至两胁。

6）用拇指点按膻中、俞府、期门、日月、章门穴。

7）用拇指点按少海、通里、阴郄、神门、少府、少冲穴。

（4）足部反射区按摩

受术者仰卧位。

1）点、按、推、刮生殖器、垂体、卵巢、子宫、肾上腺、甲状腺、腹腔神经丛、心、脾、肾、脊柱等反射区。

2）点按太冲穴、涌泉穴。

3）活动足踝部。

4）拔伸足五趾。

（5）耳部反射区按摩

受术者坐位。

1）反射区：主反射区有心、肝、肾、卵巢、内生殖器、内分泌反射区。相关反射区有神门、三焦、子宫、脾、交感、皮质下反射区。

2）选反射区：每次压豆选择全部主反射区和3个相关反射区共6个反射区，轮流压豆。

3）消毒：用75%乙醇进行耳部消毒。

4）压豆：将准备好的耳豆用胶布粘贴于选取的反射区。每次贴敷3~5天后更换，两耳交替，1个月为1个疗程。

5）按摩：对耳部反射区进行适中力度的按、压、揉、捏，使局部有酸、胀、麻、痛、发热等反应。每穴按摩1~2分钟，3次/日。

3. 转归

受术者遵医嘱口服药物，配合上述操作治疗1个月后，诸症状明显好转。嘱受术者保持情绪乐观，继续治疗。

学习单元5　脑卒中后遗症按摩

一、脑卒中后遗症的概念

脑卒中俗称中风，中风后遗症是指脑卒中患者经过急性期、恢复期后遗留的以突然昏厥、半身不遂、口舌歪斜、语言謇涩或失语、偏身麻木为主要表现的病证，具有起病急、变化快的特点。

二、脑卒中后遗症的危险因素

（1）高血压。高血压是导致脑血管病的首要独立危险因素。血压与脑卒中发病风险呈对数线性关系。

（2）高血脂。血脂过高可使部分脂质沉积于血管内膜，最终形成血栓堵塞血管，从而诱发脑血管疾病。

（3）动脉粥样硬化。动脉粥样硬化导致动脉管壁增厚、失去弹性、管腔变窄、内膜增厚、形成斑块，从而引起动脉闭塞及其供血区脑梗死。

（4）糖尿病。糖尿病可导致脂质代谢障碍，促进胆固醇的合成，导致、加速或加重动脉粥样硬化。

（5）心脏病。冠心病、心房纤颤、扩张型心肌梗死等心脏病可加速血栓形成，易诱发脑梗死。

（6）血液病。血小板凝集增多症、真性红细胞增多症、白血病、严重贫血等血液病均可引起全血黏度增高从而导致脑血流量减少形成脑栓塞。

（7）短暂性脑缺血。短暂性脑缺血是脑卒中发病的超级预警信号。

（8）生活习惯。吸烟、饮酒、睡眠不足等生活习惯，以及肥胖、剧烈运动等均是引发脑卒中的危险因素。

（9）环境因素。环境污浊、强噪声、空气污染、急骤的气候变化等环境因素也是造成脑卒中的因素之一。

三、脑卒中后遗症的主要症状

（1）肢体症状。表现为肢体无力、瘫痪、麻木。

（2）精神症状。表现为反应迟钝、记忆力下降、痴呆，甚至可有意识障碍、抽搐发作、昏迷等症状。

（3）面部症状。表现为口舌歪斜及面部、舌部、口唇的麻木。

（4）语言症状。表现为言语不清、失语等。

（5）二便症状。表现为大小便失禁。

（6）其他症状。头痛、眩晕、视物模糊、视物重影、目偏不瞬、饮水发呛、吞咽困难、共济失调等。

四、脑卒中后遗症按摩

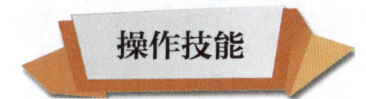
操作技能

1. 上肢按摩

受术者仰卧位或侧卧位。

操作步骤：

（1）按摩师用单掌直推受术者上肢。

（2）用拇指与四指自上而下拿揉上肢。

（3）用拇指点按肩髃、极泉、曲池、手三里、外关、合谷穴。

（4）用双手活动肩、肘、腕关节。

（5）揉捏、拔伸手指。

（6）用双掌虚掌拍打上肢。

2. 下肢按摩

操作步骤：

（1）受术者俯卧位或侧卧位

1）按摩师用单掌直推受术者下肢后侧。

2）用单手拿揉下肢后侧。

3）用侧擦法擦下肢后侧。

4）用拇指点按环跳、承扶、殷门、委中、承山、昆仑、太溪穴。

5）用双手虚掌拍打下肢。

（2）受术者仰卧位

1）用单手自上而下直推下肢前、内、外侧。

2）用单手自上而下拿揉下肢前、内、外侧。

3）用拇指点按血海、梁丘、阳陵泉、足三里、解溪、太冲、涌泉穴。

4）用双手活动髋、膝、踝关节。

5）揉捏、拔伸足趾。

6）用双手虚掌拍打下肢。

 小贴士

下肢按摩注意事项

1. 按摩应以阳明经为主。
2. 肢体前、后、内、外侧均应按摩。
3. 活动关节切忌粗暴。

3. 头面部按摩

受术者仰卧位。

操作步骤：

（1）用拇指点揉头部五经。

（2）点揉神庭、百会、头维、上星穴。

（3）用中指指端勾点风池穴和风府穴。

（4）口眼角歪斜者，点揉睛明、攒竹、四白、承泣、地仓、颊车、牵正、人中、下关穴。

（5）舌强、吞咽困难者，点揉廉泉、天突、人迎、水突穴。

（6）用十指指端梳理头皮。

（7）用十指轻叩头部。

> **小贴士**
>
> ### 头面部按摩注意事项
>
> 1. 注意头部卫生。
> 2. 防止大力拉扯头发,引起患者不适。
> 3. 点揉以患肢对侧顶颞前斜线、顶旁1线、顶旁2线为主。

4. 胸腹部按摩

受术者仰卧位。

操作步骤:

(1)按膻中、分推胸廓:以拇指或中指按揉膻中穴30秒,双手大鱼际或双手拇指指腹或双手五指沿肋间隙由胸骨柄向两侧腋中线分推(见图6-79),自上而下,反复分推3~5遍。

(2)按压双肩及缺盆:按摩师用双手掌根同时按压受术者双肩3~5次(见图6-80),再用双手中指按压双侧缺盆穴30秒。

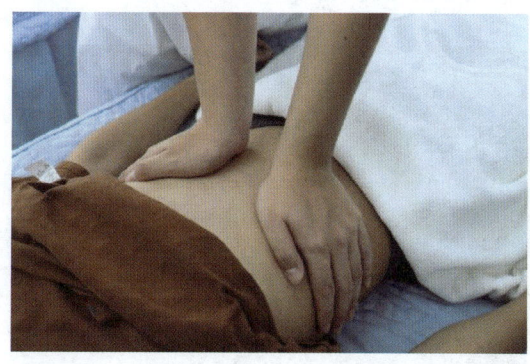

图 6-79 分推胸廓

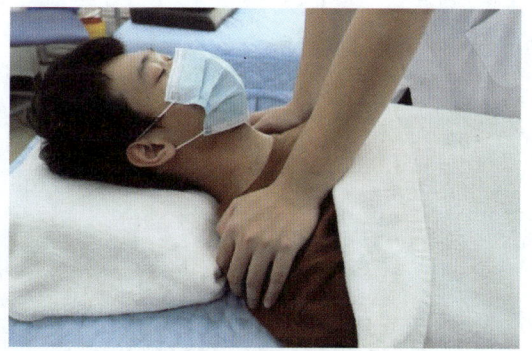

图 6-80 按压双肩

(3)按揉胸胁:以双手全掌按揉胸胁部,自上而下,由内向外各3~5遍。

(4)分推腹、揉腹:受术者双下肢微屈,腹部放松,按摩师以两手拇指和大鱼际从腹部正中线沿肋弓向两侧分推(见图6-81),时间约1分钟;然后以双手叠掌轻揉腹部(见图6-82),先揉脐周,再顺时针揉全腹,时间2~3分钟。

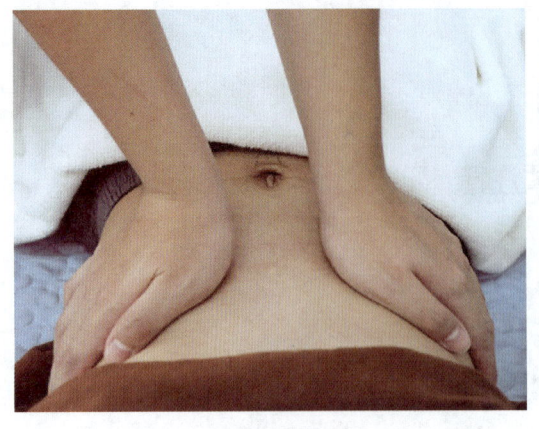

图 6-81　分推腹部

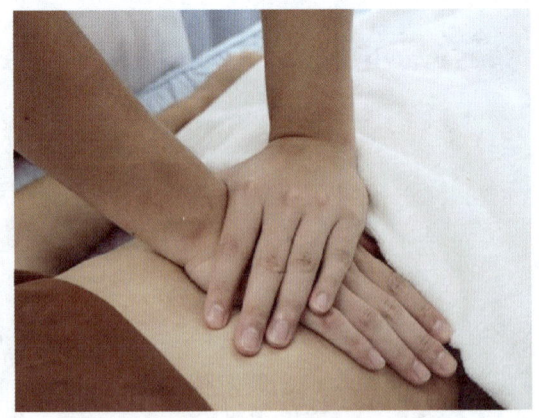

图 6-82　叠掌揉腹

（5）按揉腹部诸穴：按摩师用拇指按揉中脘、梁门、神阙、天枢、气海、关元、归来穴，宜随着受术者的腹式呼吸进行操作，即呼气时随腹部的凹陷进行按揉，吸气时手指随腹部的隆起而放松按压，每穴按揉 30 秒。

（6）摩腹：按摩师将掌心置于受术者脐部，以脐为中心，缓慢至全腹，先顺时针后逆进针方向旋转轻摩腹部 30 次，以腹部发热内透为度。

（7）提拿腹直肌：按摩师以拇指与其余四指相对用力自上而下提拿腹直肌 3~5 次，如图 6-83 所示。

（8）振腹：以脐为中心掌振 1~2 分钟，如图 6-84 所示。

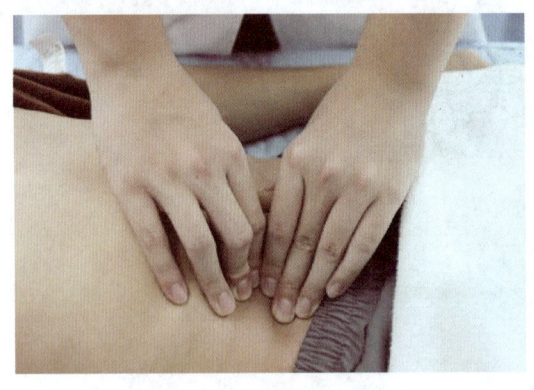

图 6-83　提拿腹直肌

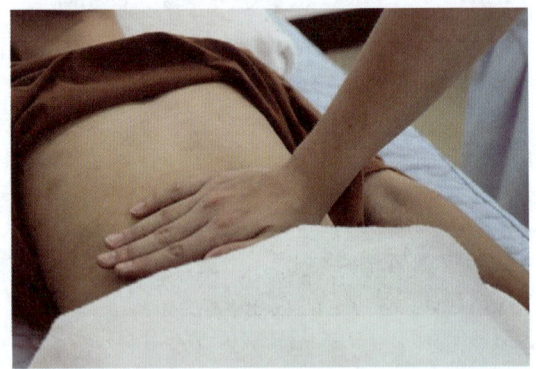

图 6-84　振腹

5. 背部按摩

受术者俯卧位。

操作步骤：

（1）掌推背部：受术者俯卧位，按摩师站其一侧，用掌根或全掌自上而下分别推背部经络,顺序为督脉—两侧夹脊线—足太阳膀胱经第一、二侧线,每条线推3~5遍。

(2)按揉腰背:以单手或双手全掌或掌根自上而下按揉腰背部两侧夹脊线、足太阳膀胱经第一、二侧线,各3~5遍。

(3)弹拨竖脊肌:用双手拇指从肩部开始按压竖脊肌外侧,由外向内弹拨竖脊肌(见图6-85)至腰骶部,弹拨后可轻揉弹拨处。弹拨3~5遍,揉1~2遍即可。

(4)按揉穴位:用双手拇指按揉肩中俞、肩外俞、天宗及督脉和两侧膀胱经上的穴位,按揉后可叠掌自上而下按压脊柱正中,在胸背部按压时宜嘱受术者张口呼吸。按揉每穴30秒,按压脊柱正中1~2遍即可。

(5)擦腰背:以全掌或大、小鱼际直擦腰背部脊柱、华佗夹脊及膀胱经的第一、二侧线,再横擦腰骶部(见图6-86),以透热为度。

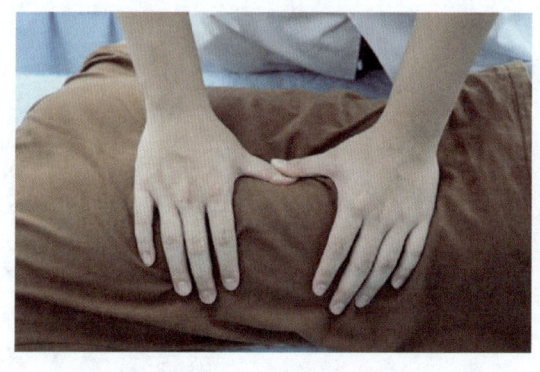
图6-85 弹拨竖脊肌

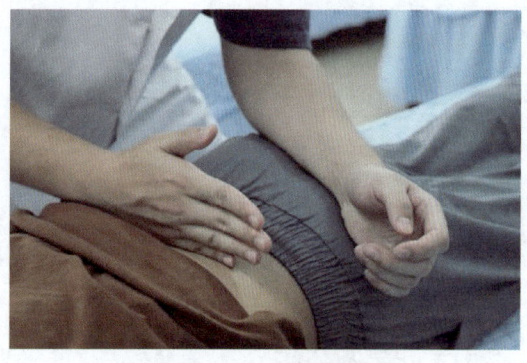
图6-86 横擦腰骶部

(6)拍打腰背:以双手空拳或虚掌叩击、拍打腰背部。

6. 耳部反射区按摩

可进行按摩的耳部主要反射区有脑、肝、三焦、皮质下反射区。相关反射区有心、肾、脾、神门、交感等反射区。耳部反射区按摩的适应证有脑卒中后遗症期睡眠障碍、情感障碍。

7. 足部反射区按摩

可进行按摩的足部主要反射区有大脑、小脑、脑干、脑桥、基底节等反射区。相关反射区有眼、三叉神经、上下颌、上下肢等反射区。

五、注意事项

（1）按摩时应注意监测血压。

（2）规范治疗基础病。

（3）注意脑卒中早期预警征兆。

（4）嘱受术者积极配合功能锻炼。

（5）嘱受术者调整心境平稳。

（6）嘱受术者改变不良生活习惯。

（7）嘱受术者避免恶劣环境。

六、案例分析

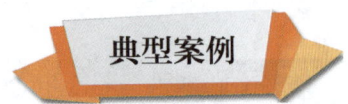

一、情景描述

梁某，女，78岁，右侧肢体乏力8个月有余。于8个月前无明显诱因出现右侧肢体乏力，右手不能抬起，不能坐起、站立，伴口舌歪斜、言语含糊不清。遂送至某三甲医院急诊就诊，头颅MR结果为脑干急性腔隙性脑梗死，诊断考虑为脑梗死，予保守治疗。现要求按摩调理。

二、案例分析

1. 诊断

中风后遗症。

2. 操作步骤

（1）头面部按摩

受术者仰卧位。

1）按摩师用拇指点揉受术者头部五经。

2）点揉神庭、百会、头维、上星穴。

3）用中指指端勾点风池、风府穴。

4）点揉睛明、攒竹、四白、承泣、地仓、颊车、牵正、人中、下关穴。

5）点揉廉泉、天突、人迎、水突穴。

6）用十指指端梳理头皮。

7）用十指轻叩头部。

（2）上肢按摩

受术者仰卧位。

1）用单掌掌推上肢。

2）用拇指与四指自上而下拿揉上肢。

3）用拇指点按肩髃、极泉、曲池、手三里、外关、合谷穴。

4）用双手活动肩、肘、腕关节。

5）揉捏、拔伸手指。

6）用双掌虚掌拍打上肢。

（3）下肢按摩

1）受术者侧卧位。

①用单掌直推下肢后外侧。

②用单手拿揉下肢后侧。

③用拇指点按环跳、承扶、殷门、委中、承山、昆仑、太溪穴。

④用双手虚掌拍打下肢。

2）受术者仰卧位。

①用单手自上而下直推下肢前、内、外侧。

②用单手自上而下拿揉下肢前、内、外侧。

③用拇指指腹点按血海、梁丘、阳陵泉、足三里、解溪、太冲、涌泉穴。

④用双手活动髋、膝、踝关节。

⑤揉捏、拔伸足趾。

⑥用双手虚掌拍打下肢。

3. 转归

受术者按医嘱口服药物进行对症治疗，并予肢体功能训练、平衡协调训练、步行功能训练、物理因子治疗、手功能训练、日常生活能力训练、构音训练、针灸推拿等康复治疗。经治疗后，受术者肢体功能、言语功能明显改善，已能完成言语对答，能自行翻身坐起，可室内缓慢步行，日常生活基本可自理。嘱受术者继续脑卒中二级预防治疗，继续康复治疗。

培训课程 2 关节按摩手法

学习单元 1　上肢关节按摩手法

一、肩关节按摩

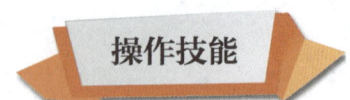

1. 肩关节拔伸法

（1）肩关节放松拔伸：受术者坐位，按摩师站于其侧后方，以双手握住其一侧前臂远端，做向上牵拉拔伸，如图6-87所示。

（2）肩关节对抗拔伸：受术者坐位，按摩师用双手握住其一侧腕部，逐渐用力牵拉，同时嘱受术者身体向另一侧倾斜（或有一助手协助固定受术者身体），与按摩师牵拉之力相对抗，如图6-88所示。

2. 肩关节屈伸法

受术者仰卧位，按摩师坐在床边，一手固定受术者肩锁关节位置，另一手托住其上臂做重复的前屈后伸牵拉松解，如图6-89所示。

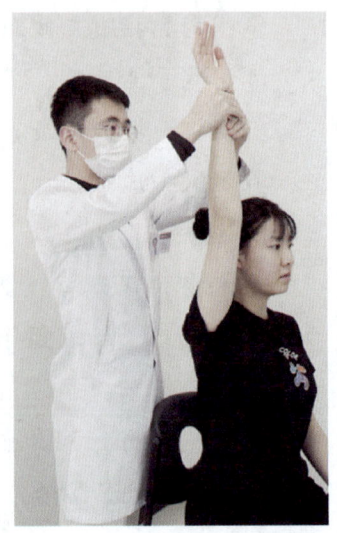

图6-87　肩关节放松拔伸

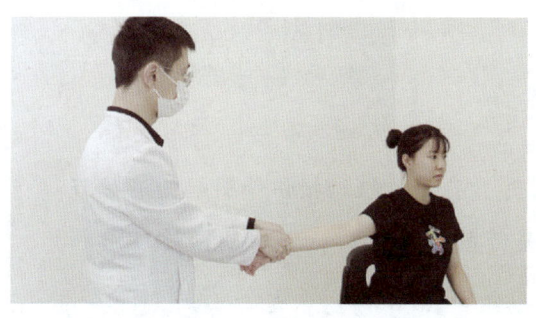

图 6-88 肩关节对抗拔伸

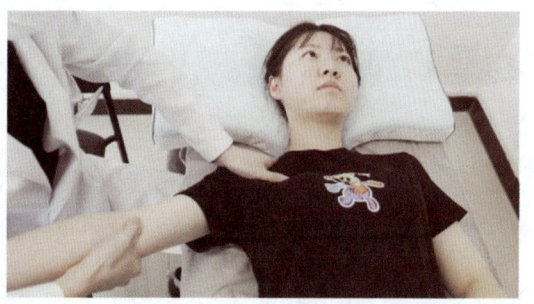

图 6-89 肩关节屈伸

3. 肩关节摇法

（1）托肘摇肩：受术者坐位，肩部放松，肘关节屈曲；按摩师站于其侧后方，一手扶住其肩关节上部，另一手托起该肢肘部，缓缓地做顺时针方向及逆时针方向的肩关节摇动，如图 6-90 所示。

（2）握腕摇肩：受术者坐位，肩部放松，上肢自然下垂；按摩师站于其侧方，一手扶住其肩关节上部，另一手握住受术者的腕关节上方，在拔伸牵引下从前上到前下，再到后下，最后到后上，大幅度环转摇动肩关节，如图 6-91 所示。

（3）握手摇肩：受术者坐位，肩部放松，上肢自然下垂；按摩师站于其侧方，一手扶住其肩关节上部，另一手握住受术者的手，缓缓地沿着顺时针方向或逆时针方向摇动肩关节，如图 6-92 所示。

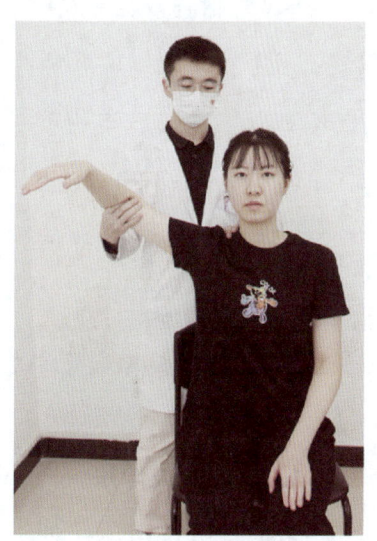

图 6-90 托肘摇肩

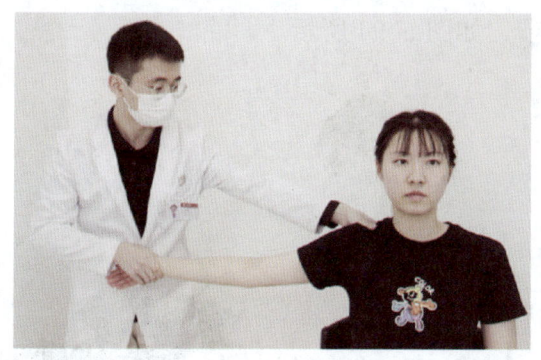

图 6-91 握腕摇肩

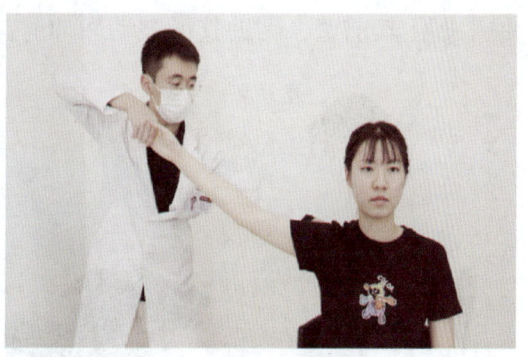

图 6-92 握手摇肩

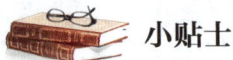 **小贴士**

肩关节按摩手法适用于肩关节周围炎、肩部软组织损伤等引起的肩关节功能障碍,可松解粘连。亦可用于肩关节的保健按摩,以舒筋活络、滑利关节。

按摩时用力要均匀缓和,视病情由小范围到大范围在生理活动范围内摇动肩关节,切忌蛮力摇动引起受术者疼痛。一般重复摇肩3~5遍。骨折未愈合及习惯性肩关节脱位禁用摇法。

二、肘关节按摩

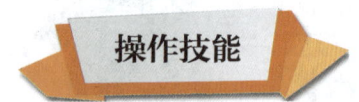

1. 肘关节拔伸法

受术者卧位,按摩师坐于其侧方。按摩师将受术者上肢置于外展位,一手握住其上臂上段以固定,另一手握其前臂下段进行拔伸,如图6-93所示。

2. 肘关节屈伸法

受术者仰卧位,上肢放松,按摩师坐在床边,一手固定受术者上臂远端,另一手握住其前臂,帮助其做被动屈伸肘关节,如图6-94所示。

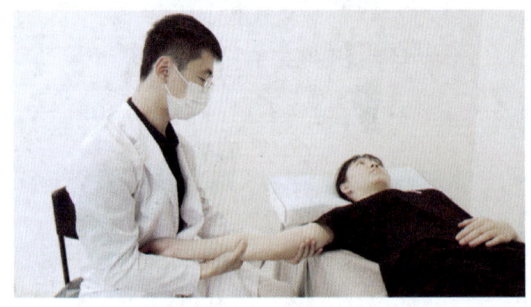

图6-93 肘关节拔伸

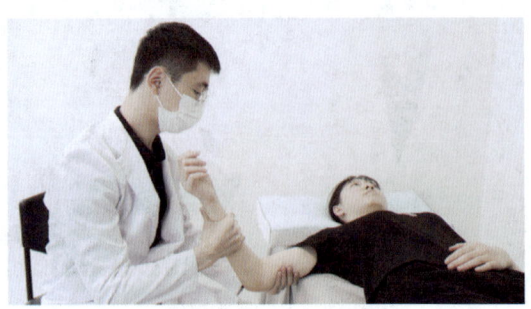

图6-94 肘关节屈伸

小贴士

肘关节按摩手法适用于治疗和预防肘关节粘连、肘关节强直等。

三、腕关节按摩

操作技能

1. 腕关节拔伸法

受术者仰卧位,按摩师坐于其侧方,以一手握住受术者一侧前臂远端,另一手握住其掌部,逐渐用力牵拉拔伸,此时受术者配合做对抗用力以增加牵引力。拔伸时可配合做腕关节的屈伸或侧向摇动,如图6-95所示。

2. 腕关节屈伸法

受术者仰卧位,前臂及手腕放松,按摩师坐于其侧方,以一手握住其一侧前臂远端,另一手握住其掌部,缓慢用力屈伸受术者腕关节,如图6-96所示。

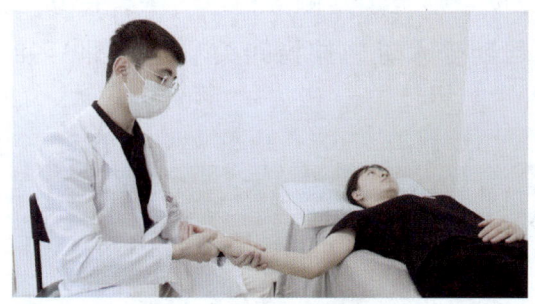
图6-95 腕关节拔伸法

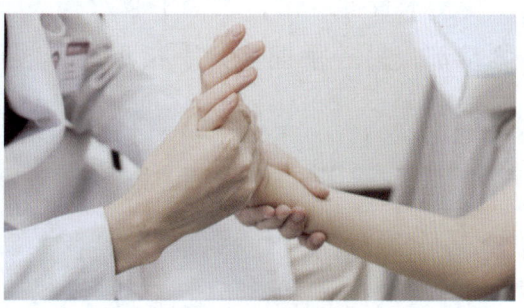
图6-96 腕关节屈伸法

> **小贴士**
>
> 腕关节按摩手法适用于治疗腕部筋伤、腕关节骨错缝、腕关节三角软骨盘损伤及关节功能障碍等。亦可用于腕关节的保健按摩，以舒筋活络、滑利关节。

四、指关节按摩

操作技能

1. 指关节拔伸法

受术者仰卧位，按摩师坐于其侧方，以一手握住其一侧掌部，另一手捏住其手指远端，两手同时用力做相反方向的牵拉拔伸，拔伸时可配合作指间关节的左右旋转活动，如图6-97所示。

2. 指关节屈伸法

受术者仰卧位，放松手掌及指关节，按摩师坐于其侧方，以一手握住其一侧掌部，另一手捏住其手指远端，缓慢帮助受术者屈伸指间关节，如图6-98所示。

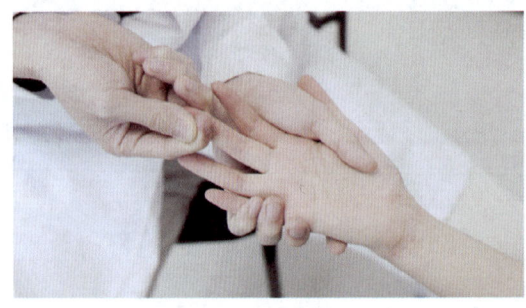

图6-97 指关节拔伸法

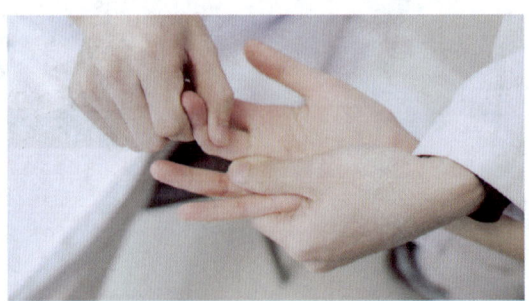

图6-98 指关节屈伸法

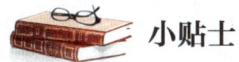

> 指关节按摩能滑利关节、缓解手指疼痛麻木。可用于治疗指间关节扭挫伤、肌腱复位、神经根型颈椎病引起手指麻木等。亦可用于指关节的保健按摩，以舒筋活络。

学习单元 2　下肢关节按摩手法

一、髋关节按摩

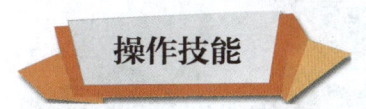

1. 髋关节拔伸法

受术者仰卧位，下肢屈膝屈髋，按摩师站于其侧方，以一手扶于其膝部，另一手上肢屈肘，以前臂托住其腘窝部，胸胁部抵住受术者膝关节处，两手臂及身体协同用力，将髋关节沿股骨纵轴方向拔伸，如图 6-99 所示。

2. 髋关节屈伸法

受术者仰卧位，下肢屈膝屈髋，按摩师站于其侧方，以一手扶于其膝部，另一手上肢屈肘，握住其小腿远端，两手臂及身体协同用力，帮助其屈伸髋关节，如图 6-100 所示。

3. 髋关节摇法

受术者仰卧位，下肢伸直。按摩师站在患侧，以一手扶其膝部，另一手扶握住其踝部，先使膝关节屈曲，同时使髋关节外展、外旋至最大限度，如图 6-101 所示，然后使髋、膝关节极度屈曲；再使髋关节极度内收、内旋，如图 6-102 所示，最后伸直下肢。

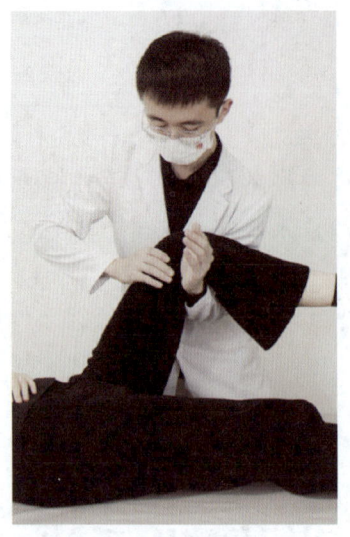
图6-99 髋关节拔伸法

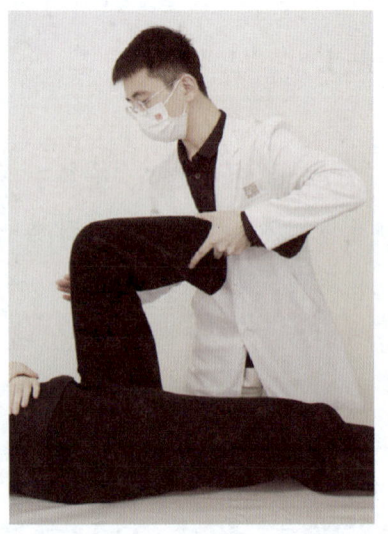
图6-100 髋关节屈伸法

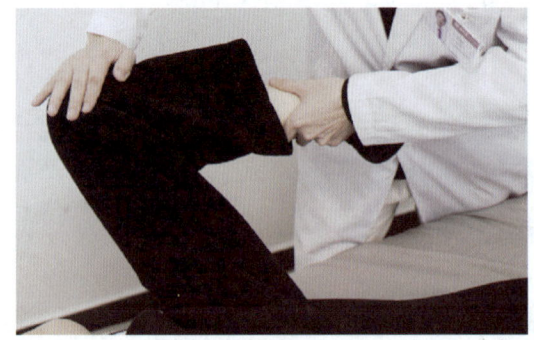
图6-101 髋关节外展、外旋

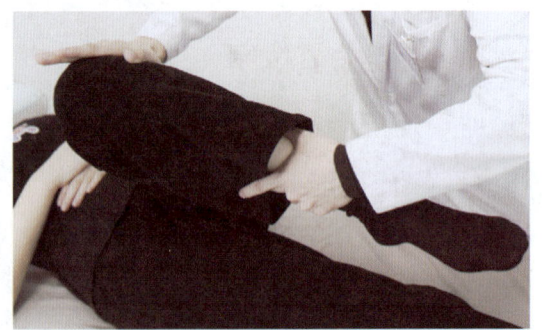
图6-102 髋关节内收、内旋

小贴士

　　髋关节摇法适用于增加髋关节活动范围，治疗髋关节功能受限，还可用于治疗小儿髋关节一过性滑膜炎。

　　在整个摇动过程中，受术者下肢尽量贴在床面上，按摩师用推力使其下肢运动，最后运用受术者下肢自身重量使下肢从内收、内旋位伸直并回置床面。

　　对于髋关节周围的骨折后遗症导致的髋关节功能障碍，摇动范围应适当，避免强力牵拉摇动而发生再次骨折。

二、膝关节按摩

1. 膝关节拔伸法

受术者仰卧，一侧膝关节屈曲约 90°（膝关节交锁者，在膝关节交锁位即可），按摩师立于其侧方，双手握住患肢小腿近端靠近胫骨平台位置，沿大腿纵轴方向用力拔伸膝关节，如图 6-103 所示。

2. 膝关节屈伸法

受术者仰卧位，一侧下肢屈膝屈髋，按摩师站于其侧方，以一手扶于膝部，另一手握住其小腿远端，帮助受术者屈伸膝关节，如图 6-104 所示。

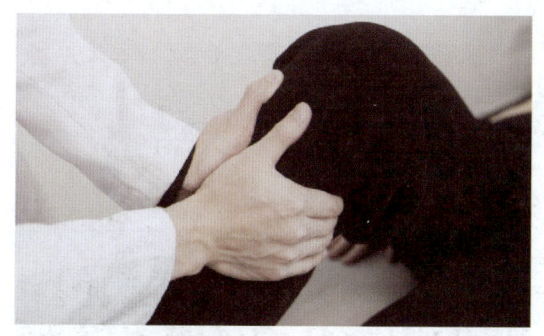

图 6-103　膝关节拔伸法

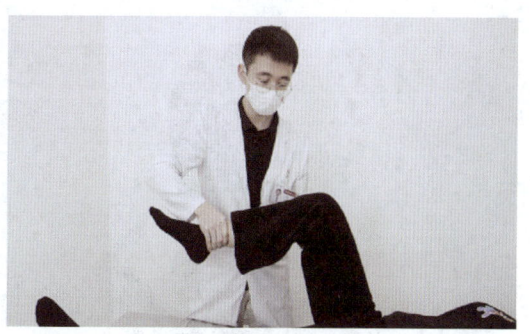

图 6-104　膝关节屈伸法

3. 膝关节摇法

受术者仰卧位，一侧屈髋屈膝，按摩师一手托扶其屈曲的膝关节后腘窝部，另一手握住其足踝部或足跟部，然后两手做协调运动，使其膝关节做被动小范围顺时针或逆时针方向的环转运动，如图 6-105 所示。

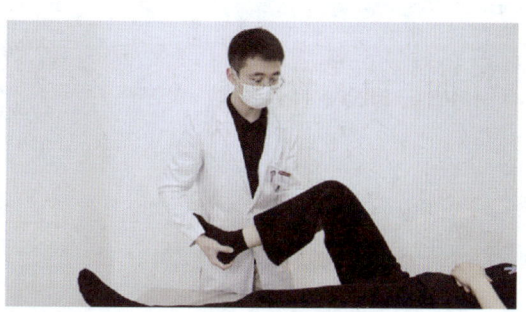

图 6-105　膝关节摇法

三、踝关节按摩

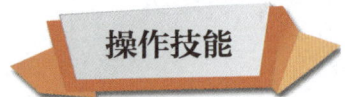

1. 踝关节拔伸法

受术者仰卧位或坐位,按摩师双手交叉握住其足背靠近距骨位置,两手协同用力往自己身体方向拔伸牵引。可维持终末牵引力,然后发轻微闪动力牵引跟距关节,如图6-106所示。

2. 踝关节屈伸法

受术者仰卧位或坐位,按摩师站于其足跟侧床边,一手握住受术者小腿远端位置,另一手握住其脚背,帮助受术者缓慢屈伸踝关节,如图6-107所示。

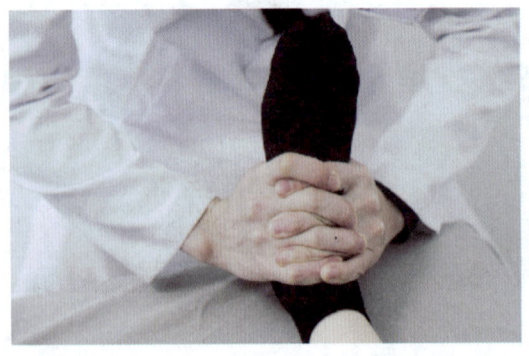

图6-106 踝关节拔伸法

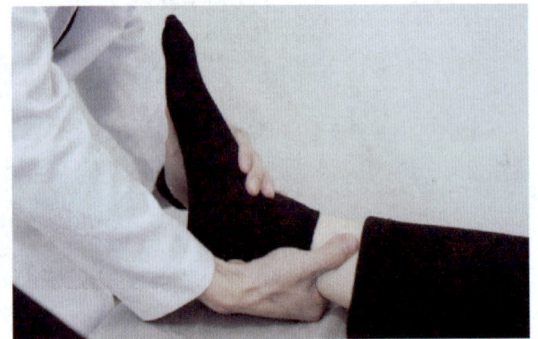

图6-107 踝关节屈伸法

四、趾关节按摩

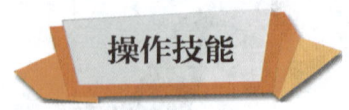

1. 趾关节拔伸法

受术者仰卧位或半靠坐位,按摩师一手固定其足跟,另一手握住其脚趾并拔伸。可酌情拔伸单个脚趾，或依次拔伸每个脚趾，如图 6-108 所示。

2. 趾关节屈伸法

受术者仰卧位或半靠坐位，按摩师一手固定其足跟，另一手握住其脚趾并帮助其缓慢屈伸活动趾关节，如图 6-109 所示。

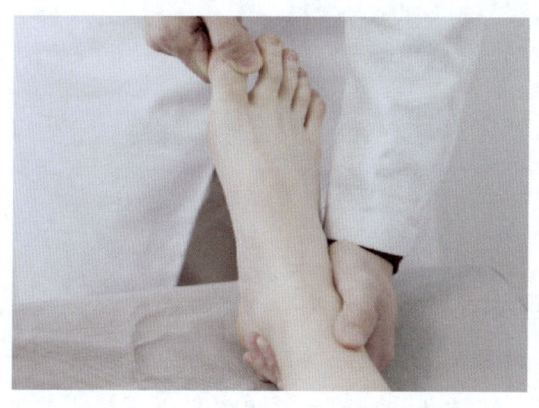
图 6-108　趾关节拔伸法

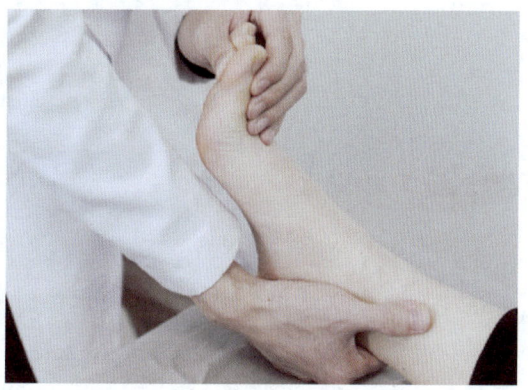
图 6-109　趾关节屈伸法

学习单元 3　背腰部关节按摩手法

一、胸椎、腰椎拔伸法

操作技能

受术者俯卧位，双手用力抓住床头，或一助手双手扶住其腋下，帮助固定其身体上部。按摩师立于其足端，用双手分别握住其两踝部，同时向足端斜上方逐渐用力牵拉，如图 6-110 所示。

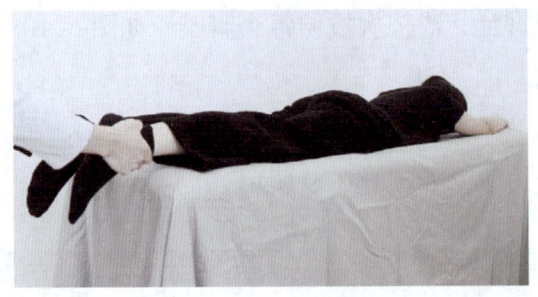

图 6-110 胸椎、腰椎拔伸法

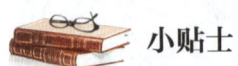 **小贴士**

此方法适用于腰椎间盘突出症、腰椎后关节紊乱症。

操作时，受术者应用力抓住床头，按摩师上身应顺势向后倾仰，以加强拔伸牵引的力量。要求用力均匀缓和，切忌蛮力拔伸引起受术者疼痛。一般重复拔伸牵引 3~5 次。

二、胸椎、腰椎侧位拉伸法

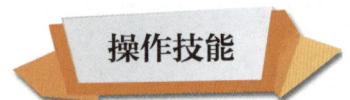

1. **胸椎侧位拉伸法**

受术者坐在床边，拉伸侧下肢盘腿稳定骨盆，另一侧放松悬于床外，拉伸侧上肢屈肘放于颈后，挺直腰背部。按摩师站在其拉伸侧后侧方，一手帮助稳定骨盆，另一手放在其肩关节后方，做侧方及前倾拉伸动作，如图 6-111 所示。

2. **腰椎侧位拉伸法**

受术者坐在床边，拉伸侧下肢盘腿稳定骨盆，另一侧放松悬于床外，拉伸侧上肢屈肘放于颈后，挺直腰背部。按摩师站在其拉伸侧后侧方，一手帮助稳定骨盆，另一手前臂放在其肋弓后下缘，做侧方拉伸动作，如图 6-112 所示。

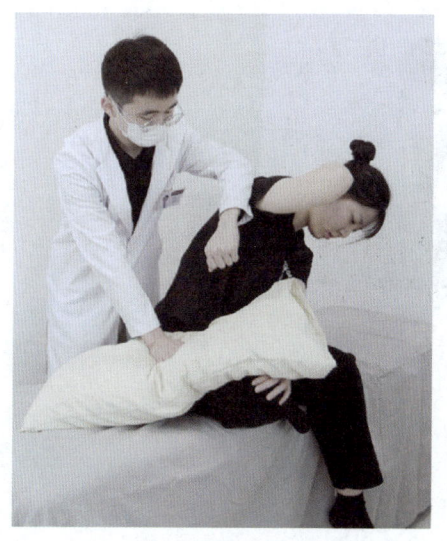
图 6-111 胸椎侧位拉伸法

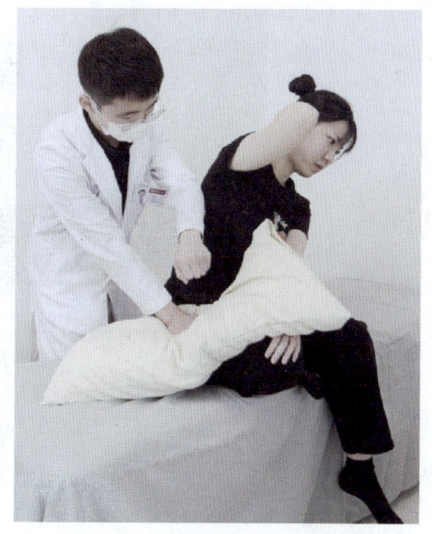
图 6-112 腰椎侧位拉伸法

三、腰椎摇法

操作技能

1. 仰卧位摇腰法

受术者仰卧位，两下肢并拢，屈髋屈膝。按摩师双手分按其两膝部或一手按膝另一手按于足踝部，两手臂协调用力，做环形摇转运动，如图 6-113 所示。

2. 俯卧位摇腰法

受术者俯卧位，两下肢伸直。按摩师一手按压其腰部，另一手托抱住双下肢膝关节稍上方，两手臂协调施力，做环形摇转运动，如图 6-114 所示。

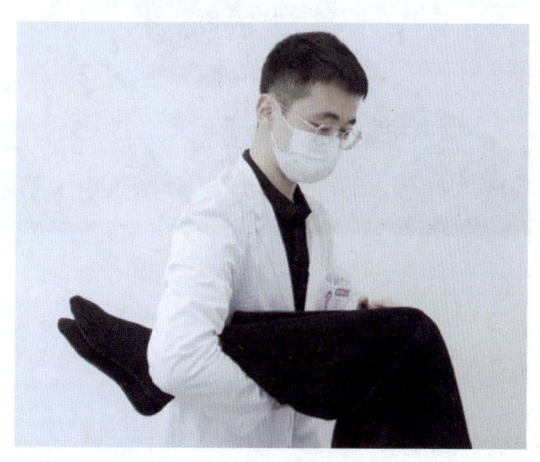
图 6-113 仰卧位摇腰法

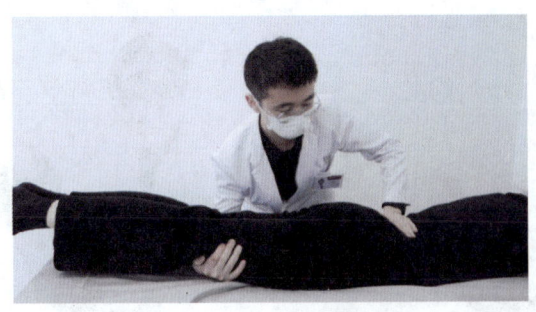

图 6-114 俯卧位摇腰法

四、腰部抖法

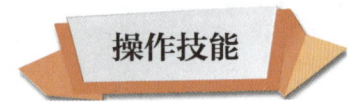

受术者俯卧位。一助手固定受术者腋下，如图 6-115 所示，按摩师用双手托住受术者两个踝关节，两臂伸直，身体后仰，与助手相对用力，牵引受术者的腰部，待腰部放松后，按摩师身体先向前，然后身体后仰，瞬间用力，上下抖动，使受术者腰部抖动幅度最大化，如图 6-116 所示。

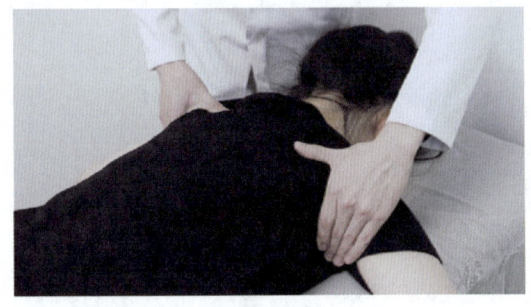

图 6-115 助手固定受术者腋下

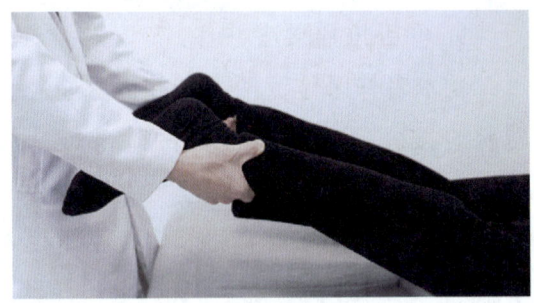

图 6-116 腰部抖法

此方法能加大椎间隙，调整腰椎椎间关节的关系。适用于急慢性损伤导致的椎间关节关系紊乱的治疗，如急性腰椎椎间关节紊乱症、腰椎间盘突出症。

操作时，应注意发力时机，要连续抖动3~5次或更多。按摩师与助手牵引受术者腰部时，受术者下肢与床面的角度不要太大。待受术者放松后，再发力上下抖动3~5次或更多。

培训课程 3

辅助疗法

学习单元 1　刮痧

一、刮痧相关知识

1. 概念

刮痧是用边缘光滑的牛角、玉石、嫩竹板、瓷器片、小汤匙、铜钱、硬币、纽扣或棉线等工具,蘸油或清水等介质在体表特定部位进行反复刮动、摩擦,使皮肤局部出现红色粟粒状或暗红色出血点等"出痧"变化,以防治疾病的一种方法。主要用于"痧症"及中暑、感冒、咽喉肿痛、腹痛、呕吐、腹泻、头痛等病证。刮痧是一种中医外治法,源于民间,具有操作简便、易学易懂、经济安全、取效迅捷、易于普及的特点。

2. 刮痧的作用

刮痧具有疏通经络、行气活血、清热解毒、安神定惊、软坚散结、消肿止痛、扶正祛邪、调节阴阳的作用。主要通过对腧穴、经络的刺激而实现,具有双向良性调节的特点。刮痧本身偏重于泻邪,以治疗实证为主,但通过经络、脏腑的调节作用,也有补虚的效应。

3. 刮痧工具及工具的清洁保养

专用的刮痧板常用水牛角制成,有天然无毒、取材容易、价格较低的特点,同时还兼具活血行气、清热解毒、软坚散结的作用。此外,常用的普通刮痧工具还有铜钱、陶瓷、玉石及棉线等。刮痧板使用后应用肥皂水清洗,再用酒精擦拭,待干燥后保存。最好做到专人专用,避免交叉感染,如发现有裂纹、毛糙时,可用细砂纸打磨光滑。

4. 刮痧介质

一般使用专用刮痧油或活血剂，也可使用植物油、石蜡、凡士林、滑石粉等代替。刮痧油由芳香挥发油与植物油提炼浓缩而成，具有祛风除湿、行气活血、开窍、止痛等功效；活血剂由血竭、白芷、红花、麝香、穿山甲等活血药物组成，活血化瘀、通络止痛作用较强。

二、基本操作

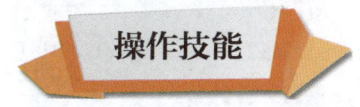

1. 刮痧前准备

（1）物品准备：刮痧板、刮痧油、干净毛巾、纸巾、快速手消毒剂等。

（2）受术者准备：暴露治疗部位。

（3）环境准备：治疗室内安静、整洁、安全，光线和室温适宜，必要时用屏风或拉帘遮挡，注意保护受术者隐私。

2. 刮痧基本流程

（1）选择合适的刮痧器具、介质，并对刮痧器具进行消毒。

（2）做好解释工作，消除受术者紧张心理，并选择合适的体位。

（3）用湿毛巾清洁局部皮肤，条件允许的情况下可先做热敷。

（4）涂抹刮痧介质。

（5）刮拭。均匀用力，由轻及重，至局部出现轻微紫红色或紫黑色痧点、斑块。

（6）刮痧结束后，擦掉皮肤表面多余介质，嘱受术者饮少量温开水或姜汁、糖水，并注意观察刮痧后的反应，受术者稍事休息后方能离开。

3. 刮痧手法

（1）角揉法：手握刮痧板，以厚边棱角边侧为着力点或厚棱角面侧为着力点，着力于受术者体表穴位或病灶点，并附着其上施以旋转回环的连续动作，如图 6-117 所示。

（2）角推法：手握刮痧板，以刮痧板厚边棱角面侧为着力点，着力于体表穴位或病灶点，做单方向有节奏地直线推移运动。注意用腕部的摆动带动刮痧板厚边棱角的摆动，使之产生持续均匀的推力与压力作用于经络、穴位、病灶点。

（3）边揉法：手握刮痧板，用刮痧板厚边着力，如图6-118所示，在施治皮肤上或刮痧出痧部位，以"病灶点"附近为其重点，进行前后左右、内旋或外旋的揉动。根据局部软组织及肌肉的薄厚，决定施力的轻重。

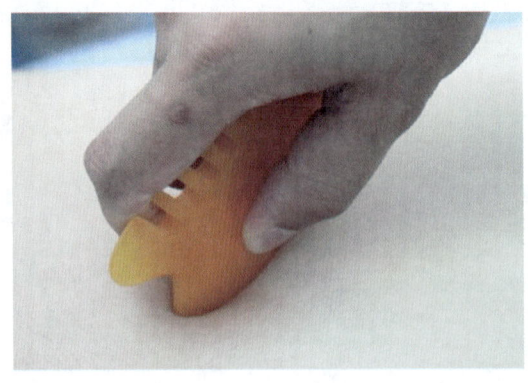

图6-117　角揉法

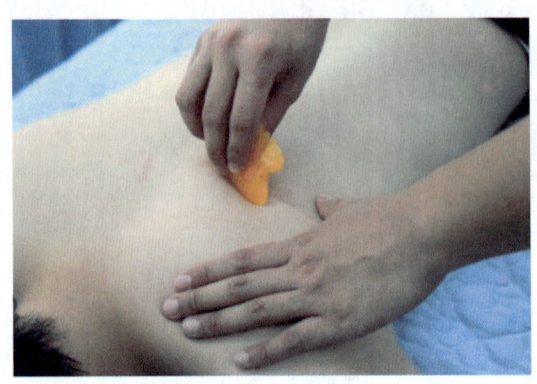

图6-118　边揉法

（4）拍法：单手紧握刮痧板一端，以刮痧板面为着力点，在腕关节自然屈伸的带动下，一落一起有节奏地拍打需施治穴位或部位，如图6-119所示。着力大小及速度应保持均匀、适度。此法常用于肩背部、腰部及上下肢如肘窝和腘窝。

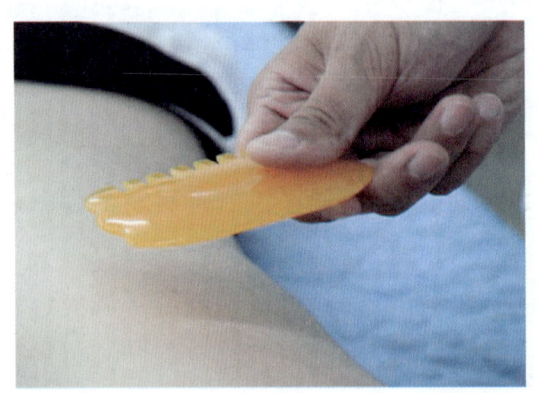

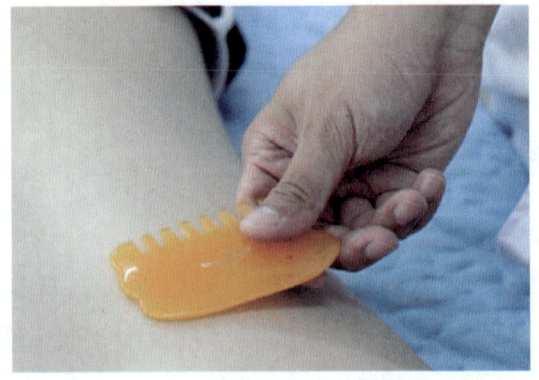

图6-119　拍法

（5）按法：手握刮痧板，用刮痧板厚边棱角面侧着力于一定的腧穴或体表部位上，由浅入深逐渐缓慢施力，当达到一定深度（以受术部位有明显酸麻胀痛感为度），稍作停留（5~10秒），然后轻缓提起，如图6-120所示。一起一伏，反复10余次。

（6）点法：手握刮痧板，以刮痧板厚棱角边侧为着力点或以刮痧板薄棱角边侧靠棱角端为着力点，用力按压受术部位深层组织。用力要逐渐加重，使受术者产生强烈的得气感（酸、麻、胀、痛的感觉）。主要用于肌肉较丰厚的穴位或病灶点，以及关节缝隙、骨头之间的狭小部位等，如环跳穴可用刮痧板厚边棱角点，膝眼穴可用刮痧板薄边棱角点。

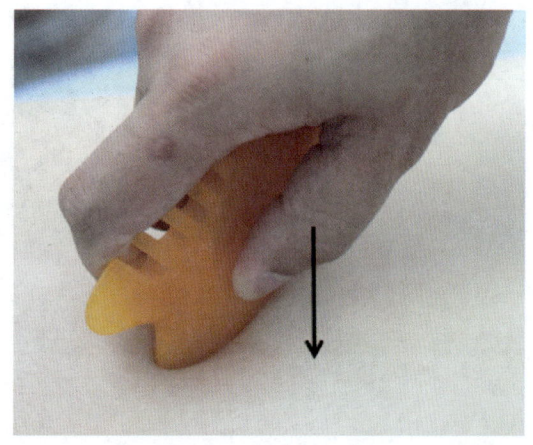

图 6-120 按法

4. 刮痧补泻手法

（1）补法：刮拭按压力小，速度慢，能激发人体正气，使低下的机能恢复旺盛。临床多用于年老、体弱、久病、重病或形体瘦弱之虚证患者。

（2）泻法：刮拭按压力大，速度快，能疏泄病邪、使亢进的机能恢复正常。临床多用于年轻、体壮、新病、急病或形体壮实的实证患者。

（3）平补平泻法：刮拭按压力及速度适中或刮拭按压力大时，速度慢；压力小时，速度快。第一种最常用，适用于保健、病情较轻微、虚实不明显者。

（4）具体运用：一般应以补刮法开始，再逐渐向平刮、泻刮法过渡。虚证以补刮法为主，对主要经络、穴位可以短时间运用平刮法，以增强治疗效果；实证以泻刮法为主，治疗后，可以以补刮法结束。

5. 不同部位刮痧

（1）头部刮痧

1）刮拭路线：

①刮拭头部两侧：从头部两侧太阳穴开始，经头维穴、颔厌穴等，刮至风池穴，如图 6-121 所示。

②刮拭前头部：从百会穴开始经囟会穴、前顶穴、通天穴、上星穴刮至头临泣穴，如图 6-122 所示。

③刮拭后头部：从百会穴开始经后顶穴、脑户穴、风府穴刮至哑门穴，如图 6-123 所示。

④刮拭全头部：以百会穴为中心，呈放射状向全头发际处刮拭，如图 6-124 所示。

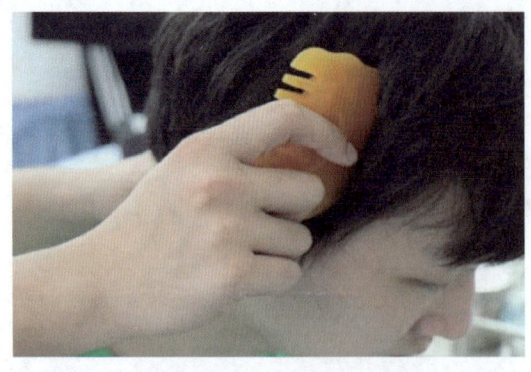

图 6-121 刮拭头部两侧

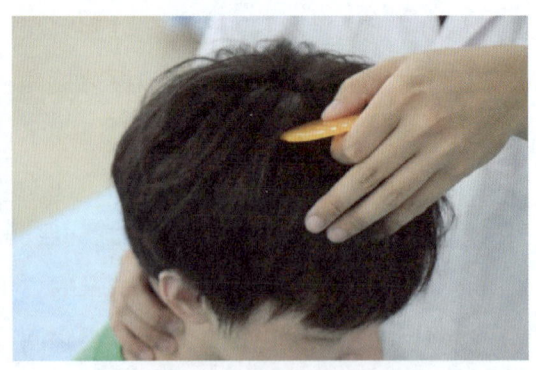

图 6-122 刮拭前头部

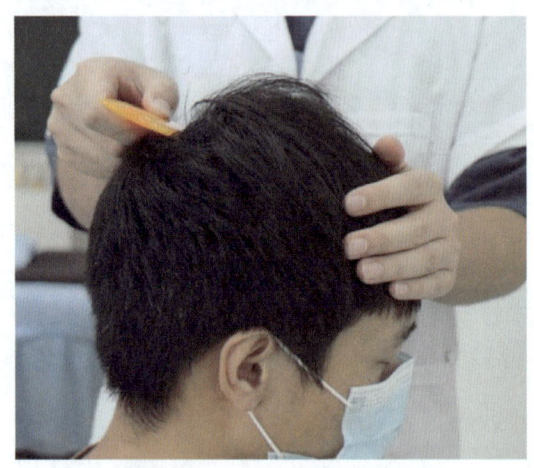

图 6-123 刮拭后头部

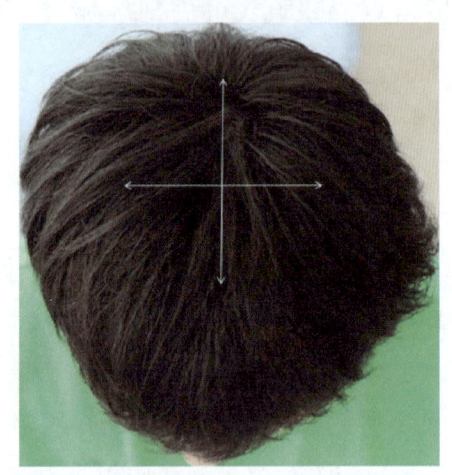

图 6-124 刮拭全头部

2）适应证：头痛、脱发、失眠、感冒等病证。

3）注意事项：按摩师用一手扶受术者头部，保持其头部稳定。头部有头发覆盖，不必涂介质。用刮板边缘或刮板角着力刮拭，用平补平泻法，每个部位刮30次左右，刮至头皮发热为宜。

（2）面部刮痧

1）循行路线：

①刮拭前额部：从前额正中线分开，经鱼腰穴、丝竹空穴向两侧刮拭，如图 6-125 所示。

②刮拭两颧部：由内侧经承泣穴、四白穴、下关穴、听宫穴、耳门穴等进行刮拭，如图 6-126 所示。

③刮拭下颌部：以承浆穴为中心，向两侧经地仓穴、大迎穴、颊车穴等进行刮拭，如图 6-127 所示。

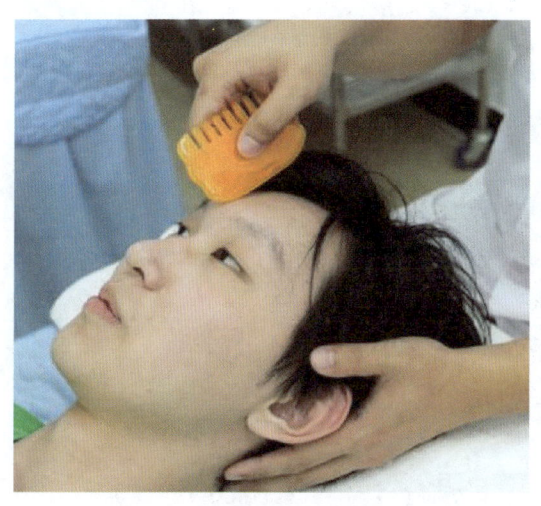

图 6-125 刮拭前额部

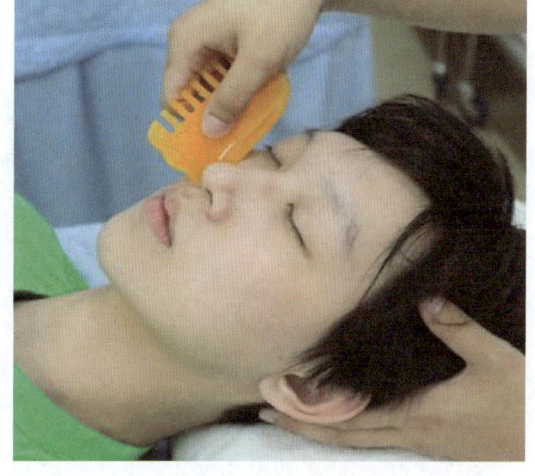

图 6-126 刮拭两颧部

2）适应证：颜面五官的病证，如眼病、鼻病、耳病、面瘫、雀斑、痤疮等。

3）注意事项：因面部出痧影响美观，因此手法要轻柔，以不出痧为度，且面部不需涂抹介质，通常用补法。刮拭方向由内向外，由下向上，按肌肉走向刮拭。可每天一次。

（3）颈部刮痧

1）循行路线：

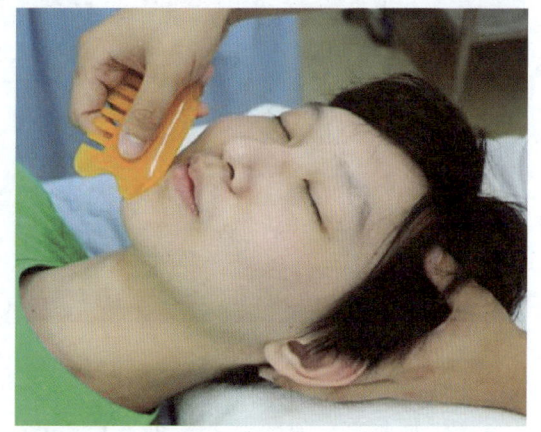

图 6-127 刮拭下颌部

①刮拭督脉颈项部：从哑门穴刮到大椎穴，如图 6-128 所示。

②刮拭颈部两侧到肩：从风池穴开始经肩井穴、巨骨穴刮至肩髃穴，如图 6-129 所示。

2）适应证：颈、项部病证，如颈椎病、感冒、头痛、近视、咽炎等病证。

3）注意事项：颈后高骨为大椎穴，用力要轻柔，不可用力过重，以补法用刮板棱角刮拭。肩部肌肉丰富，用力宜重些，从风池穴刮到肩髃穴，刮拭应一次到位，中间不要停顿。一般用平补平泻手法。

（4）背部刮痧

1）循行路线：

①刮拭督脉：从大椎穴刮至长强穴，如图 6-130 所示。

②刮拭夹脊穴：即在正中线旁开 0.5 寸处刮拭，如图 6-131 所示。

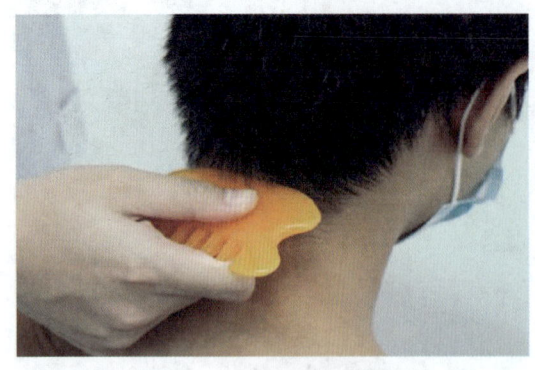

图 6-128　刮拭督脉颈项部

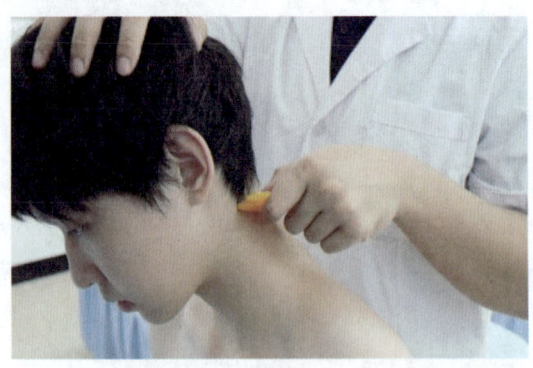

图 6-129　刮拭颈部两侧到肩

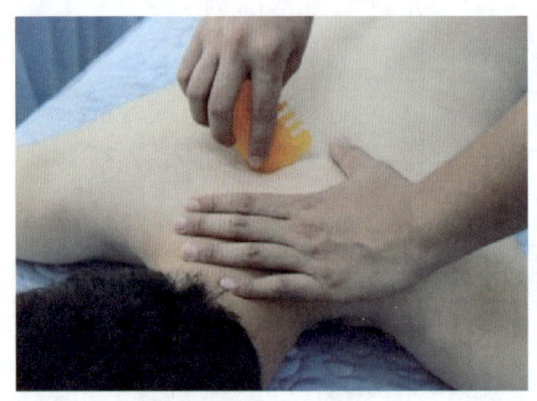

图 6-130　刮拭督脉

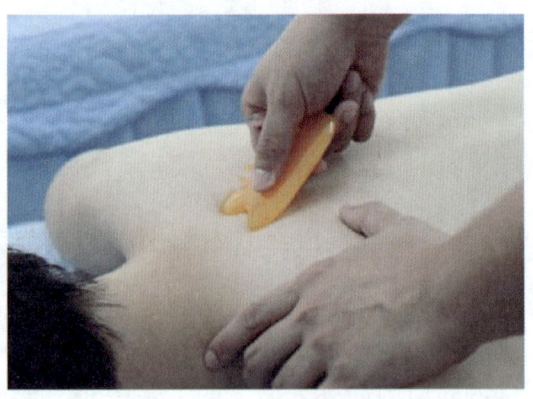

图 6-131　刮拭夹脊穴

③刮拭足太阳膀胱经：即在中线旁开 1.5 寸和 3 寸处刮拭，如图 6-132 所示。

2）适应证：五脏六腑的病证，如刮拭胆俞部位可治疗黄疸、胆囊炎、胆道蛔虫、急慢性肝炎等，刮拭大肠俞部位可治疗肠鸣、泄泻、便秘、脱肛、痢疾、肠痈等。背部刮痧还有助于诊断疾病，如刮拭心俞部位出现压痛或明显出痧斑时，即表示心脏有病变或预示心脏即将出现问题，其他穴位类推。

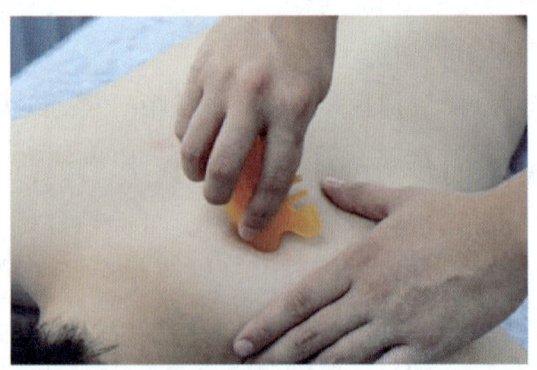

图 6-132　刮拭足太阳膀胱经

3）注意事项：背部刮痧应由上向下进行刮拭；背部正中线刮拭时手法应轻柔，用补法，不可用力过大，以免伤及脊椎；可用刮板棱角点按棘突之间；背部两侧刮痧可视受术者体质、病情选用补泻手法；用力要均匀，中间不要停顿。

（5）胸部刮痧

1）循行路线：

①刮拭胸部正中线：从天突穴经膻中穴向下刮至鸠尾穴，如图6-133所示。用刮板角部自上而下刮拭。

②刮拭胸部两侧：从正中线由内向外刮，先左后右，用刮板整个边缘由内向外沿肋骨走向刮拭，如图6-134所示。中府穴处宜用刮板角部从上向下刮拭。

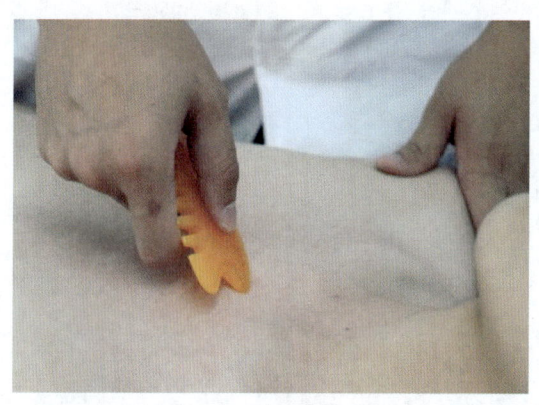
图6-133　刮拭胸部正中线

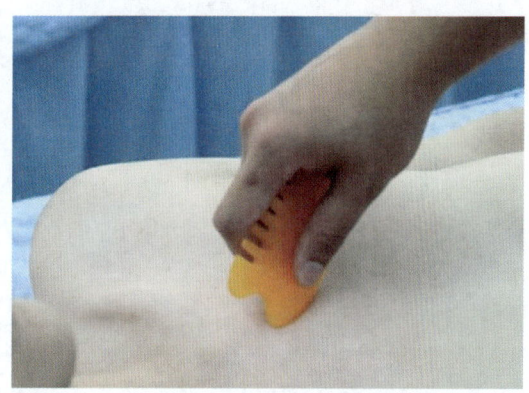
图6-134　刮拭胸部两侧

2）适应证：心、肺疾患，如冠心病、慢性支气管炎、支气管哮喘、肺气肿等。另外，可预防和治疗妇女乳腺炎、乳腺癌等。

3）注意事项：刮拭胸部正中线时，用力要轻柔，不可用力过大，宜用平补平泻法。用刮板棱角沿肋间隙刮拭。乳头处禁刮。

（6）腹部刮痧

1）循行路线：

①刮拭腹部正中线：从鸠尾穴经中脘穴、关元穴刮至曲骨穴，如图6-135所示。

②刮拭腹部两侧：从幽门穴刮至日月穴，如图6-136所示。

2）适应证：肝、胆、脾、胃、膀胱、肾、大肠、小肠等脏腑病证，如胆囊炎、慢性肝炎、胃及十二指肠溃疡、呕吐、胃痛、慢性肾炎、前列腺炎、便秘、泄泻、月经不调、不孕证等。

3）注意事项：空腹或饱餐后禁刮；急腹症忌刮；神阙穴禁刮。

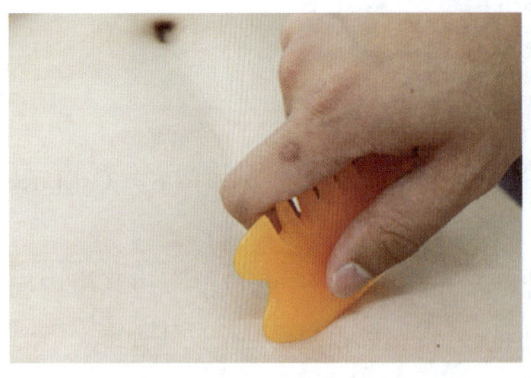
图6-135 刮拭腹部正中线

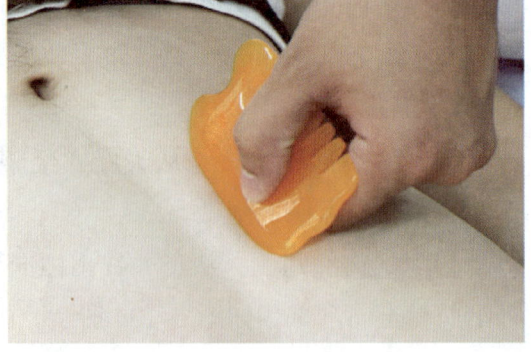
图6-136 刮拭腹部两侧

（7）四肢刮痧

1）循行路线：

①刮拭上肢内侧：由上向下刮拭，尺泽穴可重刮，如图6-137所示。

②刮拭上肢外侧：由上向下刮拭，在肘关节处可作停顿，或分段刮至外关穴，如图6-138所示。

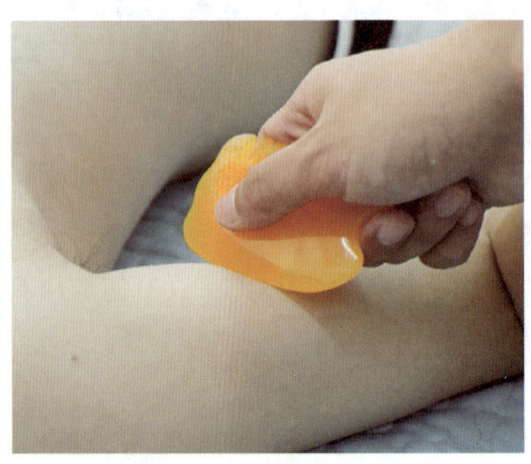
图6-137 刮拭上肢内侧

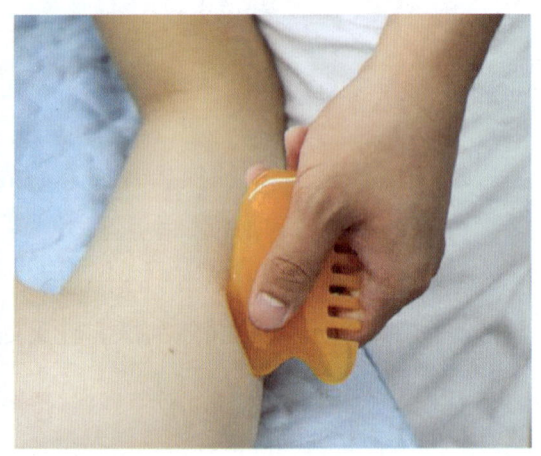
图6-138 刮拭上肢外侧

③刮拭下肢内侧：从上向下刮拭，经承扶穴刮至委中穴，再由委中穴刮至跗阳穴，委中穴可重刮。

④刮拭下肢外侧：从上向下刮拭，从环跳穴刮至膝阳关穴，由阳陵泉穴刮至悬钟穴。

2）适应证：防治全身病证，如手少阴心经主治心脏疾病，足阳明胃经主治消化系统疾病，四肢肘膝以下五腧穴主治全身疾病。

3）注意事项：关节部位不可强力重刮；下肢静脉曲张、水肿应从下向上刮拭；皮肤如有感染、破溃、痣瘤等，刮拭时应避开；如急性骨关节创伤、挫伤之处不宜刮痧，但在康复阶段做保健刮痧可提前康复。

（8）膝关节刮痧

1）循行路线：

①刮拭膝眼：刮拭前先用刮板的棱角点按膝眼。

②刮拭膝关节前方：刮拭膝关节以上部分，从伏兔穴刮至梁丘穴；刮拭膝关节以下部分，从犊鼻穴刮至足三里穴，如图6-139所示。

③刮拭膝关节内侧：从血海穴刮至阴陵泉穴，如图6-140所示。

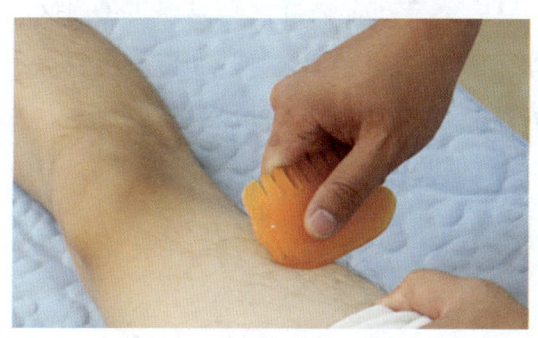

图6-139　刮拭膝关节前方

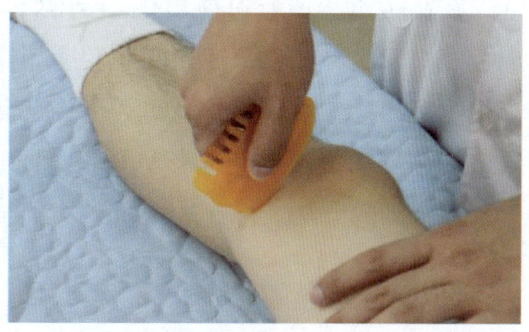

图6-140　刮拭膝关节内侧

④刮拭膝关节外侧：从膝阳关穴刮至阳陵泉穴，如图6-141所示。

⑤刮拭膝关节后方：委中穴可重刮，如图6-142所示。

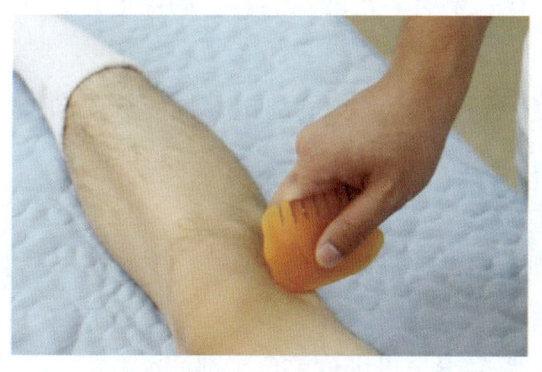

图6-141　刮拭膝关节外侧

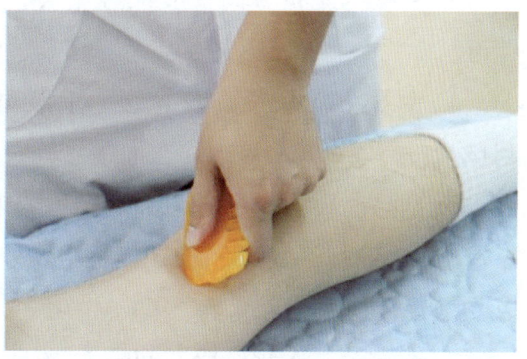

图6-142　刮拭膝关节后方

2）适应证：膝关节病变，如风湿性关节炎、膝关节韧带损伤、肌腱劳损等。另外，对腰背部疾病、胃肠疾病也有一定的治疗作用。

3）注意事项：刮痧时宜用刮板棱角刮拭，以便掌握刮痧正确的部位、方向，而不致损伤关节，动作应轻柔。膝关节内积水者，局部不宜刮拭，可取远端穴位刮拭。膝关节后方及下端刮痧时易起痧疱，疱起时宜轻刮；遇曲张静脉可改变方向，由下向上刮。

三、刮痧后反应

一般刮拭后半小时左右，皮肤表面的痧点会逐渐融合成片；一般24小时后，出痧表面的皮肤触摸时有痛感或自觉局部皮肤有微微发热；痧一般5~7天即可消退。

在刮痧过程中有可能出现晕刮的不良反应，晕刮较轻者，会出现头晕目眩、面色苍白、出冷汗、心慌和四肢发冷等症状；严重者，会出现血压下降甚至昏厥。当受术者出现晕刮时，应立即停止刮痧治疗，帮助其平卧。昏厥者应马上掐人中穴，待苏醒后，抚慰受术者勿紧张，同时注意保暖，饮温开水或糖水。最后也可以采用泄刮的方法进行刮拭，即刮拭涌泉、百会、内关和足三里穴。

四、注意事项

1. 避免在受术者过饥、过饱或情绪过于紧张的情况下施术，可防止晕刮。

2. 刮拭过程中，注意询问和观察受术者的反应，适时调整刮拭力度。用力要均匀、适中，由轻渐重，不可忽轻忽重，力度以受术者能耐受为度。

3. 刮板与刮拭方向一般保持在45°~90°，要有一定的压力，至局部毛孔张开即可。

4. 刮拭方向从颈到背、腹、上肢再到下肢，从上向下刮拭，胸部从内向外刮拭。

5. 刮痧时要沿一个方向刮拭，不要来回刮拭。

6. 刮痧时长一般每个部位刮3~5分钟，最长不超过20分钟，不可强求出痧，以受术者感到舒服为度。

7. 通常第1次刮痧后需间隔3~5天，待痧退后再进行第2次刮治。

五、临床应用

1. 适应证

刮痧疗法临床应用十分广泛，适用于内、外、妇、儿、五官等各科病证。具体包括感受外邪引起的感冒发热、头痛、呕吐、腹泻及高温中暑、各种神经痛、失眠、脏腑痉挛性疼痛等内科病证；以疼痛为主要症状的各种伤科病证，如急性扭伤、感受风寒湿邪引起的各种软组织疼痛、坐骨神经痛等；营养不良、食欲不振、生长发育迟缓、小儿感冒发热、腹泻、遗尿等儿科病证；牙痛、鼻炎、咽喉肿痛等五官科病证；痛经、闭经、月经失调、乳腺增生、产后病等妇产科病证；还可用于病后恢复、强身健体、减肥、养颜美容、消斑除痘、延缓衰老等。

2. 禁忌证

（1）孕妇，特别是孕妇的腹部、腰骶部等部位应避免进行刮痧。

（2）身体特殊部位，如眼睛、耳朵、口唇、舌体、肚脐、乳头、生殖器官周围以及全身各大血管显露部位，应避免刮痧。

（3）有出血倾向疾病者，如紫癜、白血病、贫血、血友病及其他不明原因的血小板减少症等，不宜刮痧。

（4）患有感染性疾病，如传染性皮肤病、结核性关节炎、急性骨髓炎等，为防止刮破皮肤后感染播散，应禁止施行。

（5）伴严重心脑血管疾病、肝肾功能不全等疾病者，皮肤有浮肿症状，不建议进行刮痧。

（6）身体过于瘦弱、皮肤失去弹力者也不适合进行刮痧。

（7）皮肤表面存在破损、溃疡者，以及手术后伤口未愈合者应禁止刮痧。

（8）刮痧不配合者，如醉酒、精神分裂症、抽搐等，此类人群不建议进行刮痧。

（9）对于囟门未闭合的幼儿应禁止头部刮痧，以免造成损伤。

（10）过饥、过饱、过度疲劳者，或体表存在不明原因的包块、拉伤、扭伤者，以及外伤骨折部位，均应禁止刮痧。

学习单元 2　拔罐

一、拔罐相关知识

1. 概念

古称"角法"，以罐为工具，利用燃烧、抽吸、蒸汽等方法造成罐内负压，使罐吸附于腧穴或体表的一定部位，从而产生良性刺激，达到调整机体功能、防治疾病的外治方法。

2. 作用

拔罐法具有祛风散寒、通经活络、行气活血、消肿止痛等作用。

3. 罐的分类

（1）玻璃罐：用玻璃制成，临床应用广泛。优点是质地透明，便于观察罐内变化；缺点是容易摔碎。

（2）竹罐：用竹子制成，适于煎煮。优点是轻巧价廉，不易破损；缺点是易爆裂，漏气。

（3）陶罐：用陶土制成，适于煎煮。优点是吸拔力大；缺点是质地较重，易摔碎。

（4）真空拔罐器：用特殊塑料制成，配有负压枪。优点是罐内负压调节方便；缺点是无温热效应。

（5）硅胶罐：用硅胶制成。优点是罐口可变形，能吸于凹凸不平部位；缺点是无温热效应。

二、基本操作

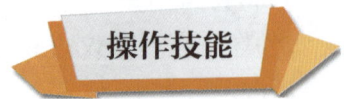

1. 拔罐前准备

（1）物品准备：罐具、润滑剂、打火机（火柴）、95%乙醇、棉球、镊子、干净毛巾、纸巾、快速手消毒剂等。

（2）受术者准备：暴露治疗部位。

（3）环境准备：治疗室内安静、整洁、安全，光线和室温适宜，必要时用屏风或拉帘遮挡，注意保护受术者隐私。

2. 拔罐基本流程

（1）选择合适的罐具，并进行消毒（禁用酒精或碘酒消毒）。

（2）做好解释工作，消除受术者紧张心理，并帮助受术者选择合适的体位。

（3）拔罐。

（4）拔罐结束后，擦净皮肤，观察罐印。嘱受术者饮少量温开水或姜汁、糖水，并注意观察拔罐后的反应，受术者稍事休息后方能离开。

3. 吸附方法

常用的拔罐吸附方法有以下几种。

（1）火吸法：火吸法是最常用的拔罐方法。用镊子取一个酒精棉球（或用长纸条），将酒精棉球（或长纸条）点燃，在罐内绕1~2圈后退出，同时迅速将罐体扣在受术部位，即可吸附在受术部位皮肤上。操作时需注意酒精棉上的酒精不要太多，以免滴落灼伤皮肤。

（2）抽气吸拔法：先将抽气罐的瓶底紧扣在受术部位上，用注射器或抽气筒通过橡皮塞抽出罐内空气，使其产生负压，即可吸附在受术部位皮肤上。而硅胶罐的操作更为容易，挤压硅胶罐排出罐内部分空气，将其吸附在受术部位皮肤上即可。

（3）水吸法：水吸法是竹罐拔罐时常用的方法。将竹罐放入水中或药液中煮沸2~3分钟后，用镊子将竹罐倒置（罐口朝下）夹起，迅速用多层干毛巾捂住罐口片刻，以吸去罐内的水液，降低罐口温度（但保持罐内热气），趁热将竹罐拔于受术部位，再轻拧罐体，令其吸牢。此法吸拔力小，操作需快捷。

4. 拔罐方法

（1）闪罐：用镊子夹取酒精棉球，点燃后送入罐底，并立即抽出，将罐拔于受术部位，随即将罐立即取下，反复如此操作，直至皮肤潮红发热为止，如图6-143所示。此法适用于治疗局部皮肤麻木、疼痛等病证。

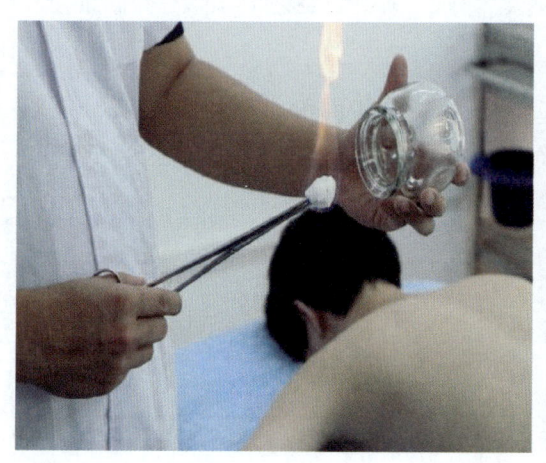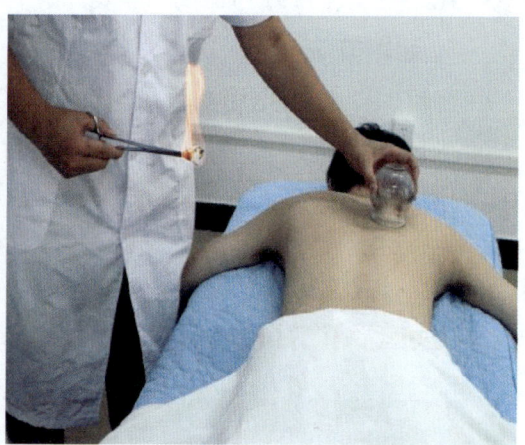

图6-143 闪罐

（2）走罐：亦称推罐，即拔罐前先在受术部位的皮肤或罐口上，涂抹一层如凡士林等润滑剂，再将罐拔住。按摩师用右手握住罐体，向上、下或左、右在需要拔的部位往返推动（见图6-144），至所拔部位的皮肤红润、充血，甚或淤血时，将罐起下。推罐时应用力均匀，以防止火罐漏气脱落。

此法适用于治疗肌肉丰厚、皮肤平坦部位的病证，如脊背、腰臀、大腿等部位的酸痛、麻木、风湿痹痛等病证。

（3）留罐：又称坐罐，即将罐具吸附在体表后，使罐子吸拔留置于受术部位5~20分钟，然后将罐起下，如图6-145所示。罐大吸拔力强的应减少留罐时间；夏季及皮肤薄处留罐时间不宜过长。

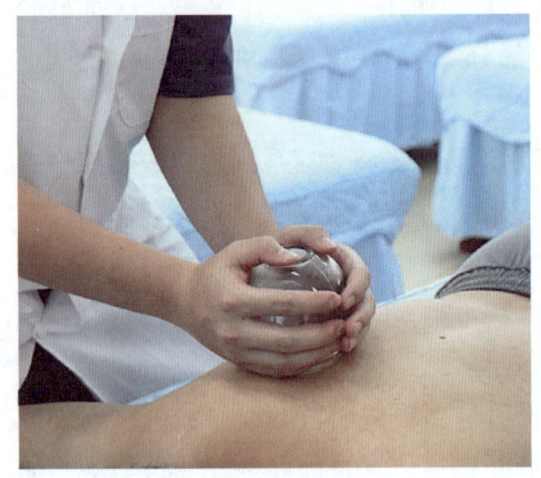

图6-144 走罐

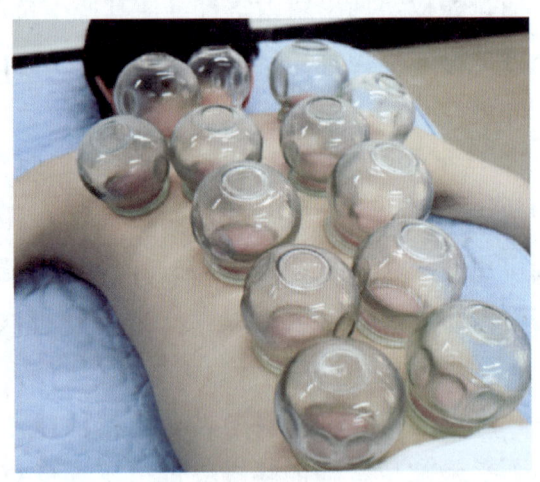

图6-145 留罐

此法适用于治疗风湿痹症、感冒、咳嗽、胃痛、呕吐、腹痛、泄泻等病证。

5. 起罐方法

起罐时，一般先用一手拿住罐体，另一手拇指或食指按压罐口边，使气体进入罐内，即可将罐取下。闪罐时可单手拿罐，成45°角起罐。若罐吸附过紧，切不可用力猛拔，以免损伤皮肤。

三、罐印辩证

1. 正常罐印

正常的罐印颜色为淡红色，无气泡。

2. 其他罐印及对应病证

（1）罐印紫黑而暗：一般表示供血不足，行经不畅有血瘀现象。

（2）罐印发紫并伴有斑块：一般表示寒凝血瘀证。

（3）罐印呈散在紫点状，且深浅不一：表示气滞血瘀证。

（4）罐印鲜红而艳：一般表示阴虚，气血两虚或阴虚火旺。

（5）罐印红而暗：表示血脂高，且有热邪。

（6）罐印灰白，触而不温：多为虚寒或湿邪。

（7）罐印表面有皮纹或微痒：表示风邪或湿症。

（8）罐体内壁有水气：表示该部位有湿气。

（9）罐印出现水泡，说明体内湿气重，如果水泡内有血水，是湿热毒的反应。

经过拔罐治疗后，随着病情的好转，罐印也会随着减轻，且不易出现罐印，预示病情的好转。

四、注意事项

1. 拔罐时要选择适当体位和肌肉丰满的部位。若体位不当、移动，骨骼凸凹不平，毛发较多的部位均不适用。

2. 拔罐时要根据所拔部位的面积选择大小适宜的罐具。操作时必须动作迅速，才能使罐拔紧，吸附有力。

3. 拔罐过程中和拔罐后都要注意保暖，拔罐后2小时内不要洗冷水澡。

4. 拔罐时间应适宜，不是越长越好。胸部、腹部不宜拔罐，也不宜同一位置反复拔罐。

5. 用火罐时应注意防止灼伤或烫伤皮肤。若烫伤或留罐时间太长致皮肤起水疱时，水疱小的仅敷以消毒纱布，防止擦破即可；水疱较大的，用消毒针将水放出，用消毒纱布包敷，或涂以甲紫药水，以防感染。

6. 拔罐结束后注意消毒罐具。

五、临床应用

1. 适应证

多用于亚健康状态和多种疾病的康复治疗，如风寒湿痹、腰背肩臂腿痛、软组织挫扭伤、伤风感冒、痛经、中风偏枯、高血压、眩晕、疮疡、痤疮、面瘫、中暑等，并可与针刺、灸法等配合使用。

2. 禁忌证

（1）严重心脏病、血液病、精神病、肺结核及各种传染病、骨折禁止拔罐。

（2）极度衰弱、过饱、过饥、过劳、醉酒、大渴、大汗时禁止拔罐。

（3）皮肤局部有疮疡、过敏灶、骨骼凸起、静脉曲张、心前区、乳头处、五官、前后二阴等部位禁止拔罐。

（4）孕妇小腹部、腰骶部，以及水肿患者禁止拔罐。

（5）肿瘤、全身枯瘦、肌肉浅薄及高热抽搐者不宜拔罐。

职业模块 ❼
健康管理

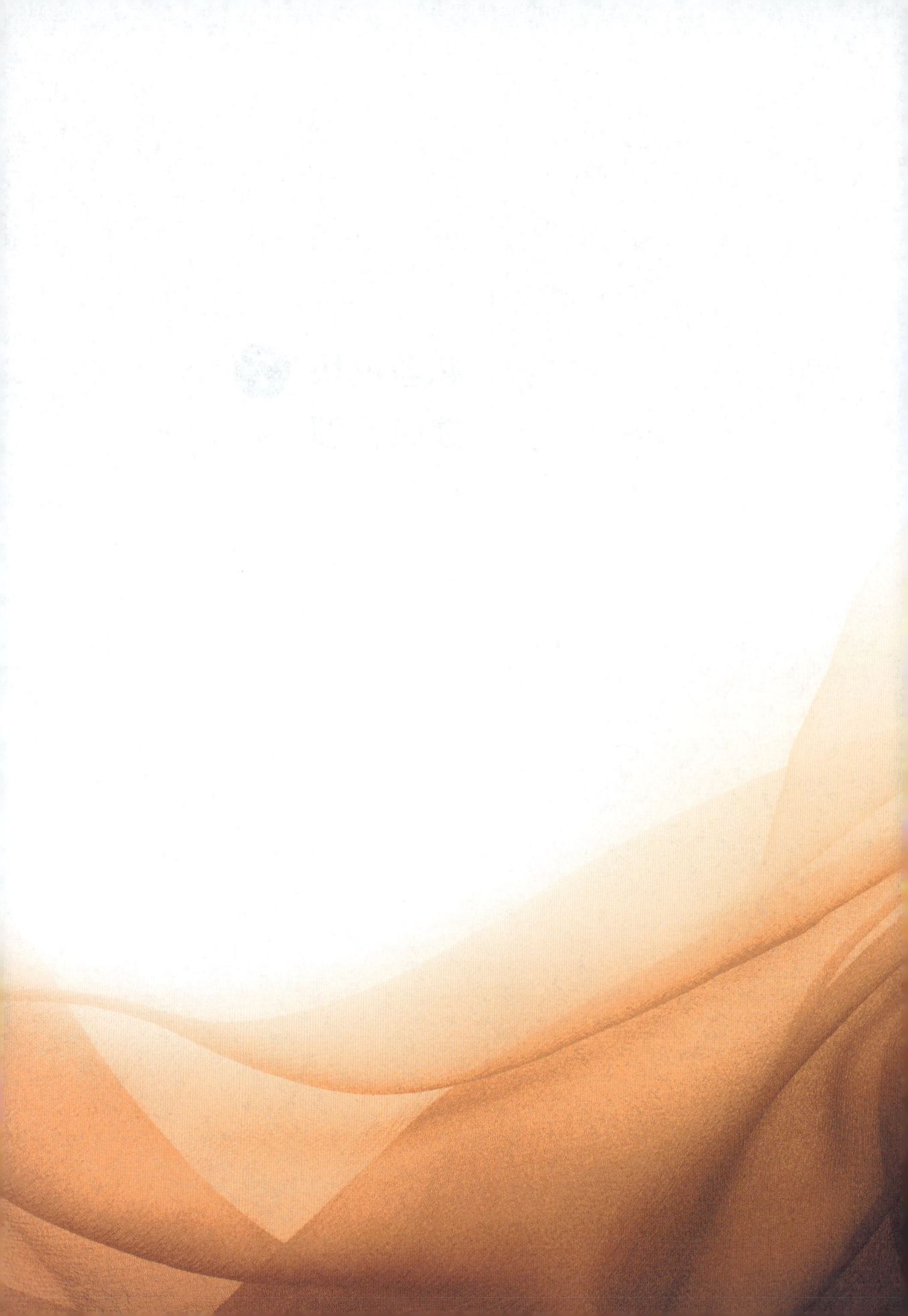

培训课程 1

建档

学习单元1　采集受术者健康信息

采集受术者的健康信息是为受术者提供健康管理服务的第一步。根据采集到的受术者健康信息,为受术者建立健康档案,可以减少影响受术者健康的危险因素,也为给受术者制订健康计划提供基础资料。

健康信息是指与受术者健康相关的各类信息的总和,包括生理、心理、社会适应性、运动和生活方式、营养与环境等方面与健康相关的信息,以及健康素质能力、健康寿命等信息。

一、健康信息的来源

健康信息主要来源于机构在为受术者提供服务过程中产生的各种服务记录、健康体检资料以及健康档案等。健康体检表、行为危险因素调查表和相关疾病管理随访表是最重要的健康管理信息来源,这些记录表的首页一般都有个人基本信息及针对性调查内容。

按摩师可根据信息来源的可得性采集受术者的健康信息,还可通过访谈法、实地观察法及问卷法等方法来收集健康信息。

二、健康信息的基本内容

健康信息的基本内容包括年龄、性别、职业特点、居住环境和生活环境、家族史、既往史、目前健康状况、具体的体格检查(视诊、触诊、叩诊、听诊等)和实验室检查(如血常规、血生化、尿常规、心电图等)等,可通过问卷调查或健康体检等方式来采集健康信息。

三、个人基本信息表

个人基本信息表是健康档案的组成部分之一，为了更好地满足受术者的自我保健需要及健康管理需要，可建立电子的个人基本信息表。

个人基本信息包括一些人口学和社会经济学等基础信息以及基本健康信息，其中有的信息反映了受术者个人的固有特征，贯穿受术者的整个生命过程，内容相对稳定，客观性强。个人基本信息表示例见表7-1。

表7-1 个人基本信息表（示例）

姓名：　　　　　　　　　　　　　　　　　　　　编号：

性别	□男　□女　□未说明的性别　□未知的性别		出生日期	
身份证号			工作单位	
本人电话		联系人姓名	联系人电话	
血型	○A型　○B型　○O型　○AB型　○不详 /RH：○阴性　○阳性　○不详			
文化程度	○研究生　○大学本科　○大学专科和专科学校　○中等专业学校　○技工学校 ○高中　○初中　○小学　○文盲或半文盲　○不详			
职业	○国家机关、党群组织、企业、事业单位负责人　○专业技术人员 ○办事人员和有关人员　○商业、服务业人员 ○农、林、牧、渔、水利业生产人员　○生产、运输设备操作人员及有关人员 ○军人　○不便分类的其他从业人员　○无职业			
婚姻状况	○未婚　○已婚　○丧偶　○离婚　○未说明的婚姻状况			
医疗费用支付方式	○城镇职工基本医疗保险　○城镇居民基本医疗保险　○新型农村合作医疗 ○贫困救助　○商业医疗保险　○全公费　○全自费　○其他			
药物过敏史	□无　□青霉素　□磺胺　□链霉素　□其他			
暴露史	□无　□化学品　□毒物　□射线			
既往史	疾病	1. 无　2. 高血压　3. 糖尿病　4. 冠心病　5. 慢性阻塞性肺疾病 6. 恶性肿瘤 7. 脑卒中　8. 严重精神障碍　9. 结核病　10. 肝炎　11. 其他法定传染病_____ 12. 职业病_____　13. 其他_____ □确诊时间：　年　月；□确诊时间：　年　月； □确诊时间：　年　月；□确诊时间：　年　月		
	手术	□无　□有：名称①_____时间_____/名称②_____时间_____		
	外伤	□无　□有：名称①_____时间_____/名称②_____时间_____		
	输血	□无　□有：原因①_____时间_____/原因②_____时间_____		

续表

家族史	父亲	□/□/□/□/□/□		母亲	□/□/□/□/□/□
	兄弟姐妹	□/□/□/□/□/□		子女	□/□/□/□/□/□
	1. 无 2. 高血压 3. 糖尿病 4. 冠心病 5. 慢性阻塞性肺疾病 6. 恶性肿瘤 7. 脑卒中 8. 严重精神障碍 9. 结核病 10. 肝炎 11. 先天畸形 12. 其他_____				
遗传病史	○无 ○有：名称_____				
残疾情况	□无残疾 □视力残疾 □听力残疾 □言语残疾 □肢体残疾 □智力残疾 □精神残疾 □其他残疾				
生活环境	厨房排风设施	□无 □油烟机 □换气扇 □烟囱			
	燃料类型	□液化气 □煤 □天然气 □沼气 □柴火 □其他_____			
	饮水	□自来水 □经净化过滤的水 □井水 □河湖水 □塘水 □其他_____			
	厕所	□卫生厕所 □一格或二格粪池式厕所 □马桶 □露天厕所 □简易棚厕			

填表说明：

1. 本表用于居民首次建立健康档案时填写。如果居民的个人信息有所变动，可在原条目处修改，并注明修改时间或重新填写。若失访，在空白处写明失访原因；若死亡，写明死亡日期和死亡原因。若迁出，记录迁往地点基本情况、档案交接记录。0~6岁儿童无须填写该表。

2. 性别：按照国标分为男、女、未知的性别及未说明的性别。

3. 出生日期：根据居民身份证的出生日期，按照年（4位）、月（2位）、日（2位）顺序填写，如19490101。

4. 工作单位：应填写目前所在工作单位的全称。离退休者填写最后工作单位的全称；下岗待业或无工作经历者需具体注明。

5. 联系人姓名：填写与建档对象关系紧密的亲友姓名。

6. 文化程度：指截至建档时间，本人接受国内外教育所取得的最高学历或现有水平所相当的学历。

7. 药物过敏史：表中药物过敏史主要列出青霉素、磺胺、链霉素三种药物，如有其他药物过敏，请在其他栏中写明名称。

8. 既往史：

（1）疾病。填写现在和过去曾经患过的某种疾病，包括建档时还未治愈的慢性病或某些反复发作的疾病，并写明确诊时间，如有恶性肿瘤，请写明具体的部位或疾病名称，如有职业病，请填写具体名称。对于经医疗单位明确诊断的疾病都应以一级及以上医院的正式诊断为依据，有病史卡的以卡上的疾病名称为准，没有病史卡的应有证据证明是经过医院明确诊断的，可以多选。

（2）手术。填写曾经接受过的手术治疗。如有，应填写具体手术名称和手术时间。

（3）外伤。填写曾经发生的后果比较严重的外伤经历。如有，应填写具体外伤名称和发生时间。

（4）输血。填写曾经接受过的输血情况。如有，应填写具体输血原因和发生时间。

9. 家族史：指直系亲属（父亲、母亲、兄弟姐妹、子女）中是否患过所列出的具有遗传性或遗传倾向的疾病或症状。有则填写具体疾病名称所对应编号的数字，没有列出的请在"其他"中写明，可以多选。

10. 生活环境：农村地区在建立居民健康档案时需根据实际情况选择填写此项。

 **小贴士**

填表基本要求

1. 健康信息记录表填写一律用钢笔或水笔，不得用圆珠笔、铅笔或红笔书写。

2. 数字或代码一律用阿拉伯数字书写，不要填出格外，如果数码填错，用双横线将整笔数码划去，并在原数码上方工整填写正确的数码，切勿在原数码上涂改。

3. 涉及的日期类项目，按照年（4位）、月（2位）、日（2位）顺序填写。

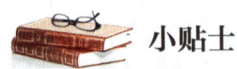 **小贴士**

注意事项

在收集健康信息时，应按照所选定的健康调查表（健康信息记录表），逐项询问受术者相关信息。

1. 收集资料前，应熟悉所要使用的健康调查表的每一项内容，接受调查员培训，同时使用该记录表进行预调查。

2. 明确调查对象。

3. 通常以面对面直接询问的方式进行调查。按调查表上各项问题的顺序逐一询问和记录。

4. 完成询问后初步核对所调查的结果，看是否有漏问、漏填的项目，以及填写位置是否正确等，并及时改正。

5. 询问结束后，应向受术者致谢，并填好调查员签名、调查日期和联系电话等信息。

6. 当日收集的调查表做好当日记录后上交管理者或保存规定的地方。

学习单元 2　对受术者进行健康评估

一、对受术者的脏腑状况进行评估

1. 高血压评估

高血压是慢性病中最为常见的，具有普遍性和代表性的疾病。高血压是引发冠心病、脑卒中最主要的危险因素之一。常起病缓慢、逐渐发展，少数患者无症状，仅在测量时或是出现并发症时才被发现。

（1）血压参考值

正常血压值范围是收缩压 90～120 mmHg、舒张压 60～80 mmHg。正常高值血压值范围是收缩压 120～139 mmHg 和/或舒张压 80～89 mmHg。高血压的血压值范围是收缩压≥140 mmHg、舒张压≥90 mmHg。其中，1 级高血压的血压值范围是收缩压 140～159 mmHg 和/或舒张压 90～99 mmHg；2 级高血压的血压值范围是收缩压 160～179 mmHg 和/或舒张压 100～109 mmHg；3 级高血压：收缩压≥180 mmHg 和/或舒张压≥110 mmHg。

（2）评估标准

需在非药物的状态下，两次或两次以上的非同日血压测量值（每次不少于 3 次读数，取平均值）均为收缩压≥140 mmHg 和/或舒张压≥90 mmHg（需要排除继发性高血压，如因为疼痛外伤导致的血压升高）的情况，可判定为高血压。

2. 胸痛评估

对于胸痛患者首先应快速地查看患者生命体征，简要收集临床病史，判别是否存在危险性或者具有潜在的危险性，以决策是否需要立即实施抢救。

生命体征异常表现包括神志模糊和/或意识丧失、面色苍白、大汗及四肢厥冷、低血压（血压＜90/60 mmHg）、呼吸急促或困难、低氧血症，提示为高危患者，需马上紧急处理。对于无上述高危临床特征的胸痛患者，需警惕可能潜在的危险性。

生命体征稳定的胸痛患者，应详细询问病史。大多数情况下，结合临床病史、体格检查以及特定的辅助检查，可以准确判断患者胸痛原因。

3. 糖尿病评估

糖尿病主要评估血糖值，空腹血糖正常值为 <6.1 mmol/L，口服葡萄糖耐量试验（OGTT）后 2 小时血糖正常值为 <7.8 mmol/L。当随机血糖≥11.1 mmol/L（200 mg/dL）、空腹血糖≥7.8 mmol/L（140 mg/dL）、OGTT 后 2 小时血糖≥11.1 mmol/L（200 mg/dL）即为异常（见表 7-2）。

表 7-2 糖代谢状态分类（WHO，1999 年）

糖代谢分类	静脉血浆葡萄糖（mmol/L）	
	空腹血糖（FPG）	口服葡萄糖耐量试验（OGTT）后 2 小时血糖（2hPG）
正常血糖（NGR）	<6.1	<7.8
空腹血糖受损（IFG）	6.1~7.0	<7.8
糖耐量减低（IGT）	<7.0	7.8~11.1
糖尿病（DM）	≥7.0	≥11.1

注：IFG 和 IGT 统称为糖调节受损（impaired glucose regulation，IGR，即糖尿病前期）。

 小贴士

> 随机血糖指一日之中任何时间采血测血糖，不考虑与用餐的时间关系；空腹指禁食 8 小时以上。空腹血糖在 6.1~7.0 mmol/L 为空腹血糖受损，OGTT 后 2 小时血糖在 7.8~11.1 mmol/L 为糖耐量异常，都属于糖尿病前期。

4. 更年期综合征评估

更年期综合征的评估主要依靠受术者的主观症状，因其症状并不是特殊性的，还需要进一步排查其他疾病，以免误诊。更年期综合征常见于 45 岁以上的女性，伴有月经不规律或是闭经症状，同时有情绪易激动、烦躁抑郁、血压波动、潮热多汗等症状。血、尿促卵泡激素及促黄体生成素明显增高，雌激素水平降低（低于卵泡早期水平）。同时，第二性征可有不同程度的退化。

5. 脑卒中后遗症评估

（1）参考影像学检查

1）脑血管造影：可发现肿块性占位，发现血管狭窄和闭塞的部位。

2）CT 检查：可以看见颅内有高密度出血灶。

3）头颅磁共振成像（MRI）：可见结构异常处，对于明确脑卒中病因很有帮助。

（2）康复评定

可通过肌力、肌张力、平衡功能等功能恢复情况，以及日常生活能力评定（ADL）、Brunnstrom 分期（布氏分期）等评定结果进行判断。

二、对受术者的关节状况进行评估

1. 病史询问

（1）年龄。某些疾病与年龄是呈相关性的，如最常见的肩周炎，又称五十肩，多发于 45~60 岁的人群。

（2）有无外伤史和手术史。老人有外伤如跌倒后，可能有骨折的情况，这种情况是手法治疗的禁忌，因此需仔细排查。

（3）发病时间。根据发病的时长可将疼痛分为急性、亚急性和慢性，每一个分期需制定不同治疗方案。

（4）排查其他疾病。有的脏器疾病亦可引起四肢关节的不适，如最常见的高尿酸血症会引起关节的红肿热痛，因此在问诊中也应该仔细排查。

2. 对受术者的上肢关节进行评估

上肢关节包括肩关节、肘关节、腕关节和指关节等，评估内容包括关节活动度、肌力及肌张力检查。需要注意的是，在做关节活动度评估时两侧关节的对比差异。

（1）关节活动度（见表 7-3、表 7-4、表 7-5）

表 7-3 肩关节活动度正常范围

部位	前屈	后伸	外展	水平外展	内收	旋内	旋外
肩关节	0°~180°	0°~60°	0°~180°	0°~40°	0°~130°	0°~70°	0°~90°

表 7-4 肘关节活动度正常范围

部位	前屈	后伸	旋前	旋后
肘关节	0°~135°/150°	0°~10°	0°~80°/90°	0°~80°/90°

表 7-5 腕关节活动度正常范围

部位	掌屈	背伸	尺偏	桡偏
腕关节	0°~80°	0°~80°	0°~30°	0°~20°

（2）肌力检查（见表7-6）

表7-6　MMT徒手肌力评估量表

级别	评定标准
0级	肌肉无任何收缩，无关节活动
1级	触诊可摸到有肌肉收缩，但不能引起任何关节活动
2-级	可见肌肉收缩，消除重力的影响下关节可轻微活动，50%＜关节活动范围＜100%
2级	不可对抗重力运动，消除重力的影响下能进行全关节范围的活动
2+级	能对抗重力运动，但关节运动范围＜50%
3-级	能对抗重力运动，但关节运动范围＜100%
3级	能对抗重力运动，能完成全关节的活动，但不可对抗阻力
3+级	情况和3级相仿，且在运动的末期能对抗一定的阻力
4-级	情况和3+级相仿，能对抗阻力，50%＜关节活动范围＜100%
4级	能对抗中等阻力活动
4+级	在活动的初、早期能对抗的阻力和4级相同，但在末期能对抗5级阻力
5-级	能对抗5级阻力，50%＜关节活动范围＜100%
5级	能对抗阻力与正常相应的肌肉力量相同，并能完成全范围的关节活动

（3）肌张力检查（见表7-7）

表7-7　改良Ashworth肌张力评定标准表

级别	表现
0级	无肌张力增加
1级	肌张力略微增加；受累部分被动屈伸时，在关节活动范围之末时呈现最小的阻力或突然卡住
1+级	肌张力轻度增加；在关节活动范围后50%范围内突然卡住，在关节活动范围的后50%均出现最小阻力
2级	肌张力较明显增加：通过关节活动的大部分范围时，肌张力均较明显的增加，但受累部分仍能较容易的移动
3级	肌张力严重增高；被动运动困难
4级	僵直；受累部分被动屈伸时呈现僵直状态，不能活动

3. 对受术者的下肢关节进行评估

下肢关节包括髋关节、膝关节、踝关节等，评估内容包括关节活动度、肌力及肌张力检查。其中，关节活动度评估见表7-8、表7-9、表7-10，肌力及肌张力检查同上肢关节评估。

表 7-8 髋关节活动度正常范围

部位	屈曲	后伸	外展	内收	旋内	旋外
髋关节	0°~110°/120°	0°~10°/15°	0°~30°/50°	0°~30°	0°~30°/40°	0°~40°/60°

表 7-9 膝关节活动度正常范围

部位	屈曲	后伸	屈膝旋内	屈膝旋外
膝关节	0°~135°	0°~15°	0°~20°/30°	0°~30°/40°

表 7-10 踝关节活动度正常范围

部位	跖屈	背伸	旋后	旋前
髋关节	0°~50°	0°~20°	0°~45°/60°	0°~15°/30°

4. 对受术者背腰部小关节进行评估

背腰部评估可通过视诊、触诊、关节活动度检查及参考影像学检查结果进行评估。

（1）视诊检查

需观察是否有胸部畸形，如鸡胸、漏斗胸、桶状胸等情况出现。

（2）触诊检查

1）脊椎：触摸受术者的背腰部棘突，观察棘突连线是否是顺滑的一条直线；是否有突然凹陷下去的部位，若有则是相应椎体的前移。再触摸棘突两旁的关节突，观察是否有触痛，或是肌肉特别紧张的部位。

2）髂嵴：触摸受术者骨盆处的骨性结构，慢慢向远侧移动，观察是否异常。

3）臀肌：观察是否有痉挛或者压痛。

（3）关节活动度评估（见表 7-11、表 7-12）

表 7-11 胸椎活动度正常范围

部位	屈曲	后伸	侧屈	旋转
胸椎	0°~20°/40°	0°~25°/45°	0°~20°/40°	0°~35°/50°

表 7-12　腰椎活动度正常范围

部位	屈曲	后伸	侧屈	旋转
腰椎	0°～40°/60°	0°～20°/35°	0°～15°/20°	0°～3°/18°

（4）影像学检查

1）X 光：需拍摄正位片和侧位片，若怀疑患者腰椎存在真性滑脱需加拍腰椎双斜位片。

2）核磁共振成像（MRI）和 CT：若怀疑患者腰椎间盘突出则应该加做核磁共振成像进行排查。

学习单元 3　建立健康档案

一、健康档案的概念

健康档案是对客户健康管理（疾病防治、健康保护、健康促进等）过程的规范、科学记录。是以客户个人健康为核心，动态测量和收集生命全过程的各种健康相关信息，满足客户个人和健康管理需要建立的健康信息资源库。

健康档案主要包括生活习惯、既往史、诊断治疗情况、家族史、每次体检结果等。它与病历有所区别，病历虽然是健康档案的主要消息来源和重要组成部分，但是健康档案对病历的信息需求并非病历的全部，其具有高度的目的性和抽象性。

健康档案可提供完整的、系统的客户健康状况数据，是掌握客户健康状况的基本工具，是进行诊断的主要依据，也是进行客户健康管理的重要前提。

二、健康档案的内容

健康档案内容包括个人基本信息、健康体检资料、病史资料和其他服务记录。

1. 个人基本信息

个人基本信息包括姓名、性别等基础信息和既往史、家族史等基本健康信息。

2. 健康体检资料

健康体检资料包括一般健康检查、生活方式、健康状况、用药情况、预防接种、健康评价等信息。

3. 病史资料

病史资料包括现病史、疾病的发生和发展、治疗经过、随访记录、预后转归等信息。

4. 其他服务记录

其他服务记录包括上述记录之外的其他接诊、转诊、会诊记录等信息。

三、建立受术者健康档案

1. 健康档案建立

根据受术者主要健康问题和服务提供情况填写相应记录，同时为受术者填写并发放健康档案信息卡，或建立电子健康档案并制作发放居民健康卡，作为身份识别和调阅更新的凭证。

2. 健康档案更新

将服务过程中填写的健康档案相关记录表单等数据，存放到电子健康档案数据中心。

四、健康档案归类

在受术者首次就诊时，为同意建立健康档案的受术者建立健康档案，以备复诊或随访使用。受术者健康档案可分为一般就诊人群和重点管理人群（0~6岁儿童、孕产妇、65岁以上老年人、慢性病患者、严重精神障碍患者、肺结核患者、其他传染病患者等），一般人群在接诊后询问病情并填写接诊记录表，重点管理人群填写相关的重点人群管理记录表。

培训课程 2 随访

学习单元 1　分析受术者健康状况

一、体质与治疗的关系

1. 常见体质与治疗的关系

体质决定一个人对某些疾病或是致病因素的易感性。病邪入体后，会因体质不同而发生不一样的变化，症状也大相径庭。此外，由于患者在体质上有某些一致的特点，即使是不同的致病因子，往往也会出现相同的或是相似的临床体征和病机。

不同体质在治疗及保健时须制定不一样的方案，或同病异治，或异病同治。如同样是感受寒湿，阳虚体质因多痰湿，需要使用生姜、附子、人参、茯苓等滋补养生的药物，而阴虚体质的治疗方法则与其相反。

2. 个体差异与治疗的关系

因为年龄、性别、体质、遗传、心理素质、生活习惯等的不同，使每个人对疾病的发生和治疗都存在个体差异性。如相同温度下，穿着相同厚度衣物的人，有的人会感冒，但是有的人却不会。再如在治疗过程中，有的人对某种药物比较敏感，见效较快，而有的人则不敏感，甚至会发生过敏等不良反应。

疾病治疗需要个体化，养生保健同样需要个体化，应该重视不同个体与症状之间的内在联系，树立"以人为本"的健康理念，贯彻"因人制宜"思想的具体实践，体现以人为本、治病求本的治疗原则。

二、体质的发病倾向及易感性

1. 平和体质

（1）发病倾向：平素患病较少。

（2）易感因素：对自然环境和社会环境适应能力较强。

2. 气虚体质

（1）发病倾向：易患感冒、内脏下垂等病证；病后康复缓慢。

（2）易感因素：不耐受风、寒、暑、湿邪。

3. 阳虚体质

（1）发病倾向：易患痰饮、肿胀、泄泻等病证；感邪易从寒化。

（2）易感因素：耐夏不耐冬；易感风、寒、湿邪。

4. 阴虚体质

（1）发病倾向：易患虚劳、失精、不寐等病证；感邪易从热化。

（2）易感因素：耐冬不耐夏；不耐受暑、热、燥邪。

5. 痰湿体质

（1）发病倾向：易患消渴、脑卒中、胸痹等病证。

（2）易感因素：对梅雨季节及湿重环境适应能力差。

6. 湿热体质

（1）发病倾向：易患疮疖、黄疸、热淋等病证。

（2）易感因素：对夏末秋初湿热气候，以及湿重或气温偏高环境较难适应。

7. 血瘀体质

（1）发病倾向：易患症瘕及痛证、血证等病证。

（2）易感因素：不耐受寒邪。

8. 气郁体质

（1）发病倾向：易患脏躁、梅核气、百合病及郁证等病证。

（2）易感因素：对精神刺激适应能力较差；不耐受阴雨天气。

9. 异禀体质

（1）发病倾向：过敏体质者易患哮喘、荨麻疹、花粉症及药物过敏等病证，及遗传性疾病如血友病、先天愚型等，胎传性疾病如五迟（立迟、行迟、发迟、齿迟和语迟）、五软（头软、项软、手足软、肌肉软、口软）、解颅、胎惊等。

（2）易感因素：适应能力差，易致过敏季节常发宿疾。

三、正气、邪气与疾病的关系

1. 正气

正气泛指人体正常组织结构和生理机能基础上的外界环境适应能力、对抗邪气的能力和机体自我的修复能力。

正气不足是人体生病的前提和根据,《素问》有云"正气存内,邪不可干"。正气不足时,机体自我保护和防御能力下降,邪气容易侵入机体,又因抗病能力下降,没法驱逐邪气,以及机体自我修复能力下降,使邪易深入。但在一定条件下,邪气也会在疾病中起到主导的作用,如忽然的跌打损伤、毒蛇咬伤或是疫疠大流行,此时无论机体正气是旺盛或是衰减,都会导致疾病的发生。

2. 邪气

邪气泛指各种导致生病的因素。邪气侵袭是发病的重要条件。邪气影响疾病的性质、类型与特点,如受到寒气侵袭的患者多会表现出寒性病证,而受到阳热邪气的患者常会出现一些热性病。邪气还影响病情、病位,邪气和对应的脏腑组织之间存在着特异性的定位联系,如湿邪易伤脾胃,而燥邪易伤肺。

3. 正邪相争

邪气侵袭,人体正气强盛,正胜邪退则不发病,邪胜正衰则发病。疾病发生后,正邪双方力量的盛衰,决定了虚、实的病理状态,正如《素问》所说:"邪气盛则实,精气夺则虚"。在疾病发展过程中,邪正的消长盛衰决定了疾病的发展趋势与转归,或正胜邪退康复,或邪胜正衰恶化,或邪正相持转慢性。

按摩师要做的不仅是与邪气做斗争,更需要对正气做调理,激发正气,这样才可以最大可能地发挥人体自身的能动性来治疗和对抗疾病。

学习单元2 对受术者进行随访

一、随访的方法与技巧

1. 随访的定义

随访是指对曾接受服务的受术者以电话或其他方式,定期了解其身体健康状况和指导其养生保健康复的一种观察方法。

随访主要是更进一步的了解受术者在治疗过程中身体健康状况变化情况，受术者调理完毕，要及时观察疗效，以检查术者的处理成效及副反应。有些受术者情况复杂，或者讲述身体健康状况时有遗漏等，有且仅有通过随访复查时进行细致的观察才能发现。

2. 随访的意义

通过随访可以提高服务水平，同时方便术者对受术者进行跟踪观察，掌握第一手资料以进行统计分析、积累经验，同时也有利于健康科研工作的开展和业务水平的提高，从而更好地为受术者服务。

3. 随访的方法

健康管理机构可以根据已接受服务的受术者数据资料，通过多媒体互动通信的方式与受术者定期或不定期联系，了解受术者身体健康状况的变化并指导其养生保健康复。

（1）当面随访。随访者在受术者接受服务时开展健康管理，并填写随访记录表。

（2）家庭随访。有条件的可通过上门服务进行健康管理，并根据要求填写随访记录卡。

（3）电话随访。对能够进行自我管理的受术者，可以通过打电话的方式进行随访，随访者根据要求填写随访记录卡。

（4）集体随访。以开展定点、定期讲座等形式的健康教育活动进行集体随访。随访时应按照要求逐一填写随访记录卡，并通知有风险的受术者到机构进行相应的检查。

4. 随访的技巧

（1）随访前的准备

1）随访的环境应干净整洁且安静，避免被干扰。准备好纸和笔，做好记录的准备。

2）准确掌握受术者的身体健康状况和个人基本信息，如性别、年龄、家庭状况、文化程度等。可列出需询问的重点问题，提高随访效率，以免在随访过程中漫无目的地提问。受术者存在的问题应重点关注，并对此问题进行指导。对上次随访中存在的未解答或是未解决的问题，随访者应认真准备好明确的回复。

（2）随访的回复技巧

1）保持同理心。在沟通的过程中，应做到换位思考。从受术者的角度考虑其需要的健康知识，并做好充分的准备，对受术者的疑问尽量解答。面对受术者的牢骚，要耐心倾听，细心解答，做到换位思考。

2）言语沟通技巧。良好的语言表达有四个要求，即清晰、真诚、尊重和有分寸。在随访过程中要主动友好地做自我介绍，询问受术者的情况，说明随访目的。随访时语气应温和有礼，语音、语速、语调适中且流畅。说话要简洁，尽量少用或不用医学术语。

3）制定规范化指导语。规范、专业的语言既能体现健康管理机构工作人员的专业性，提高随访的质量，也能将机构内的优质服务延伸到机构外部。针对不同情况的受术者，制定相应的规范化指导语，不但可以使得受术者更清晰地了解问题，也可以提升随访人员的专业性。

二、随访的注意事项

1. 正确把握安全尺度

随访的目的是给受术者带去问候，跟踪受术者的康复情况，了解受术者的满意度，而不是通过一些非面谈的情况来进行远程调理。

2. 回答问题需谨慎

不能仅简单地根据受术者的表述进行判断和随意指导，更不能在远程沟通的时候给受术者确诊。对随访中受术者反映的问题不能解决的，应建议受术者预约复诊。

3. 及时了解对方需求

对受术者提出的问题应给予正确回答和指导，对疾病的解释和病情的判断要有根据，切不可不懂装懂，否则会失去受术者的信任，甚至延误受术者的诊疗。如受术者提出的问题没有把握回答，则应有礼貌地向受术者道歉，并告知待请示专家后再给予答复。

4. 注意礼貌

集中注意力倾听，不可打断受术者讲话。

三、周随访内容

应根据受术者的情况，制定随访内容，并且给予受术者一些健康指导。包括饮食营养指导、康复锻炼指导、注意事项指导、心理健康疏导等。每周健康随访表示例见表7-13。

表 7-13　每周健康随访表

姓名：	性别：	出生年月：	年龄：
联系电话：		身份证号码：	
住址：			
主要问题：			
随访日期：	随访方式：□电话　□面谈　□接受咨询		
目前情况：			
健康指导： □康复锻炼指导 □注意事项指导 □其他（如心理健康等）			
被随访者意见：			
本次随访满意程度：□满意　□基本满意　□一般　□不满意			
			随访人签字：
备注：如回访内容过多，可记录于本表格背页。			

四、月随访内容

每月随访内容

根据患者的情况制定随访的内容，如高血压患者需关注患者的血压情况、服药情况、血压控制情况等，并且给予患者一些健康指导、包括饮食营养指导、治疗用药注意事项指导、康复锻炼指导、注意事项指导、心理健康疏导等。

若在随诊的过程中发现患者的情况未得到控制或是有恶化风险的，应建议患者及时就诊。月度随访表示例（以高血压患者为例）见表 7-14。

表 7-14　高血压患者月度随访表

填表日期：_____年____月____日

姓名：_____　　　　　　　　　　身份证号码：_____

常规检查
心率：_____次/分　　　　　　　　　血压：____/____mmHg
生活方式
1. 膳食 （1）近一个月家中在一起就餐的人数　　　　　　　　　　　　　　_____ （2）近一个月的口味变化是 □没变化　□变淡　□变咸 （3）平均每天吃多少主食（米、面、杂粮等）？　　　　　　　_____克 （4）平均每天吃多少新鲜蔬菜？　　　　　　　　　　　　　　_____克 （5）平均每天吃多少水果？　　　　　　　　　　　　　　　　_____克 （6）本月食用猪牛羊及禽肉的次数？ □每周6~7次　□每周3~5次　□每周1~2次　□本月1~3次　□基本不吃或不吃 （7）平均每次吃多少猪牛羊肉及禽肉？ □25克及以下　□50克左右　□100~150克　□200~250克　□300~350克 □400~450克　□500克及以上 （8）本月食用蛋类的次数？ □每天2次及以上　□每天1次　□每周5~6次　□每周3~4次　□每周1~2次　□本月1~3次　□基本不吃 （9）平均每次吃多少蛋类？ □<1个　□1个　□2个　□3个及以上 （10）家中通常每个月吃多少植物油？　　　　　　　　　　　_____克/月 （11）家中通常每个月吃多少动物油？　　　　　　　　　　　_____克/月 （12）家中通常每个月吃多少盐？　　　　　　　　　　　　　_____克/月
2. 身体活动 （1）以一周为周期计算，进行以下体育锻炼的时间是（只计算每次持续10分钟以上的活动） 　1）中等强度体育锻炼，如快步走、慢跑、慢速游泳、练太极拳、打乒乓球、跳扇子舞、跳交谊舞、扭秧歌等　　　　　　　　　　　____天/周；平均每天____小时____分钟 　2）中等以下体育锻炼，如慢步走　　　____天/周；平均每天____小时____分钟 （2）闲暇时，每天坐着、靠着或躺着（如看电视、用电脑、阅读、写字、吃饭、打麻将、打牌、下棋等，请减去睡眠时间）的累计时间是_____
3. 饮酒（在过去一年里的饮酒情况）

酒类	不喝	平均饮酒次数（选择其一填写）			平均饮酒量
		次/天	次/周	次/月	
高度白酒（>40度）					毫升/次
中度白酒（20~40度）					毫升/次
葡萄酒、黄酒、米酒					毫升/次
啤酒（250毫升杯）					杯/次

续表

4. 吸烟
（1）近一个月，平均每天吸多少支卷烟？　　　　　　　　　＿＿＿支/天（可以代换为烟叶）
（2）过去一周，是否有人在您面前吸烟，或在室内环境内闻到烟味？　　□是　□否

治疗依从性
1. 自上次调查后有无换/停降压药：□无　□有
2. 换/停药原因：□疗效差　□副作用（简述＿＿＿＿＿＿＿）□费用高　□缺药　□失访（原因＿＿＿＿＿＿＿）□转诊（原因＿＿＿＿＿＿＿）□其他（说明＿＿＿＿＿＿＿）

新发心血管病事件
有无事件？（可以有一项或多项，若有新发事件如发病或死亡，请填写"事件报告表"）
□无　□有（□急性心肌梗死　□PTCA/支架置入　□冠脉搭桥　□脑卒中　□死亡）

本次访视给予的治疗		
药物治疗	药物名称及剂量 （如硝苯地平 10 mg tid）	药物名称及剂量 （如硝苯地平 10 mg tid）

生活方式干预（方案另附）	
	签名：＿＿＿＿＿＿

注：患者的分层是动态的，要根据随访情况发现的新的变化动态调整患者的危险分层及其伴随的随访要求。

培训课程 3 分析

学习单元1 分析受术者健康状况

一、疑难杂症受术者健康状况分析

1. 高血压受术者健康状况分析

当受术者被诊断为高血压后,必须鉴别受术者的高血压是原发性高血压还是继发性高血压。原发性高血压主要是遗传因素和环境因素交互作用的结果(见表7-15)。而继发性高血压指的是由于某种确定的病因或是疾病而引起的血压升高(见表7-16),约占所有高血压人群的5%。原发性高血压和继发性高血压的病因大不相同,在看诊的过程中,需要仔细地鉴别。

表7-15 原发性高血压病因

类别	详情
遗传因素	有明显的家族聚集性,约60%的高血压患者有高血压家族史
环境因素	饮食方面如高盐食物、饱和脂肪酸较高食物、饮酒等均与血压呈正相关
	精神应激方面如精神高度紧张、长期处于噪声环境易患高血压
	吸烟人群易患高血压
其他因素	体重增加是高血压的危险因素
	服用避孕药的女性也可引起血压增高,但此血压增高是可逆转的。其他如非甾体抗炎药、甘草等药物也可使血压增高
	睡眠呼吸暂停通气综合征是指睡眠期间反复发作的呼吸暂停。睡眠呼吸暂停通气综合征的患者大约有一半患有高血压

表7-16 继发性高血压病因

类别	详情
肾脏疾病	肾小球肾炎、慢性肾盂肾炎、先天性肾脏病变（多囊肾）、继发性肾脏病变（糖尿病肾病、肾淀粉样变等、结缔组织病等）、肾动脉狭窄、肾肿瘤
内分泌疾病	Cushing综合征（皮质醇增多症）、嗜铬细胞瘤、原发性醛固酮增多症、肾上腺性变态综合征、甲状腺功能亢进、甲状腺功能减退、甲状旁腺功能亢进、腺垂体功能亢进、绝经期综合征
心血管病变	主动脉瓣关闭不全、完全性房室传导阻滞、主动脉缩窄、多发性大动脉炎
颅脑病变	脑肿瘤、脑外伤、脑干感染
其他	妊娠高血压综合征、红细胞增多症、药物（糖皮质激素、拟交感神经药、甘草）

2. 胸痛受术者健康状况分析

胸痛的原因较为复杂（见表7-17），任何化学或是物理因素的刺激因子均可以刺激胸部的感觉纤维从而产生痛觉冲动，并将该冲动传入大脑中，引起胸痛。因此在诊疗的过程中，要注意受术者的一些临床表现、伴随症状，才可以对该疾病做出正确的诊断，给受术者正确的建议。

表7-17 胸痛发病相关危险因素

类别	详情
胸壁疾病	急性皮炎、肋软骨炎、肋间神经炎、带状疱疹、流行性肌炎、肋骨骨折、多发性骨髓瘤等
心血管疾病	冠状动脉硬化性心脏病（心肌梗死、心绞痛）、胸主动脉瘤（夹层动脉瘤）、心肌病、急性心包炎、肺栓塞（梗死）、肺动脉高压以及神经症等
呼吸系统疾病	胸膜炎、自发性气胸、血胸、支气管炎、支气管肺癌等
纵隔疾病	纵隔炎、纵隔肿瘤、纵隔气肿等
其他	痛风、食管炎、食管裂孔疝、食管癌、过度通气综合征、膈下脓肿、脾梗死等

3. 糖尿病受术者健康状况分析

长期的蛋白质、脂肪、糖代谢紊乱可以引起身体多个系统的损害，并且引起如眼部、心脏、肾脏、神经系统、血管等多个组织器官的慢性病变。病情严重时会发生严重的急性代谢紊乱。糖尿病是一种以高血糖为主要特征的代谢性疾病，其发病相关危险因素见表7-18。

表 7-18　糖尿病发病相关危险因素

类别	详情
遗传因素	遗传因素在糖尿病的发病中起着重要的作用
环境因素	现代生活方式、营养过剩、体力活动不足等是患糖尿病主要的环境因素
自身免疫	非常多证据支撑糖尿病是一种自身免疫性疾病

4. 更年期综合征受术者健康状况分析

更年期综合征最典型的症状是潮热、潮红，多发生在女性 45～55 岁时。大部分的女性会出现轻重不等的症状，时间持续至绝经后 2～3 年，亦有少数人持续到绝经后 5～10 年。更年期综合征的发病相关危险因素见表 7-19。

表 7-19　更年期综合征的发病相关危险因素

类别	详情
遗传因素	遗传因素与更年期综合征发病及症状严重程度有关
神经递质	下丘脑神经递质阿片肽、肾上腺素和多巴胺等与潮热的发生有明显的相关性。5-羟色胺（5-HT）对内分泌、心血管、情感和性生活等均有调节功能。学者认为更年期综合征所表现的功能紊乱症状，可能与年龄的增长、5-HT 下降有关
环境	大量临床资料表明性格开朗、神经类型稳定、从事体力劳动的人更年期症状较少或是较轻

女性在围绝经期容易同时发生高血压、冠心病、肿瘤等病证，需要排除心血管疾病等器质性病变，并且应该与神经衰弱、甲亢等鉴别。

5. 脑卒中后遗症受术者健康状况分析

（1）面瘫

观察面部表情是否对称，要求受术者示齿、用力闭眼、抬眉等，若受术者无法理解指令，可用动作示意，或予以有害刺激，观察受术者表情，并予以评分（见表 7-20），得分越高，面瘫程度越严重。

表 7-20　面瘫评分

评分	测试结果
0	正常
1	轻微（微笑时鼻唇沟变平，不对称）
2	部分（下面部完全或几乎完全瘫痪）
3	完全（单或双侧瘫痪，上下面部缺乏运动）

（2）上肢运动

置肢体于合适的位置（坐位平举 90°或卧位上抬 45°）掌心向下，要求坚持 10 秒。对失语的受术者用语言或动作鼓励，不用有害刺激。评定者可以抬起受术者的上肢到要求的位置，鼓励受术者坚持。依次检查每个肢体，从非瘫痪侧上肢开始，截肢或关节融合者跳过此测试，但应做记录（见表 7-21）。得分越高，运动能力越弱。

表 7-21 上肢运动评分表

评分	测试结果
0	于要求位置，10 秒内无下落
1	10 秒内下落，虽不能保持在要求位置，但未碰到床或其他支持物
2	试图抵抗重力，但 10 秒内下落至床面或其他支持物上
3	无法抵抗重力，肢体立即下落，但仍可做某些运动（如耸肩）
4	无运动，无法引发上肢的随意运动

（3）下肢运动

受术者卧位将下肢抬高 30°，要求坚持 5 秒。对失语的受术者用语言或动作鼓励，不用有害刺激。评定者可以抬起受术者下肢到要求的位置，鼓励受术者坚持。依次检查每个肢体，从非瘫痪侧下肢开始。截肢或关节融合者跳过此测试，但应做记录（见表 7-22）。得分越高，运动能力越弱。

表 7-22 上肢运动评分表

评分	测试结果
0	于要求位置，5 秒内无下落
1	5 秒内下落，虽不能保持在要求位置，但未碰到床或其他支持物
2	试图抵抗重力，但 5 秒内下落至床面或其他支持物上
3	无法抵抗重力，肢体立即下落，但仍可做某些运动（如屈髋）
4	无运动，无法引发下肢的随意运动

（4）肢体共济失调

检查时受术者保持睁眼状态（排除视力障碍，确保检查在无视野缺损中进行），进行双侧指鼻试验、跟膝胫试验（每项重复 3~4 次），并记录得分（见表 7-23），若受术者明显虚弱无法完成动作或不能理解治疗动作、肢体瘫痪则不记分。盲人用伸展的上肢摸鼻。从非瘫痪侧开始测试。截肢或关节融合者跳过此测试，但应做记录。得分越高，肢体共济失调情况越严重。

表 7-23　肢体共济运动评分

评分	测试结果
0	无共济失调：动作流畅、准确
1	一个肢体有共济失调：动作僵硬或不准确
2	两个或更多肢体有共济失调：一侧肢体动作僵硬或不准确

（5）感觉

检查受术者肢体远端对针刺的感觉并观察其表情，或观察意识障碍及失语者对有害刺激的躲避情况（见表 7-24）。偏身感觉丧失者需要精确检查，应检查身体多处部位，包括上肢（不包括手）、下肢、躯干、面部。脑干卒中双侧感觉缺失者记 2 分。

表 7-24　感觉评分

评分	测试结果
0	无感觉缺失
1	轻、中度感觉缺失：受术者感觉针刺不尖锐或迟钝，或针刺缺失但有触觉
2	一侧重度或完全感觉缺失：单侧肢体完全无触觉

（6）语言

对受术者进行命名、阅读测试，即让受术者根据一幅图画描述一个场景、阅读几个句子、说出图画中某个物品的名字，记录受术者回答最好一次的得分（见表 7-25）。进行视觉缺损干扰测试，可让受术者识别放在手上的物品，并重复发音。气管插管者手写回答；恍惚或不合作者视情况记分，但 3 分仅给不能说话且不能执行任何指令者。

表 7-25　语言评分表

评分	测试结果
0	正常：语言功能无障碍
1	轻、中度失语：流利程度和理解能力部分下降，但表达无明显受限
2	严重失语：受术者语言破碎，听者需推理、询问、猜测，交流困难
3	完全失语：无法言语或无听力理解能力

（7）构音障碍

让受术者读或重复指定的词语。严重失语者，评估其自发语言时发音的清晰度。气管插管或其他物理障碍无法发音者跳过此测试，但应做记录（见表7-26）。

表7-26 构音评分

评分	测试结果
0	正常：发音清晰、流畅
1	轻、中度构音障碍：有些发音不清，但能被理解
2	严重构音障碍：言语不清，不能被理解或失音

二、关节疾病受术者健康状况分析

1. 上肢关节健康状况分析

首先，应该排除一些禁忌证，如癌性疼痛、心血管疾病引起的四肢关节疼痛、神经性的疾病等。其次，询问有无外伤史，观察疼痛部位是否畸形，如肩关节脱位后会出现方肩畸形，必要时应建议受术者拍摄X光片来排除骨性问题，若有骨性问题则应前往医院就诊，待骨折对位后再接受康复训练。

普通的软组织慢性受损，则需要进行一些体格检查来判断受术者损伤的肌肉。如关节的主动活动范围、被动活动范围、疼痛程度、特殊试验等。以肩关节为例，评估时常使用肩关节功能评分表（见表7-27）。

表7-27 Constant-Murley 肩关节功能评分表

姓名：		性别：		年龄：		日期：	
项目评分		分值		项目评分			分值
A 疼痛（15分）				外展（10分）			
无		15		0°~30°			0
轻度		10		31°~60°			2
中度		5		61°~90°			4
重度		0		91°~120°			6
B 日常生活活动（20分）				121°~150°			8
活动水平（10分）				151°~180°			10

续表

项目评分	分值	项目评分	分值
工作限制		外旋（10分）	
无限制	4	手放于头后，肘可向前	2
中度受限	2	手放于头后，肘可向后	4
重度受限	0	手放于头顶，肘可向前	6
娱乐限制		手放于头顶，肘可向后	8
无限制	4	手可完全举过头顶	10
中度受限	2	内旋（10分）	
重度受限	0	手背可达大腿外侧	0
睡眠影响		手背可达臀部	2
无影响	2	手背可达骶骨	4
偶尔影响	1	手背可达腰部（L3）	6
经常影响	0	手背可达T12椎体水平	8
无痛活动到达位置（10分）		手背可达肩胛下角	10
上抬到腰际	2	D 肌力评分（外展肌力，25分）	
上抬到剑突	4	0级	0
上抬到颈部	6	1级	2
上抬到头顶	8	2级	4
举过头顶部	10	3级	6
C 主动活动范围（40分）		4级	8
前屈（10分）		5级	10
0°～30°	0	总分：	
31°～60°	2	检查者签名：	
61°～90°	4		
91°～120°	6	受检者住址：	
121°～150°	8		
151°～180°	10	联系方式：	

2. 下肢关节健康状况分析

常见的下肢疼痛，如"老寒腿"、脚麻无力。这些疾病多见为关节的退行性病变或是急性的运动损伤而引起下肢的疼痛无力。除了检查受术者疼痛部位的情况，同时还要根据临床表现排除一些禁忌证。如癌性疼痛、神经系统疾病或内分泌系统疾病引起的下肢关节疼痛、神经性的疾病等。

同时应询问受术者近期有无外伤史，观察受术者的疼痛部位是否畸形，如下肢关节骨折后，骨折部位可能存在肿胀、长短脚等畸形，必要时应建议受术者拍摄 X 光片来排除骨性问题，若有骨性问题则应前往医院就诊，待骨折对位后再接受康复训练。

若是普通的软组织慢性受损，则需要进行一些体格检查来判断受术者损伤的肌肉。如关节的主动活动范围、被动活动范围、疼痛程度、特殊试验等。

膝关节是全身最大的关节之一，是人体的承重关节，也是最易受损而引起疼痛的关节。以膝关节为例，评估时常使用膝关节 KSS 评分表（见表 7-28），该表得分越高，表示受术者的膝关节情况越好。

表 7-28 膝关节 KSS 评分表

姓名：		性别：		年龄：	日期：
单纯膝关节功能评分					
疼痛	50	无疼痛		50	
		轻度疼痛	偶尔	45	
			上下楼梯时轻微疼痛	40	
			平地行走时也轻微疼痛	30	
		中度疼痛	偶尔	20	
			经常	10	
		严重疼痛		0	
活动度	25	由屈曲到伸膝（每 5°=1 分）		25	
稳定性（在任何位置上的最大活动度）	25	前后侧（10）	<5 毫米	10	
			5~10 毫米	5	
			>10 毫米	0	
		内外侧（15）	<5°	15	
			5°~9°	10	
			10°~15°	5	
			>15°	0	

续表

		单纯膝关节功能评分		
减分	−50	屈曲挛缩（−15）	5°~9°	−2
			10°~15°	−5
			16°~20°	−10
			>20°	−15
		伸展延迟（−15）	<10°	−5
			10°~20°	−10
			>20°	−15
		对线（−20）	正常外翻5°~10°	0分
			内翻0°~4°	每度−3分
			外翻11°~15°	每度−3分
			更严重内外翻	−20分
		总分（part 1）		
		患者整体功能评分		
行走能力	50		无任何限制	50
			约1千米以上	40
			500~1 000米	30
			不到500米	20
			仅能在室内活动	10
			不能步行	0
上下楼	50		能正常上下楼梯	50
			能正常上楼梯，下楼梯需扶栏杆	40
			上下楼梯均需扶栏杆	30
			借助扶手能上楼梯，但不能下楼梯	15
			完全不能上下楼梯	0
减分	−20		用手杖	−5
			用双手杖	−10
			需使用腋杖或助行器辅助活动	−20
		总分（part 2）		

注：优为100~85，良为84~70，可为69~60，差为<60。

3. 腰背部小关节健康状况分析

腰背部疼痛通常是指背部、腰部、腰骶部、骶髂、臀部等出现疼痛不适，有的可伴有一侧或是两侧下肢疼痛、马尾神经受压等症状。腰背部疼痛的诱因较多（见表 7-29），不能仅从症状分辨腰背部疼痛的原因，需要进行仔细的检查，必要时需要进行影像学检查。评估时常使用 JOA 下腰痛疾患疗效评定表（见表 7-30），该表得分越高，表示疗效越好。

表 7-29　腰背痛病因分类表

症状	病因			
	脊柱	软组织	椎管	内脏
损伤	骨折和/或脱位、椎弓崩裂、腰椎滑脱、椎间盘突出	腰扭伤、腰背筋膜脂肪疝、腰肌劳损、棘上棘间韧带损伤、第三腰椎横突综合征、臀上皮神经炎	陈旧性骨折或脱位、硬脊膜囊肿	肾挫伤
炎症	结核、骨髓炎、强直性脊柱炎、类风湿关节炎	纤维织炎、筋膜炎、血管炎、神经炎	蛛网膜炎、硬膜外感染、脊髓炎、神经根炎	消化性溃疡、胰腺炎、肾炎、前列腺炎、肾盂炎、盆腔炎、上尿路结石
退变	腰椎骨关节炎、小关节紊乱、骨质疏松症	纤维织炎、筋膜炎、血管炎、神经炎	椎体后缘骨赘、椎体狭窄、黄韧带肥厚	内脏下垂
发育及姿势异常	脊柱裂、侧凸、后凸、移行椎、水平骶椎	脊肌瘫痪性侧弯	脊膜膨出、神经根和神经节变异、血管畸形、神经根管发育性狭窄	游走肾、多囊肾
肿瘤及类肿瘤	血管瘤、转移性肿瘤、嗜酸性肉芽肿、骨巨细胞瘤、脊索瘤	脂肪瘤、纤维瘤、血管瘤	脊髓及神经根肿瘤	胰腺肿瘤、盆腔肿瘤、肾肿瘤、腹膜后肿瘤

表 7-30　JOA 下腰痛疾患疗效评定表

姓名：		性别：	年龄：	日期：	
评定内容			评分标准		分值
主观症状（9分）	腰痛		完全无腰痛		3
			有时轻微腰痛		2
			经常腰痛或有时很严重		1
			经常有非常剧烈的腰痛		0

续表

评定内容		评分标准	分值
主观症状 （9分）	下肢痛及麻木	只是下肢痛，没有麻木	3
		时有轻度下肢麻痛	2
		频发轻度或偶有重度下肢麻痛	1
		频发或持续重度下肢麻痛	0
	步行能力	正常	3
		500米以上出现痛、麻、乏力	2
		500米以内出现痛、麻、乏力	1
		100米以内出现痛、麻、乏力	0
体征 （6分）	直腿抬高试验	正常	2
		30°～70°	1
		<30°	0
	感觉障碍	无	2
		轻（患者自身未意识到）	1
		重（患者自身意识到）	0
	运动障碍	正常（5级）	2
		稍弱（4级）	1
		明显弱（0～3级）	0

日常生活 动作 （14分）		重	中	轻
	卧位翻身	0	1	2
	站立	0	1	2
	洗漱	0	1	2
	身体前倾	0	1	2
	坐（1小时）	0	1	2
	举持重物	0	1	2

膀胱功能（-6分）	正常	0
	轻度排尿困难（尿频、排尿踌躇）	-3
	重度排尿困难（尿失禁、尿闭）	-6

总分：	前分：	后分：

说明：此表满分为29分，分数越低表明功能障碍越明显。

改善指数＝治疗后评分－治疗前评分

改善率＝［（治疗后评分－治疗前评分）/（29－治疗前评分）］×100%

通过改善指数可反映受术者治疗前后腰椎功能的改善情况，通过改善率可了解临床治疗效果。此外，改善率还可作为判定疗效的标准：改善率100%为治愈，改善率大于60%为显效，改善率25%～60%为有效，改善率小于25%为无效。

学习单元 2　分析受术者预后发展

一、常见病证受术者预后发展分析

1. 高血压预后发展分析

高血压的愈后不仅与血压的水平有关，还与是否合并有其他心血管危险因素及靶器官损害程度有关（见表 7-31）。因此，从指导受术者治疗和预后的角度，可将高血压受术者心血管危险程度分为低危、中危、高危和很高危四个等级（见表 7-32），根据不同的等级采取不同的治疗措施和健康建议。

表 7-31　高血压预后的影响因素表

心血管病的危险因素	靶器官的损害	糖尿病	并存的临床情况
● 男性 >55 岁 ● 女性 >65 岁 ● 吸烟 ● 血脂异常 TC≥5.7 mmol/L （220 mg/dL） 或 LDL-C>3.6 mmol/L （140 mg/dL） 或 HDL-C<1.0 mmol/L （40 mg/dL） ● 早发心血管病家族史 一级亲属发病年龄 <50 岁 ● 腹型肥胖或肥胖 腹型肥胖 *WC： 男性≥85 cm；女性≥80 cm 肥胖：BMI≥28 kg/m^2 ● 缺乏体力活动 ● 高敏 C 反应蛋白≥3 mg/L 或 C 反应蛋白≥10 mg/L	● 左心室肥厚 经由心电图、超声心动图：LVMI 或 X 线检测结果显示 ● 动脉壁增厚 颈动脉超声检测显示 IMT≥0.9 mm 或动脉粥样硬化性斑块 ● 血清肌酐轻度升高 男性为 115～133 μmol/L （1.3～1.5 mg/dL）； 女性为 107～124 μmol/L （1.2～1.4 mg/dL） ● 微量白蛋白尿 尿白蛋白 30～300 mg/24 h 白蛋白/肌酐比： 男性≥22 mg/g （2.5 mg/mmol）； 女性≥31 mg/g （3.5 mg/mmol）	空腹血糖 ≥7.0 mmol/L （126 mg/dL） 餐后血糖 ≥11.1 mmol/L （200 mg/dL）	● 脑血管病：缺血性卒中、脑出血、短暂性脑缺血发作 ● 心脏疾病：心肌梗死史、心绞痛、冠状动脉血运重建、充血性心力衰竭 ● 肾脏疾病：糖尿病肾病、肾功能受损（血清肌酐） 男性 >133 μmol/L （1.5 mg/dL）； 女性 >124 μmol/L （1.4 mg/dL） 蛋白尿（>300 mg/24 h） ● 外周血管疾病 ● 视网膜病变：出血或渗出、视乳头水肿

注：TC：总胆固醇；LDC-C：低密度脂蛋白胆固醇；HDL-C：高密度脂蛋白胆固醇；LVMI：左室质量指数；IMT：颈动脉内膜中层厚度；BMI：体重指数；WC：腰围；* 为中国肥胖工作组标准。

表 7-32 高血压受术者心血管危险分层标准表

其他危险因素和病史	高血压		
	1级	2级	3级
无	低危	中危	高危
1~2个其他危险因素	中危	中危	很高危
3个及以上其他危险因素或靶器官损害	高危	高危	很高危
临床并发症或合并糖尿病	很高危	很高危	很高危

典型案例

基本情况：吴某，女，69岁，间歇性头晕头痛10余年，加重1周。自诉近10年来常出现间断性头痛、头晕，伴视物模糊、无胸痛、恶心、呕吐等不适。血压最高时为160/115 mmHg，间断服用卡托普利、硝苯地平、利血平等降压药物治疗，血压控制在120/89 mmHg左右。2周前再次出现头晕头痛等不适症状，无恶心、呕吐，无胸痛、咳嗽，无胸闷、心悸。当时自行服用药物，症状可缓解。发病以来，纳可、视力欠佳、梦多、易醒、大便秘结、小便正常。最近检查结果：门诊血压为147/86 mmHg，肝肾功能、血脂、24小时尿微量白蛋白、腹部B超等结果无异常。要求进行健康管理。

（1）诊断：高血压病3级（很高危）。

（2）管理方案：

1）药物治疗：应该定期服用降压药物来控制血压，在服药的期间，应该严格遵守医嘱，科学服药。并应定时测量血压，确保血压平稳。

2）合理膳食：控制能量和脂肪的摄入量，限制盐的摄入量。多吃含钾、钙、蛋白质丰富的食物，多吃新鲜蔬菜。

3）运动管理：可以根据身体情况做一些适度的训练，如太极拳、慢跑等。做运动应循序渐进，从简单的运动开始，逐步提升运动量。

4）追踪随访：应每月定期随访，了解药物服用情况、身体情况、饮食运动情况等相关信息。并且根据情况合理调整治疗保健方案。

（3）效果评价：该方案实施数月后，该受术者可以合理规划自己的饮食，坚持清淡饮食，并且摄入足量的蛋白质。每日可坚持进行太极拳锻炼，规律服用降压药，并且能够定期自我监测血压。自觉症状改善，血压控制平稳。

2. 胸痛预后发展分析

常见的慢性胸痛受术者多是由于心脏疾病而引起的。以慢性稳定性心绞痛为例，参见表 7-33 分析胸痛受术者的预后发展。心绞痛级别越高，冠状动脉循环储备能力越低，病情越不稳定，预后越差。如心绞痛Ⅰ级、Ⅱ级时掌握好生活节奏，不过度劳累、不情绪过于激动，尚可控制在可预测的范围；心绞痛Ⅲ级则需要充分的药物治疗，病情还可保持相对稳定；心绞痛Ⅳ级则病情很不稳定，随时有发生急性心肌梗塞的可能。慢性稳定性心绞痛者，除了需要进行药物治疗外，仍要对其进行健康教育，保持心情平稳、低盐低脂饮食、控制体重等生活习惯的改善同样有助于受术者稳定病证。

表 7-33　加拿大心血管学会（CCS）心绞痛严重度分级

级别	症状
Ⅰ级	一般体力活动不引起心绞痛，如行走和上楼，但紧张、快速或持续用力可引起心绞痛的发作
Ⅱ级	日常体力活动稍受限制，快步行走或上楼、登高、饭后行走或上楼、寒冷或风中行走、情绪激动可发作心绞痛或仅在睡醒后数小时内发作。在正常情况下以一般速度平地步行 200 米以上或登一层以上的楼梯时可发作心绞痛
Ⅲ级	日常体力活动明显受限，在正常情况下以一般速度平地步行 100～200 米或登一层楼梯时可发作心绞痛
Ⅳ级	轻微活动或休息时即可以出现心绞痛症状

3. 糖尿病预后发展分析

糖尿病是一种常见的慢性疾病，帮助糖尿病受术者控制高血糖和相关的代谢紊乱，可消除糖尿病症状，防止病情进一步恶化，提高生存质量，因此，糖尿病受术者需要定期随访评估。2010 年中国 2 型糖尿病患者控制目标见表 7-34。

表 7-34　2010 年中国 2 型糖尿病患者控制目标

项目		良好	一般	不良
血糖	空腹	4.4～6.1 mmol/L	≤7.0 mmol/L	>7.0 mmol/L
	非空腹	4.4～8.0 mmol/L	≤10.0 mmol/L	>10.0 mmol/L
糖化血红蛋白		<6.2%	6.2%～8.0%	≥8.0%
血压		<130/80 mmHg	130/80～160/90 mmHg	>160/95 mmHg
体重指数	男	<25 kg/m^2	<27 kg/m^2	≥27 kg/m^2
	女	<24 kg/m^2	<26 kg/m^2	≥26 kg/m^2

续表

项目	良好	一般	不良
总胆固醇	<4.5 mmol/L	≥4.5 mmol/L	≥6.0 mmol/L
高密度脂蛋白胆固醇	>1.2 mmol/L	1.1～0.9 mmol/L	<0.9 mmol/L
低密度脂蛋白胆固醇	<2.5 mmol/L	2.5～4.4 mmol/L	>4.5 mmol/L
甘油三酯	<1.5 mmol/L	<2.2 mmol/L	≥2.2 mmol/L

糖尿病的健康教育是决定糖尿病管理成败的关键因素，因此，需要对受术者进行卫生保健教育，使其充分认识糖尿病并且掌握自我管理的能力。受术者应学会控制饮食，这是糖尿病的基础管理措施。在日常生活中应尽量摄入升糖较少的低 GI 食物和高纤维的食物，来控制血糖。受术者日常需要注意控制体重，体重应控制在理想体重的 ±5%。除此之外，运动也是受术者控制血糖的重要措施，通过运动可增加胰岛素的敏感性，但进行较为剧烈的运动前需咨询医生，及时调整药物和饮食，以免发生低血糖。控制糖尿病是一个漫长的过程，在此过程中，需要服务人员的定期随访，共同参与受术者的血糖控制。

4. 更年期综合征预后发展分析

在绝经期时绝大部分的女性会出现轻重不等的症状，应鼓励受术者积极面对此时期。让其了解该时期是女性一生必然会经历的生理时期，不必过分焦虑。此外，在此时期由于激素水平出现变化，很多疾病会乘虚而入，有的人甚至会出现心理方面的疾病。因此，家庭和社会都应该充分体谅和关怀这个时期的女性，并在医生的指导和严密监控下进行激素替代疗法来缓解症状。

5. 脑卒中后遗症预后发展分析

脑卒中分为出血性脑卒中和缺血性脑卒中，不同类型的脑卒中，其后遗症预后发展也不相同。

（1）出血性脑卒中预后发展分析

1）年龄：年龄越大，预后越差。一般来说 60 岁以下的受术者病死率较低，约占 30% 左右，而 70 岁以上的受术者病死率可高达 70% 以上。

2）出血量：出血量较大者，预后较差。有血肿形成，中线结构移位明显者，预后较差。腰穿脑脊液无色透明者，预后较好。

3）昏迷程度：昏迷程度越深，昏迷时间越长，预后越差，深度昏迷者死亡率达 94%。若患病后无意识障碍或是意识障碍逐渐好转者，则预后较好。嗜睡时间越长，预后越差。

4）病情进展：病情进展速度越快，即高颅压症状出现越早，表现越重，则预后越差。

5）高血压：高血压病史越长，血压控制越差，预后越差。血压在 200/120 mmHg 以上者，死亡率为 30.07%。

6）有其他伴随症状：如同时伴有内脏功能紊乱者、癫痫发作者、内脏功能紊乱者，预后较差。因为伴随症状亦会加重受术者的病情，因此预后不佳。

（2）缺血性脑卒中预后发展分析

1）年龄：预后的情况与年龄有关，若年龄大、体质差，则预后较差。反之年龄小、体质好，则预后好。

2）阻塞部位：预后的情况还与阻塞的血管大小有关，如果是大血管阻塞，则脑缺血范围大，其脑组织受损严重，预后较差，临床恢复较慢。如果是小血管阻塞，则脑缺血范围小，侧支循环易形成，恢复较快，预后较好。

3）发病速度：预后的情况还与发病速度有关，缓慢逐渐发病者，较易形成侧支循环，脑缺血可逐渐代偿，预后较好。急性起病者，未能建立侧支循环，预后较差。

4）发病次数：预后的情况与梗塞的次数和数量有关，若是首次发作，则预后较好。

5）栓子的性质：一般来说，质地疏松的栓子容易在跟随血液运行过程中，出现自身破碎，从而流到血流的远端，仅阻塞小血管，一般预后较好。而质地较为紧密的栓子，如脂肪栓子、空气栓子、细菌栓子，比心源性栓子预后严重。但若是心源性栓子引起脑脓肿者，预后较差。

6）症状程度：若发病后伴随偏瘫、失语等定位症状较轻，则预后较好。反之，预后较差。

7）昏迷程度：昏迷程度严重并且持续时间越长，预后越差。若起病时无昏迷，随着病情的进展陷入昏迷，并且昏迷程度逐渐加重者，则说明预后较差。

8）有其他伴随症状：如伴有合并压疮、尿路感染、肺部感染、冠心病、糖尿病、心律不齐、心力衰竭等，则受术者预后较差，反之若受术者无合并症，则预后较好。

二、关节疼痛预后发展分析

1. 上肢关节疼痛预后发展分析

常见的可引起上肢疼痛的病证有肱骨外上髁炎（网球肘）、肩周炎、腱鞘炎等。对于因反复做某种活动而引起关节慢性疼痛的人群，可以适当减少活动量，让劳累的肌肉得到一定的休息。同时配合一些治疗，如推拿等，关节疼痛能得到一定的改善。

肩周炎多有自限性，通常6～24个月可以自愈，但是部分受术者无法恢复到正常的功能水平。可以通过按摩、针灸、理疗来缓解关节疼痛，恢复关节功能。同时，注意保暖，每日进行肩关节的主动活动训练，维持关节活动度，防止关节周围肌肉萎缩。在训练过程中注意以不引起明显的刺痛为宜，注意运动量，防止出现肩关节及其周围软组织的损伤。肩周炎受术者，除了应积极治疗患侧外，还要注意预防健侧肩发病。肩周炎若是太过严重，可以考虑进行关节镜下松解粘连，也可取得良好的治疗效果。

2. 下肢关节疼痛预后发展分析

下肢慢性疾病如退行性骨性关节炎等，可适当的接受按摩、针灸和训练来改善疼痛，提高关节活动度。若症状严重者可进行手术治疗，根据不同的情况采取不同的手术方法。影响下肢关节疾病预后的因素如下：

（1）年龄：年龄小的受术者预后效果会较年纪大的受术者好。

（2）损伤情况：轻度的损伤预后效果较好，重度的损伤如韧带撕裂、半月板撕裂等则需要手术治疗。

（3）发病时间：病程短恢复较快；病程较长者除了本身受伤部位的损伤外，还可能因为长时间的疼痛出现损伤部位的肌肉萎缩，以及长期的避痛姿势而使得其他部位亦出现损伤，因此恢复较慢。

3. 背腰部小关节疼痛预后发展分析

背腰部疼痛多由背腰部的小关节错位引起，常常被诊断为慢性腰肌劳损。仅是轻症小关节错位者，经过1次正骨推拿即可改善。但若是重症小关节错位，由于人体总是在运动中，而非是静止的，因此关节的错位在治疗后仍有可能会反复发作。对于慢性反复发作者，除正骨推拿外，还应配合康复体操来改善症状，并且坚持良好的生活姿势，以预防复发。若错位关节不及时接受正确的治疗，也可能因为力学的原因而导致更严重的疾病，如腰椎间盘突出等。影响腰背部小关节预后的因素如下：

（1）年龄：年龄小的受术者预后效果会较年纪大的受术者好。

（2）体质：体质强的青年人本身肌肉情况也较好，在正骨治疗后肌肉可以保护关节，使得关节可以维持在良好的位置上。而瘦弱的女性或是老年人，则因为本身肌肉较为薄弱、无力，常常在复位后，肌肉无法保护关节。因此在活动中可能会出现症状反复发作，较难维持治疗疗效，这类受术者应配合一些医疗体操，来改善肌肉情况，维持治疗效果。

（3）损伤情况：轻度的损伤预后较好，重度损伤，如由创伤性渗出，使得周围组织水肿甚至血肿，诱发椎间孔变窄，可压迫或是刺激周围神经，恢复时间需要更多。

（4）发病时间：病程短，则恢复较快。病程较长者除了因为本身受伤部位有损伤，也可能因为长时间的脊柱力学的改变而引起继发性的腰椎间盘突出等其他更为严重的疾病，则需要恢复的时间更长接受治疗。

（5）伴随症状：若损伤较为严重，可伴随周围组织水肿或是血肿，更有甚者引起一些神经性的症状。神经的修复较为缓慢，若是出现了这些症状的则需要更多的时间进行修复。

（6）生活习惯：良好的生活习惯和姿势有助于预防腰背部小关节的疾病，而生活姿势较差的人会因为脊柱力学的改变而出现反复的疼痛不适。

培训课程 4 指导

学习单元1　保健养生方案指导

一、健康指导计划设计原则

高级保健按摩师需对不同的个体和群体进行保健调理,同时对他们进行恰当的健康管理,其中主要包括健康指导、健康干预和建立相应的客户健康管理档案。

保健按摩师在对客户进行健康指导时,应遵循健康管理的基本原则,做到有目的性、计划性和整体性,并且能够熟悉个体或群体的生活方式,为其妥善制订个性化的健康指导计划,对客户的生活方式、健康风险因素进行正确且适当地干预,并为其建立档案以对顾客的健康情况进行长期的综合性的管理。

1. 目的性原则

在设定健康指导计划时应坚持以目标为导向,这样设定的健康指导计划才会有明确的方向性。计划紧紧围绕着目标开展,才可以保证计划的目标实现。

2. 计划性原则

为确保客户的健康指导计划可以达到理想的效果,总体目标可以是较为长期的,是总体的努力方向。为了实现这个总目标,需要将这个总目标分化成一个个具体的、明确的、可测量的短期目标。

3. 整体性原则

在制订计划时要保证该计划是完整的,根据个人情况给予一个整体的健康指导计划,包括饮食、运动、情绪等方面均需考虑在内。

二、实施健康指导

1. 营养指导

食物不仅给人们带来味觉的享受,还是维持人类生命和活动重要的营养和能量来源。营养和健康的关系非常密切,平衡膳食是合理摄入营养的重要手段,而合理摄入营养是人类健康的基础。通过调节膳食,可以达到合理的营养目标,减少各种疾病,提高身体的免疫力,促进人体达到一个健康的状态,增强体质,延长寿命。

合理的营养结构指的是人体的营养需求与食物供给是平衡的状态,能量及各种营养物质可以满足人体的生长发育需求和体力活动需要。平衡膳食应该构建一个合理的膳食结构,需要根据客户的工作性质及个人特征(如年龄、性别、体重、基础疾病等)将对其最适合的营养供给机体,而不是种类或数量越多越好。

《中国居民膳食指南(2022)》是根据营养学原理,结合我国实际居民的营养状况和膳食习惯而制定的平衡膳食指导。《中国居民膳食指南(2022)》的目的是帮助居民合理的选择食物,并且坚持进行适量的身体活动,以改善我国居民的健康及营养状况,提高居民的健康素养水平,并且可以预防甚至减少慢性疾病的发生。

一般人群的膳食应该做到以下几点:

(1)食物多样化,粗细搭配,以谷物为主。

谷物主要提供给机体碳水化合物、B族维生素、蛋白质、膳食纤维等,但摄入量与个人的运动量应成正比。运动量小,其摄入量不应过高,反之,则摄入量可以适当增加。一般来说,谷物和薯类每日摄入量应在200~250 g为宜,约提供人体60%的热量,其余热量则应由其他食物如肉、蛋、奶等提供。同时需注意,不同谷物所含营养成分有所不同,深加工的食物可能更加美味,但营养损失较多,因此在膳食中需要注意粗细搭配,尽量食用新鲜、较少加工的粮食。

(2)多吃水果、蔬菜和薯类。

这些食物主要向机体供给所需的膳食纤维、健康的植物化学物质、维生素、微量元素和无机盐。不同品种的蔬果其成分和含量各不相同,因此应该经常更换食物的品种或是采取不同的加工方法,使得营养可以互相补充。正常人每日摄入的新鲜蔬菜量应该大于300 g,水果量应大于200 g。

(3)每日应摄入乳制品、大豆或其制品。

这些食物可以提供给机体蛋白质、维生素A、维生素B族、维生素D、脂肪及矿物质。乳类食物是天然钙质的极佳来源，同时也是优质蛋白质的重要来源。我国居民膳食中普遍缺钙，与膳食中乳类食物与乳制品过少有关。适量食用乳制品不仅可以提高儿童、青少年的骨密度，还可以减缓老年人骨质疏松程度。经常食用豆类食物，不仅可以改善膳食的营养素供给，还可以防止过多摄入肉类带来的不利影响，因此应大力提倡食用豆类产物，特别是大豆及其制品。

（4）常吃鱼、瘦肉、蛋类、家禽。

这些动物性的食物可以提供优质的蛋白质、矿物质及脂肪。但是不可以摄入过量，否则非常容易引起肥胖。一般来说建议每日摄入量为 120~200 g 禽畜瘦肉或鱼肉，包括一个鸡蛋。

（5）减少烹调时油使用量，清淡少盐膳食。

植物油、动物油、食用糖等物质主要为机体提供能量，动植物油与食物一起烹调可使食物更加美味，并且动植物油可为人体提供所需的脂肪酸、热量和维生素 E，还可以帮助脂溶性维生素吸收。生活用油尽量选取植物油，但需考虑各种脂肪酸比例，此外由于日常的肉类摄入也含有大量的油脂，因此建议烹调用油不要超过 25 g。盐可以为人体提供必需的钾离子和钠离子，但许多慢性病如高血压、肾病等疾病需要控制盐分的摄入，因此一般建议每日盐的摄入量不超过 6 g。需要注意的是除了食用盐，酱油、味精、咸菜等过咸食物也应控制摄入量。

（6）食不过量，经常运动，保持体重。

食物可以向人体提供大量的能量，体力活动则可以消耗这些能量。如果只进食而不运动，那么摄入人体的能量就无法被消耗，储存在人体内，日积月累下，就会出现体重过重的情况。反之，只运动但不摄入足够的能量，会使人变得消瘦无力，从而引起劳动能力的下降。因此应该保持摄入量和消耗量处于一个平衡值，保持体重在一个适宜的范围。过度肥胖是许多疾病的高危因素，因此高级保健按摩师应合理建议客户坚持适量运动，保持强健体魄。一般来说建议女性每日摄入能量 1 800 kcal，男性每日摄入能量 2 250 kcal。如果是中、重体力劳动者则可以每日增加摄入量 300~500 kcal。

（7）足量饮水。

水是万物之源，人体内的很多化学反应都需要水的参与。水能够加速体液对于营养成分的溶解，帮助消化，帮助机体排泄废物如出汗、排泄等，还能够润滑关节，平衡体温，促进循环，保护细胞等，人的体重 50%~70% 都是水，可见水在人体中起到非常重要的地位。一般人建议每天摄入 1.2~1.6 L 的水，才可以维持机体的正常运作。

（8）适量饮酒。

酒类除能量外，并不含有其他营养素。若是毫无节制地饮酒，不仅会导致食欲下降，食物摄入量减少，从而诱发多种营养素缺乏，而且严重时还会造成酒精性肝硬化。同时过量饮酒会增加高血压、脑卒中等疾病的患病风险。如果需要饮酒，尽量选择饮用低度酒，并且控制摄入量。需要注意的是孕妇和儿童忌饮酒。

（9）进食新鲜卫生的食物。

放置过久或是变质的食物中含有大量的有害物质，食用后轻则引起腹痛腹泻，重则影响生命健康。因此在摄入食物时，应尽量选择新鲜卫生的食物，除此之外，还应注意用餐环境、餐具和供餐人的健康卫生情况，防止病从口入。

2. 情志指导

中医学认为，情志与疾病的发生有着极为紧密的联系。情志活动属于心理活动，是五脏对外界事物刺激的一种反应，也是各脏腑机能活动的一种表现。"心者，君主之官，神明出焉"，心神的活动是由"五神""五志"所表现的。所谓的"五神"指的是神、魄、魂、意、志，为五脏所藏，五脏又生五志。"人有五脏，化五气，以生喜、怒、悲、忧、恐"。由五志又生七情，即喜、怒、忧、思、悲、恐、惊。情志活动发生需以五脏的精气作为物质基础，唯有在脏腑和气血功能正常的情况下，人类的情志活动才能正常，情感才可以正确的表达。

情志活动过于强烈或是超过人体调节能力时，可损伤五脏，如忧思伤脾、惊恐伤肾、怒伤肝、过喜伤心、悲伤肺。脏腑气机逆乱，功能受损，从而出现疾病。情志病具有先伤神、后伤脏，先伤气、后伤形的特点。患有情志病者除了有精神情志方面的异常表现，还可能伴有脏腑气血失常的症状。不同的情志变化，会对内脏有不同的影响。如《素问·阴阳应象大论》所言，喜伤心、怒伤肝、忧伤肺、思伤脾、恐伤肾；怒则气上、喜则气、悲则气消、恐则气下、惊则气乱、思则气结。

（1）情志病的表现

1）喜证：以喜笑不休、精神涣散为主要表现，更有甚者会表现出语无伦次、举止失常等症状。喜证的辨证依据是由导致产生喜悦的因素存在。

2）怒证：以烦躁多怒、头胀头痛、面红耳赤为主要表现，严重者可表现为发狂、昏厥等症状。怒证的辨证依据是由导致产生愤怒的因素存在。

3）忧思证：以闷闷不乐，失眠多梦为主要表现。忧思证的辨证依据是由导致产生忧思的因素存在。

4）悲恐证：以时常哭泣、感觉精神萎靡、心悸失眠为主要表现。悲恐证的辨证依据是由导致产生悲伤恐惧等的因素存在。

（2）情志病的防治原则

1）怡养心神：清静养神，可以静养修复。养生应该注重道德修养，如孔子所说"德润身"，修养道德可以使人心平气和，不会因外界事物刺激而产生过大的精神波动。按摩师需要提醒客户保持心情舒畅，不因小事郁结于心。当今社会，生活压力过大，生活节奏过快，保持心态的平和，可以帮助其适应生活。

2）调节情志：调节情志的方法有三种：一是节制法，节制情感，防止心情过度起伏，可以保持心理平衡。二是疏泄法，通过恰当的方法及时宣泄不良的情绪，尽快恢复到情志平和的状态。三是转移法又称移情法，通过一定的方法改变关注点或是改变周围环境，减少与不良刺激因素的接触，使其从不良的情绪中解放出来，将精神转移至其他事物上。

3）调剂生活：可以培养适当的兴趣爱好，以保存良好的心态。家人也应给予关心和体贴。

3. 身体活动指导

体力活动是影响健康的重要因素，体力活动不足是心血管疾病和其他慢性疾病的高风险因素。增加体力活动量能降低各种疾病的患病风险，过早死亡的风险会随着进行中等强度或大强度体力活动时间的延长而降低。

刚开始进行体力活动，如果选择强度较高的体育训练，不但容易引起运动损伤如关节软骨损伤、软组织拉伤等，还容易出现心率过快、呼吸急促，从而诱发心血管疾病等。因此在为客户制定身体活动指导时应该根据客户的个人情况，如基础疾病、血压等情况而制定，特别是对活动类型、方法、强度和时间的确定。患有心血管病及其他慢性病者，要掌握运动禁忌，防止发生意外。

学习单元2　保健养生方法指导

一、膳食养生指导

1. 食物多样化，粗细搭配，以谷物为主。谷物和薯类每日摄入量应在200～

250 g 为宜。

2. 多吃水果、蔬菜和薯类。每日摄入的新鲜蔬菜量应大于 300 g，水果应大于 200 g。

3. 每日摄入乳制品、大豆或其制品。

4. 常吃鱼、瘦肉、蛋类、家禽。建议禽畜瘦肉或是鱼肉每日摄入量为 50～100 g，一个鸡蛋。

5. 减少烹调用油使用量，清淡少盐膳食。建议烹调用油不超过 25 g，盐分不超过 6 g。

6. 食不过量，经常运动，保持体重。一般来说女性每日摄入能量建议在 1 800 kcal，而男性每日摄入能量 2 250 kcal。如果是中、重体力劳动者则可以每日增加摄入量 300～500 kcal。

7. 足量饮水。

8. 适量饮酒。

9. 进食新鲜卫生的食物。摄入食物时，应尽量选择新鲜卫生的食物，除此之外，还应注意用餐环境、餐具和供餐人的健康卫生情况，防止病从口入。

二、饮食养生调护指导

《黄帝内经》中记载："五谷为养，五果为助，五畜为益，五菜为充，气合而服之，以补益精气。"就是说谷物、水果、肉类、蔬菜等不但有温、热、寒、凉、平五性之分，还有辛、甘、酸、苦、咸五味之分。因此饮食要因时节而异，因人而异。

1. 四季饮食需分辨五性

（1）性平的食物一年四季均可食用，如大米、黄豆、鸡肉、土豆等。

（2）性温的食物则应该在夏季减少食用，但其他季节均可食用。如糯米、牛肉、羊肉、桂圆等。

（3）性凉的食物在夏季可以经常食用，但在其他季节则应配合性温的食物一起食用。而且平时应尽量少食用性凉的食物，食用时可以加入辣椒、生姜、花椒等性温热的食物一起食用，以降低食物的凉性。常见性凉食物有绿豆、鸭肉、丝瓜、冬瓜、豆腐等。

2. 饮食因人而异

（1）气血虚弱的体虚、畏寒怕冷的人易觉疲乏无力、面色苍白、头晕眼花。

应少吃性凉味甜的食品，经常食用会影响脾胃功能。

（2）肝火旺盛之人宜选择性平、性凉、性寒的食物，不适宜摄入性温、性热的食物。

（3）痰湿或脾湿之人应忌油腻，如荤油、肥肉、奶酪、油炸食品等。

（4）患有风热证、痰热证之人应忌腥膻，如海鱼、虾、螃蟹等。

（5）哮喘、皮肤病患者忌食发物，如腥膻、辛辣的食物。

3. 其他

平时需要提醒客户注意饮食卫生，防止病从口入，尽量选择干净卫生的食物。不要暴饮暴食，防止过度摄入引起的胃肠不适和肥胖。食物要多样化，不要挑食才可保证营养全面。清淡饮食，控制糖、油盐的摄入，保持理想身材，还可以保持强健的身体。此外，要注意相生相克的食物不应该同时摄入，如人参忌萝卜，地黄忌葱等。

三、身体活动指导

高血压病、糖尿病、肥胖症等慢性疾病，要严格根据个体身体状况选择适宜的运动方式和安排适宜的运动负荷，这样才可以得到最佳的治疗效果。老年人也应该保持适量的身体活动，预防器官功能下降或是障碍，对各种疾病也能起到预防的作用。

老年人和患高血压病、心脏病等人群在活动的过程中尽量选择强度较低、较安全的运动，如慢走、八段锦、太极拳、五禽戏等较为柔和的养生保健运动。

1. 五禽戏

五禽戏是东汉末年著名的医学家华佗将阴阳理论、五行和中医中的经络、脏腑机理、气血运动的原理和前人引导术相结合，模拟虎、鹿、熊、猿、鸟五种动物的神态与生活习性而编创的保健强身的养生保健功，属于气功的东气功。

五禽戏不但可以强身健体，还满足了人对于审美的需求，是体育健康和医疗保健的有机结合，也是我国传统文化的瑰宝之一。

五禽戏锻炼要点是全身放松，意守丹田，呼吸均匀，形神合一。五禽戏分别是虎戏、鹿戏、熊戏、猿戏和鸟戏。传统的五禽戏，又称华佗五禽之戏，五戏共有动作54个。后来国家体育总局将其改编、简化，将每戏改为两个动作，分别为：虎举、虎扑；鹿抵、鹿奔；熊运、熊晃；猿提、猿摘；鸟伸、鸟飞。每种动作都是左右对称地做，并配合气息调理。

虎戏主肝，经常练习自然使肝气舒畅，肝系疾病与不适可得到缓解。

鹿戏主肾，常练鹿戏，可以改善调节生殖系统。

熊戏主脾，练习熊戏，可使不思饮食、腹胀腹痛、便泄便秘等症状得到缓解。

猿戏主心，常练猿戏，可以改善心悸、心慌、失眠多梦、盗汗、肢冷等症状。

鸟戏主肺，常练鸟戏，可以增强人体呼吸功能，胸闷气短、鼻塞流涕等症状可以得到缓解。

2. 八段锦

八段锦是一套独立而完整的健身功法，此功法共有八节，每节一个动作。古人将此功法形容为"锦"，是赞扬八段锦的动作好像锦缎一般柔和优美。

八段锦的特点是柔和缓慢，圆活连贯，松紧结合，动静相兼。柔和是指练习时动作灵活不僵硬，轻松舒展。缓慢是指练习时身体重心平稳。圆活指的是动作的运动路线带有弧形，没有棱角，不直来直往，符合人体各个关节自然弯曲的状态，以脊柱为轴心带动肢体活动，节节贯穿，上下相随。连贯是指动作和姿势变化时无停顿断续的地方。松是指练习时肌肉关节松弛放松，呼吸柔和，心静体松。紧是指动作要适当用力。

3. 太极拳

太极拳是我国传统健身保健功，太极拳动作舒展缓慢，动中有静，安全有效，内可使气血流通，外可活动筋骨。

太极拳动作柔和，速度较为缓慢，拳术不难学，而且运动量的大小可以根据个人的体质进行调整，并非老弱病残者的专利。太极拳有松软柔顺，圆活畅通，用意而不用力的运动特点，既可以消除肢体僵硬，又可以防止肌肉、关节、韧带等器官的损伤，还可以改变练习者的用力习惯和本能，避免因用力不当引起不适。

四、自我按摩指导

客户可以在按摩师的指导下，针对个人体质和健康情况在体表某部位或穴位自己施以各种按摩手法，以达到养生保健的作用。可以用人手或是器械来回摩擦、揉捏或是敲打。

1. 揉按膻中穴

功用：顺气宽胸，有益于心胸。

2. 揉按脘部

功用：开中焦之气，使上下气机流通。多在胃部不适时使用该手法。

3. 揉按关元穴

功用：关元穴是全身强壮穴之一。可以配合按摩气海、足三里穴，具有较好的补气作用。

4. 揉按肝区

功用：能疏肝解郁，治疗胁肋痛、肝炎、消化不良、呃逆、脾肿大等症状。肝区有肝之募穴期门，脾之募穴章门，二穴合治肝脾类疾病。

5. 揉按肾俞穴

功用：能补肾纳气，是治疗肾炎等泌尿及生殖系统疾患的辅助方法。无病常做此式也有较好的保健作用。

6. 搓涌泉穴

功用：可降低血压，养肝明目。缓解头痛、头晕等症。

五、戒烟戒酒指导

酗酒也是一种常见的成瘾行为，过量饮酒会对人体健康产生巨大影响。大量饮酒时会使得饮酒者丧失理智，出现一些危害社会的行为，如酒后驾驶、打架斗殴等情况。除此之外，还会严重的损伤身体，对不同的器官产生不同的危害。酒精进入口腔会持续麻醉和刺激饮酒者的口腔。酒精进入体内后会刺激大脑使其兴奋，导致情绪激动、血压升高。还会造成胃黏膜的损伤，刺激胃酸分泌过多，使原本有胃部疾病如胃溃疡、胃炎等的患者病情加重。酒精还会损伤肝细胞，严重者可发展为肝硬化、肝功能丧失。此外，酒精还可以通过脐带进入胎儿体内，影响胎儿发育，导致胎儿畸形或流产等现象。对于哺乳期女性而言，是禁止饮酒的，因为酒精可渗透入乳汁中，通过哺乳行为使酒精进入婴儿体内，婴儿内脏功能尚未发育完全，会对婴儿身体造成巨大的伤害。因此，患有高血压、胃溃疡的人群，以及孕妇和哺乳期女性需要禁止饮酒，应加强对这些人群宣传酒精的危害和戒酒的指导力度。

吸烟会对人体健康造成极大危害，不但会严重损害吸烟者的身体健康，危及其生命安全，还会污染空气，影响周围人的身体健康。香烟燃烧时除了会产生刺激性气体，还会产生焦油、尼古丁和一氧化碳等有毒有害的化学物质。这些物质对吸烟者的口腔、喉部、肺部有明显的损害，还会沉积在肺部绒毛中引起支气管的慢性病变，导致肺气肿、气管炎等病证，更有甚者会发展成肺癌。除此之外，还会使中枢神经和交感神经兴奋，使心率加快。同时也可以促使肾上腺释放大量儿茶酚胺，使血压升高、小动脉收缩。长期大量吸烟还会诱发大动脉粥样硬化，使血管逐渐硬化等情况。特别对高血压病、慢性阻塞性肺炎、糖尿病等患者，应加强对吸烟有害的宣传以及增加戒烟指导力度。

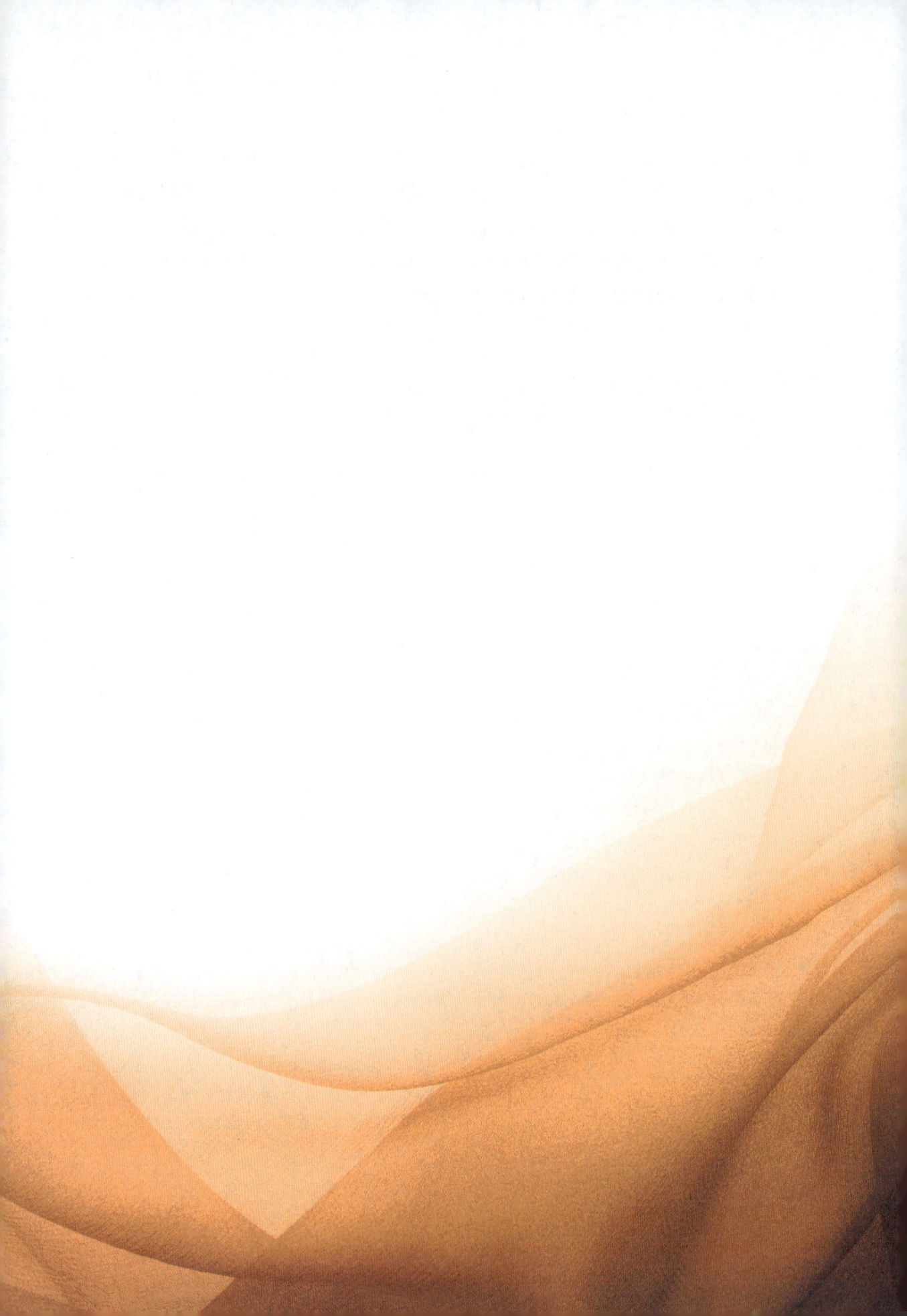

职业模块 ❽
按摩机构管理

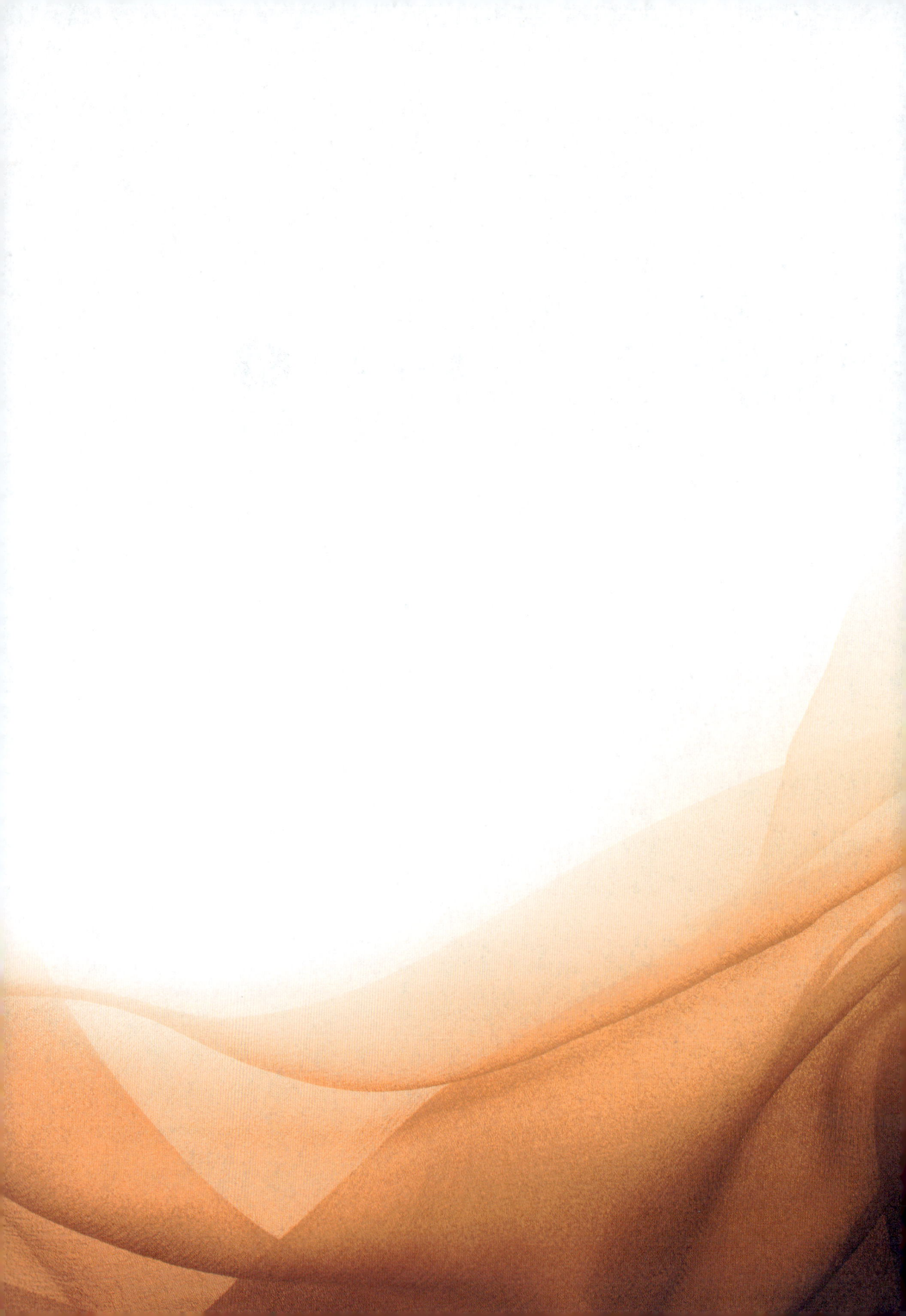

很多人都有开店创业的梦想，不仅是为了赚钱，更是锻炼管理、经营、人际交流等能力，让自己的人生变得更有意义的同时也为社会创造价值，如按摩机构可为更多的保健按摩师提供就业机会。有了理想抱负，即可付诸行动，从开店前的市场调查、店面选址、店铺装修、登记注册等进行讲解，梳理创办按摩机构的流程，逐步实现创业梦想。

培训课程 1　按摩机构建立及企业形象

学习单元 1　建立保健按摩机构

一、建立保健按摩机构（企业）的必备条件

了解中国对企业的定义及分类，在进行工商注册时，有助于选择合适的企业类型。

1. 企业的定义及类型

首先，企业是一种社会组织；其次，企业从事经济活动，也就是能够给社会提供服务或产品；最后，企业是以取得收入为目的，即以营利为目的。企业有三类基本组织形式：独资企业、合伙企业和公司。公司制企业是现代企业中最主要、最典型的组织形式，《中华人民共和国公司法》第二条规定："本法所称公司是指依照本法在中国境内设立的有限责任公司和股份有限公司。"其中，有限责任公司是比较适合创业的企业类型。其优点是设立程序比较简单，不必发布公告，也不必公布账目，尤其是公司的资产负债表一般不予公开，公司内部机构设置灵活。

2. 设立保健按摩机构（企业）的条件

保健按摩机构是能够给社会群众提供健康消费服务，并以营利为目的而从事经济活动的社会组织，其实质是公司制企业。根据《中华人民共和国公司法》第

六条规定："设立公司，应当依法向公司登记机关申请设立登记。符合本法规定的设立条件的，由公司登记机关分别登记为有限责任公司或者股份有限公司；不符合本法规定的设立条件的，不得登记为有限责任公司或者股份有限公司。"设立保健按摩机构（企业）应当具备下列条件：

（1）股东符合法定人数。

（2）有符合公司章程规定的全体股东认缴的出资额。

（3）股东共同制定公司章程。

（4）有公司名称，建立符合有限责任公司要求的组织机构。

（5）有公司经营场所。

二、选择经营场所

开办企业除了具备个人能力外，还要充分考虑市场需求。做好充分的市场调查，对后续的资金准备、装修设计、营销方案等都有着重要的指导意义，直接关系到开办企业的成败。

1. 商圈

所谓商圈是指以店铺所在地点为中心，沿着一定的方向和距离扩展，吸引顾客的辐射范围，简单地说，也就是来店顾客所居住的区域范围。

商圈由核心商业圈、次级商业圈和边缘商业圈构成。核心商业圈是离商圈最近，顾客密度最高的地方，约占商圈顾客的50%~80%。次级商圈是指位于核心商圈外围的商圈，辐射半径范围一般在3~5公里，次级商圈内15%~25%的消费将在本商业区内实现，即商业物业将能吸引次级商圈全部日常生活消费总量的15%~25%。

商圈分析是指对商圈的构成、特点和影响商圈规模变化的各种因素进行综合性的研究。商圈分析有助于经营者合理的选择店址、制定市场开拓目标、明确哪些人群是基本顾客群或潜在顾客群、有效地进行市场竞争、开展针对性的市场营销。商圈分析可以请专业人员分析，也可以自己实地考察分析，个人创业因资金有限，建议自己考察。

确定商圈时应考虑以下因素：

（1）人口特点：人口密度、年龄分布、居住条件、教育水平、消费能力、职业情况、人口变化趋势。

（2）交通：附近是否有吸引人群的机构或设施，如大型商场、文娱设施等；

周边交通情况、公共交通情况、停车场位置等。

（3）竞争状况和市场饱和度：周围保健按摩机构的竞争性与互补性，现有保健按摩机构的数量、规模，以及各店的优势与劣势、收费标准、顾客群体特点等。

2. 场地面积

场地面积需要根据公司需求进行选择，如计划员工人数、治疗床位数量、各功能板块（如治疗室、理疗室、办公室、前台、等候区、储物室等）所需要的面积等。尽可能选择利用率高、周围方便扩张的办公场所。同时也需要根据实际情况（如资金、租赁期限、5~10年的发展计划等）进行选择。但要充分考虑客流量和商圈的发展，坚持客流第一、价格第二的原则，切不可为了省场地费用而选择不合适的场地。

3. 租赁场地的注意事项

（1）房屋的用途

根据市场监督管理部门要求，公司的注册地址必须在商业用房中，不能注册在住宅中。住宅若用于注册公司，必须在征得所有邻居同意的情况下，做"住改商"登记，才可以注册公司。因此在租赁房屋时，要注意查看房产证上显示的房屋用途，如图8-1所示。

权 属 人			
身份证号码		国籍	
房屋所有权来源	购买	房屋用途	非居住用房
占有房屋份额	全部	房屋所有权性质	私有
土地使用权来源		土地使用权性质	国有土地使用权

图 8-1 房产证上房屋用途示意图

（2）房屋的质量

在与出租方签订房屋租赁合同前，要对房屋的自然情况进行检查，如查看房屋的结构与质量是否符合经营的要求，水、电及通信设备是否完善等，以免影响正常经营。

（3）房屋的合法性

签订房屋租赁合同时，一定要查看房产证、身份证原件以核实出租方身份，确认无误后方可与其办理租赁房屋的相关事宜，此外，也应保证租赁合同的合法性。在租赁房屋过程中，有些出租者并不是真正的房东，在不明情况下贸然租赁，会产生诸多麻烦，甚至上当受骗。若是转租方或者是"二房东"，须查明出租者和房东之间的租赁协定及合约履行情况，一定要在三方共同协商后，重新签订新的房屋租赁合同或补充协议，避免引起纠纷或上当受骗。

4. 租赁合同中涉及费用的相关注意事项

（1）押金支付

关于押金金额，目前没有明确的法律或规范性文件规定，主要由房东和租客双方约定。目前最常见的付租方式是押一付二（付两个月房租的同时再交一个月房租作为押金）、押二付一，也有押半年付一，但基本不再采用年付房租的方式，因为对于租客来说风险比较大。近年因为房东潜逃、"二房东"骗取租金等新闻屡见不鲜，损失最大的就是年付租金的租客。在租赁房屋时，切忌因年付费用较低，而选择年付房租。缴纳押金后，要记得要求房东写押金收据，以免退租后无法拿回押金。

（2）租金递增

房屋租金递增目前没有明确的法律或者规范性文件规定。一般由租客和房东双方约定，并在租赁合同中明确标注。目前较多的递增方式是从第二年或第三年起每年递增5%~8%，也有每两年递增一次的形式，合同签约年限应根据企业发展规划确定，建议签5~10年，避免因续约问题导致无法继续经营；签长约的同时需要将每年递增的成本核算清楚，避免房租成本的增长超过企业营业收入的增长。

（3）场地使用率

目前大部分的商铺、办公场地的实际使用面积比合同租赁的面积低，有的甚至不及一半，如合同上的租赁面积是100平方米，但实际使用面积可能是50平方米。因此，在查看现场时，应问清实际使用面积，最好亲自测量。如房屋面积200平方米，使用率50%，报价100元/平方米的房子，和房屋面积100平方米，使用率100%，报价200元/平方米的房子，其价格是一样的。使用率越高越好，比较合理的使用率是60%~80%。

（4）物业管理费

物业管理费由房屋面积决定，有些会包含在租金里，有些需要单独缴费，这些需要在合同里约定清楚，需要注意的是在场地使用率的举例中，如果租的是200平方米的房屋，物业管理费就是按200平方米进行缴纳，如果租的是100平方米的房屋，则物业管理费就按 100 平方米进行缴纳，虽然租金相同，但在物业管理费上会有差距。

（5）违约金

为了保证双方的合法权利，避免一方违约造成另一方的损失，一般会在合同中列明违约情况，并说明违约金的数额及支付方式。

（6）免租期

租赁合同中的免租期就是免除房租的期限，主要是给予租客装修的时间。免租期一般最短是 7 天左右，也可长至 3~5 个月，具体的租房免租期限，应当视情况而定，通常需要根据双方的协议、装修情况来决定，法律上没有特别规定。签订合同前，应估算好装修工期，避免已经开始交房租了，还处于装修状态，不能营业。

三、注册公司

在拿到租赁合同后，要尽早去办理营业执照，避免因为营业执照的问题，导致不能在装修结束后立即营业。注册公司的步骤一般包括企业名称申报、设立登记、印章申请、银行开户、税务办理、发票申领、社保开户、公积金开户、劳动就业登记等。

1. 营业执照申领

营业执照是业主依照法定程序申领的规定企业经营范围等内容的书面凭证。根据我国法律规定，创办企业必须经市场监管部门核准登记，发给营业执照并获得有关部门颁发的经营许可证，才可以开展各项法定的经营活动。确定好企业类型及组织形式后，在店铺所在地的市场监督管理局网站申请营业执照。登记注册的主要内容包括企业名称、地址、经营场地、法定代表人名称、经济性质、经营方式、经营范围、从业人数、经营场地面积、营业期限。企业办理营业执照所需材料如下：

（1）公司法定代表人签署的《公司设立登记申请书》。

（2）全体股东签署的《指定代表或者共同委托代理人的证明》。

（3）全体股东签署的公司章程、股东会决议。

（4）股东的主体资格证明或者自然人身份证件复印件。

（5）董事、监事和经理的任职文件及身份证件复印件。

（6）法定代表人任职文件及身份证件复印件。

（7）住所使用证明（房产证复印件、在街道办理备案手续的房屋租赁合同）。

（8）《企业名称预先核准通知书》。

提交的证件齐全、手续完备、符合条件的，市场监管部门于 7 日内办理完营业执照（法定期限为 30 日）。有些城市（如广州、深圳），开办企业有"一网通"系统（见图 8-2），用于新注册企业通过一表填报，开办企业的手续基本可以全部在网上完成。

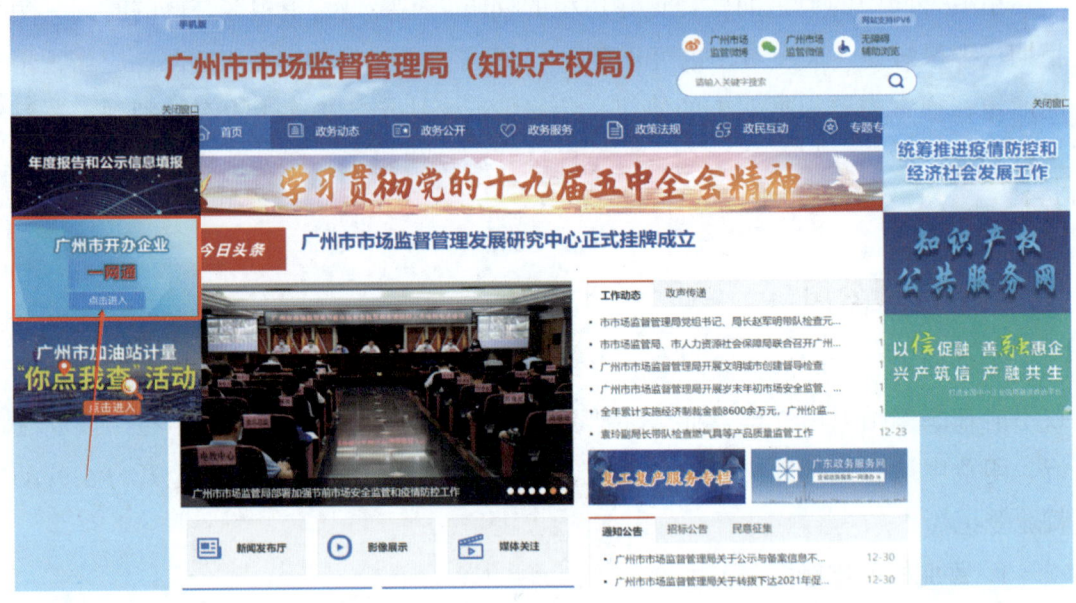

图 8-2　开办企业"一网通"系统

2. 税务登记

根据我国税法规定，所有企业都要依法报税纳税。在领取营业执照之日起 30 个工作日内，需向当地主管税务机关申报办理税务登记，并根据需要认真填写税务登记表。领取税务登记证后，需要向主管税务机关申请领购发票。

3. 办理公共场所卫生许可证

关于《公共场所卫生许可证》，有些城市不需要办理（见图 8-3），有些城市需要办理，可在当地的政务服务网查看相关的办理流程。申请材料如下：

（1）卫生许可证申请表。

（2）卫生设施平面布局图。

（3）办理人受申请单位或法人委托的书面证明材料。

（4）公共场所卫生管理制度。

（5）从业人员健康合格证明。

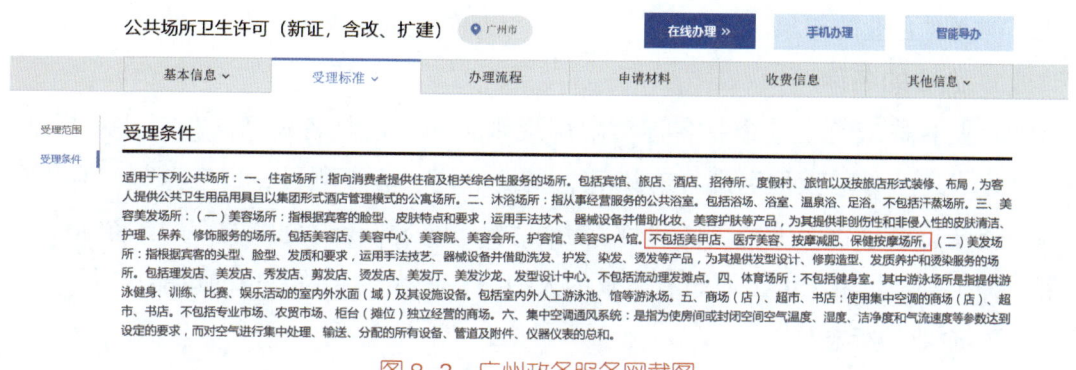

图 8-3　广州政务服务网截图

学习单元 2　建立和调整企业形象

一、企业形象的概念和构成

企业形象指社会公众和企业职工对企业整体的印象和评价。企业形象是可以通过公共关系活动来建立和调整的。企业形象的构成因素很多，包括产品形象、职工形象、主观形象、实际形象、公共关系形象。

产品形象是指产品的质量、性能、价格以及设计、外形、名称、商标和包装等给公众的整体印象。职工形象是指职工的服务态度、职业道德、进取精神以及装容、仪表等精神面貌给外界公众的整体印象。主观形象是指企业领导者想象中的外界公众对企业所持有的印象。自我期望形象是指企业内部成员，特别是企业领导希望外界对本企业所持的印象。实际形象是指外界对企业现状所持有的印象，是企业的真正形象。公共关系形象是指企业通过公共关系活动的努力，在公众中留下的对企业本身的印象。

良好的企业形象是企业最重要的无形资产，企业形象主要体现在企业的外观形象和内在精神这两个方面。企业要在社会公众中树立良好的形象，首先，要为社会提供优良的产品和服务；其次，还要靠企业的真实传播，通过各种宣传手段向公众介绍、宣传，让公众对企业了解熟知、加深印象。

二、建立企业的外观形象

要精心设计便于传播、有象征性的标志，以便公众能在众多的广告宣传中辨认，加深对企业的印象。

1. 企业的名称

企业名称应符合《企业名称禁限用规则》和《企业名称相同相近比对规则》的规定，还应像给人取名那样有讲究，易懂好记、清晰醒目、寓意深刻，避免空洞、乏味、概念化而无特色的名称。也可将代表公司经营范围的字融入企业的名字，为企业添加辨识度，便于有需求的人搜索，加大企业被发现的可能。

2. 企业的标志

企业标志是指造型简单、意义明确的统一标准的视觉符号。一般是企业的文字名称、图案记号或两者相结合的一种设计。企业标志具有象征、识别功能，是企业形象、特征、信誉和文化的浓缩。一个设计杰出的、符合企业理念的标志，会增加企业的信赖感和权威感，在公众眼中，企业标志是一个企业或品牌的代表。借助于标志的帮助，可以帮助企业树立统一的形象，同时日常工作中经常使用的名片、信纸、信封等的设计也将统一，给客户留下深刻印象，从而达到过目不忘的效果。如一看到金色的拱形门就知道是麦当劳，看到三叶草就想到阿迪达斯。

3. 企业的代表色

指定某一特征的固定色彩或一组色彩系统，运用在所有视觉传达设计媒体上，通过色彩具有的视觉刺激与心理反应，以突出企业经营理念、产品特质、塑造和传达企业形象。如可口可乐公司的红色、百事公司的蓝色，都是企业的代表色。

4. 企业的环境设施

舒适优美的环境布置、先进的营业设施能在生理上和心理上影响顾客和员工本身，进而直接影响到营业效果。合适的装修风格是提高企业档次、吸引顾客的一种手段，是企业重要的外观形象。装修一般分为店面装修和店内装修。

（1）店面装修

店面装修一般包括两个方面，即招牌设计和门面设计。

招牌设计是店面装修的重点，是顾客也是过往行人对门店的第一印象。招牌除了告知顾客店铺的位置、门店的服务内容外，同时还可作为吸引顾客的广告。招牌的形式有许多种，如正面招牌与侧面招牌。正面招牌用以标明店铺的名称和正面位置；侧面招牌是用来提示过往行人，引起行人对店铺的注意。招牌还可以突出广告性质，如立式招牌、霓虹灯招牌等，可根据门面的情况和特点选择合适的招牌。

门面设计是店面给人的整体感觉，能够体现店面的档次和个性。店面的门头设计是为了让过往行人对店面产生兴趣，进而促成引导性消费。门头设计需要考虑室外环境对装修材料的影响，防水是首先要考虑的。门头设计常用的装修材料有铝塑板、玻璃、不锈钢等。门头设计还要考虑的是店面品牌的展示，也就是"店名"。有意识将经营内容与企业名称统一起来，让顾客看到名字就知道这家店是做什么的、能提供什么服务；能收到什么样的效果。店名一般会设计在店面入口正上方。常用的工艺有亚克力雕刻字、吸塑字、不锈钢字等。

（2）店内装修

店内装修要充分利用好每个空间，根据顾客入店后的相关操作流程，做好合理的布局分区，避免动线迂回。保健按摩机构的店内一般分为前台接待区、按摩区、后勤区。

前台接待区是顾客进入店面首先接触的区域，多设立于门口位置，要根据具体面积的大小选择合适的前台类型，前台周围是关于店面情况的各种展示，包括经营项目的收费情况、店内销售与按摩保健相关商品等，让顾客对店内的经营项目和经营形式有所了解；前台同时还兼并收费的功能，要考虑到收费相关的需求（如 pose 机的接入、发票开具的操作、验钞机、收费电脑的接口等）。

按摩区是顾客在店内停留最久的区域，这个区域的设计要以顾客的体验为中心，每一个小细节都要充分考虑，设备要齐全。按摩区可间隔成若干个单人间、双人间，也可为数个宽阔的多人间。整体装饰的格调要幽雅、温馨，沙发、按摩床等设备要舒适、合体。

后勤区主要有卫生间、库房、员工更衣室、员工休息区等，根据门店情况设立。

三、建立企业的内在精神形象

企业文化就是企业的内在精神，一般包含使命、愿景、价值观。

1. 企业使命

企业使命指企业在社会进步和社会经济发展中所应担当的角色和责任，是指企业的根本性质和存在的理由，说明企业的经营领域、经营思想，为企业目标的确立与战略的制定提供依据。

2. 企业愿景

企业愿景体现了企业家的立场和信仰，是企业最高管理者头脑中的一种概念，是最高管理者对企业未来的设想，是对"我们代表什么""我们希望成为怎样的企业?"的持久性回答和承诺。

3. 企业价值观

企业价值观是指企业及其员工的价值取向，是企业在追求经营成功过程中所推崇的基本信念和奉行的目标；是企业决策者对企业性质、目标、经营方式的取向所做出的选择，是为员工所接受的共同观念；是企业全体或多数员工一致赞同的关于企业意义的终极判断。

确定好企业的使命、愿景、价值观，能让企业的员工知道自己的使命崇高、愿景美好、责任重大；也是员工做事的准则，每一次的决定和行动都有参照的准则；同时也能激发员工工作的热情，增强自豪感和归属感。

例如，阿里巴巴集团控股有限公司，其企业使命、企业愿景、企业价值观如下：

企业使命：让天下没有难做的生意。这个使命让阿里巴巴创立了中国最大的电子零售平台，引领着中国的互联网销售。

企业愿景：成为一家持续发展102年的企业，到2036年，服务20亿消费者，创造1亿就业机会，帮助1 000万家中小企业盈利。阿里巴巴集团创立于1999年，持续发展102年就意味着将跨越3个世纪，取得少有企业能实现的成就。阿里巴巴的文化、商业模式和系统的建立都要经得起时间考验，才能得以长期可持续发展。阿里巴巴的终极目标是为社会创造价值，更好地解决社会问题，变阿里巴巴的能力为中小企业发展的能力、为整个社会进步的动力。

企业价值观：简称"六脉神剑"。2019年"新六脉神剑"包括：客户第一，员工第二，股东第三；因为信任，所以简单；唯一不变的是变化；今天最好的表现是明天最低的要求；此时此刻，非我莫属；认真生活，快乐工作。这六句话成为阿里巴巴继续践行使命、实现愿景的出发点和原动力。

企业形象的内容是全面的，它不仅仅是企业产品的形象，而且是企业总体文化的表现，涉及的因素比较多。因而企业应充分考虑企业自身的特点，以及公众的心理需求、兴趣和习惯，进行科学的规划和设计，以确保企业形象既完美，又与众不同、独具一格。

培训课程 2　企业管理方法

企业管理是对企业生产经营活动进行计划、组织、指挥、协调和控制等一系列活动的总称。是尽可能利用企业的人力、物力、财力、信息等资源，实现省、快、多、好的目标，取得最大的投入产出效率。企业管理包括营销、业务、决策、执行、人力资源等层面的管理。

学习单元 1　营销管理

市场营销，又称作市场学、市场行销或行销学，市场是商品经济的范畴，是一种以商品交换为内容的经济联系形式。对于企业来说，市场是营销活动的出发点和归宿。市场营销既是一种职能，又是组织为了自身及利益相关者的利益而创造、沟通、传播和传递客户价值，为顾客、客户、合作伙伴以及整个社会带来经济价值的活动、过程和体系。主要是指营销人员针对市场开展经营活动、销售行为的过程。

4P营销理论出现于20世纪60年代的美国，随着营销组合理论的提出而出现的。1953年，尼尔·博登（Neil Borden）在美国市场营销学会的就职演说中创造了市场营销组合这一术语，其意是指市场需求或多或少的在某种程度上受到所谓营销变量或营销要素的影响。1960年，美国密歇根州立大学的杰罗姆·麦卡锡教授将这些要素概括为四类，如图8-4所示，即产品（Product）注重开

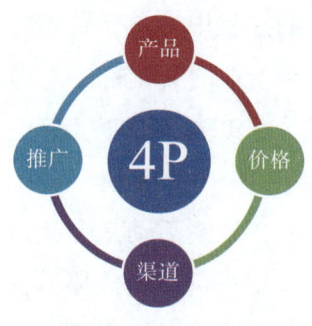

图8-4　四类营销要素

发的功能，要求产品有独特的卖点，把产品的功能诉求放在第一位；价格（Price）根据不同的市场定位，制定不同的价格策略，产品的定价依据是企业的品牌战略，注重品牌的含金量；渠道（Place），企业并不直接面对消费者，而是注重经销商的培育和销售网络的建立，企业与消费者的联系是通过经销商实现的；推广（Promotion）很多人将 Promotion 狭义地理解为促销，其实是很片面的。Promotion 应当是包括品牌宣传（广告）、公关、促销等一系列的营销行为。

一、推销与自我推销

推销就是运用一切可能的方法把产品或者服务提供给顾客，使其接受或购买。保健按摩机构除了有按摩服务，还有与按摩相关的产品、用具销售，如按摩精油、艾条、拔罐器具、膏药、理疗仪等，保健按摩机构的员工除了有专业的按摩技术服务好顾客，让顾客持续过来消费按摩外，也要学会怎么与顾客推销相关产品。

1. 推销的职能

（1）销售产品，开拓市场

员工在与顾客接触的过程中，应主动积极地关心对方，向顾客解释各项服务项目、产品特点，让其了解功效、价格，通过沟通交流，了解需求，满足需求。

（2）市场调查，反馈信息

可以通过调查问卷的方式，或者通过与到店顾客的交流，及时了解顾客的需求及反馈，优化店内的各项服务、用品、员工的接待态度等。

（3）跟踪顾客，提供服务

对于到店按摩后的顾客，要尽量保留联系方式，及时了解顾客按摩后的反馈，不断优化服务内容。

（4）宣传企业，树立形象

企业员工是企业经营活动的主体，是企业形象的直接塑造者；在与顾客接触的过程中，员工要做好自身的形象管理，包括工作态度、行为举止，让顾客感受到企业的文化精神，并对企业做出良好的评价。

2. 推销的特点

（1）特定性

推销活动是寻找潜在目标顾客、确定推销对象后才进行的，也就是向特定的人群进行推销。那么保健按摩机构员工的推销，就是指需要确定顾客真的需要按摩服务或者相关产品后，再进行有针对性的介绍并开展销售服务。

（2）灵活性

影响市场环境和推销对象需求的不确定性因素很多，在推销过程中要灵活运用推销知识和技巧，调整推销策略和方法，切勿强制推销。

（3）双向性

推销是一个信息双向沟通的过程。推销人员向顾客提供有关的商品信息、服务信息、企业信息，促使顾客采取购买行动；另外推销人员需要在与顾客接触、交谈中，通过对顾客的观察，了解顾客对企业、产品和服务的需求情况。

（4）互利性

指推销人员不仅要考虑到自己有利可图，也要考虑到推销对象的利益，满足顾客的需求。

（5）说服性

推销就是一种说服的过程，是在与顾客沟通交流的过程中，让顾客了解并认可产品或服务，最后乐于消费。

3. 自我推销

自我推销是指通过树立良好的个人形象，增加个人魅力及吸引力，使自己被别人肯定、尊重、信任和接受的过程。自我推销需要不断的学习和练习，应该善于沟通，善于把握对方的心理，知道什么该说，什么不该说。

寒暄是自我推销时与顾客开始沟通交流的最常用方法，按摩师与大部分顾客是初次见面，初次见面的寒暄方式和寒暄时机，直接影响到顾客对其的印象，影响推销的成败。所以在第一次见面时，要善于寻找一个可以吸引对方的话题，才能更多地了解顾客需求，达到推销的目的。

在达成初次销售后，要添加顾客的联系方式，如电话、微信、QQ 等，做好消费后回访，跟顾客保持联系，记录好顾客的特点，根据顾客需求，提供针对性的服务。

二、现场推销

1. 定义

现场推销就是门店店员直接与顾客面对面地进行销售活动。

2. 方法

员工应保持良好的形象，充分的了解各项服务内容、产品的特性，总结出一种高速、高效的销售用语，并加以推陈出新。在与顾客见面的第一时间，抓住有利时机,做好开场。根据现场情况,恰当的改变语言表达的内容和方式,调整说话声音、速度和节奏,控制好肢体语言,随时观察顾客的反应,对顾客的提问做出细致的回答。在推销产品或服务的过程中,应善于把纯粹的推销产品观念,上升到更高的层次。

三、网络营销

网络营销是基于网络及社会关系网络连接企业、用户及公众,向其传递有价值的信息与服务,为实现顾客价值及企业营销目标所进行的规划、实施及运营管理活动。互联网为营销带来了许多独特的便利,如低成本向公众传播资讯。互联网媒体在术语上立即回响与引起回响双方面的互动性本质,皆为网络营销有别于其他种营销方式的特性。

1. 微信营销

微信营销是伴随着微信的火热而兴起的一种网络营销方式。微信不存在距离的限制,用户注册微信后,可与周围同样注册的"朋友"形成一种联系,用户订阅自己所需的信息,商家通过提供用户需要的信息,推广自己的产品,从而实现点对点的营销。

微信营销的技巧有:主动添加顾客微信;注册微信公众号,获取官方认证;建立相关的知识库,将知识与最新的社会热点相结合,提供给目标顾客,变成目标顾客的增值服务内容,提高顾客的满意度;建立企业的微信群,打造企业的私域流量池。

2. 微博营销

微博营销是指通过微博平台为商家、个人等创造价值而执行的一种营销方式,也是指商家或个人通过微博平台发现并满足用户的各类需求的商业行为方式。

微博营销以微博作为营销平台,每一个用户都是潜在的营销对象,企业通过更新自己的微博内容向用户传播企业信息和产品信息,树立良好的企业形象和产品形象。每天更新内容或者发布大家感兴趣的话题,以此达到营销的目的,这样的方式就是互联网新推出的微博营销。

3. 短视频营销

短视频营销是内容营销的一种,短视频营销主要借助短视频,通过选择目标受众用户,并向其传播有价值的内容,以此吸引用户了解企业品牌、产品和服务,最终形成交易。随着短视频的兴起和火爆,人们找到了视频营销的切入点,因为门槛低、传播速度快、入手简单、投入人力物力更少，短视频成为目前最流程的营销工具。目前最大的短视频平台有抖音、快手等。

4. 电子邮件营销

电子邮件营销是通过电子邮件的方式向目标用户传递价值信息的一种网络营销手段，是最早的网络营销方法。因其销售的对象主要是注册或购买过产品的顾客，其对企业有一定的了解，针对性较强，所以效果也很不错。

5. 搜索引擎营销

搜索引擎营销就是基于搜索引擎平台的网络营销，利用人们对搜索引擎的依赖和使用习惯，在人们检索信息的时候将信息传递给目标用户。搜索引擎营销的基本思想是让用户发现信息，并通过点击进入网页，进一步了解所需要的信息。企业通过搜索引擎付费推广，让用户可以直接与企业客服进行交流，从而实现交易。

6. 私域流量与公域流量

所谓私域流量，指的是个人或企业拥有完全支配权的账号所沉淀的粉丝、客户、流量，可以直接触达的、多次利用的流量。如 QQ 号、微信号、微信群里的粉丝或者顾客就属于是私域流量。而公域流量，是指不可控的流量，如淘宝、抖音、百度、微信都是一个完整的生态，一个巨大的流量池，可以通过投放一些广告去获取流量，但是大部分流量都不能为个人所用。

2018 年以来，互联网的流量增长已经到了瓶颈期，现在获得流量越来越难，同时各大平台的流量作弊和流量陷阱情况也越来越严重。面对这样的情况，很多企业的流量增长已经是有心无力，投资回报率越来越低，利润空间也越来越小。

比方说，公域流量是一片大海，客户是鱼，获客的运营人员是捕鱼人。以前，捕鱼人很少，鱼源源不断地从大洋中游入大海。捕鱼人只要撒网就能捕到鱼。后来，大洋里的鱼都游到大海里了，但捕鱼人越来越多了，每次出海捕鱼的成本也越来越高，能够捕到的鱼却越来越少了。私域流量就是开辟一个渠道，将鱼从大海中引入自己的鱼塘，在鱼塘中养鱼，同时让他们鱼生鱼，这样就可以直接从私有的鱼塘中捞鱼了。

7. 公域平台营销

大众点评和美团自 2015 年合并之后，发展一路高歌猛进，目前已经成长为国内排名第三的互联网巨擘，市值高达 2 235.89 亿美元。作为中国最大的本地生活信息及交易平台，其 App 用户基数及日活量均十分庞大，是目前国内最大的网络流量入口之一。基于此，大众点评和美团平台也正成为越来越多公司进行网络营销推广获客及品牌建设的重要阵地之一。但对比搜索竞价等传统网络营销渠道，大众点评和美团的营销获客能力还并未真正为多数公司或机构所熟知。

在大众点评和美团平台上做运营推广，可以划分为三大工作版块，即店铺形象包装及内容策划、店铺基础数据提升、推广通日常管理及效果优化。

（1）店铺形象包装及内容策划

网络营销，内容为王。内容是推广的前提，内容不过关，推广必然事倍功半。在如今这个消费升级的时代，即使是路边一个普通的快餐店也会注重店铺的环境装修和文化呈现。作为一个公司或机构在网络平台上的官方展示窗口，大众点评和美团平台上的店铺也一样需要精心的策划和设计。店铺形象包装，不一定非要高端、上档次（当然如果能做到更好），重点是展示出的视觉形象除了要与机构品牌调性高度一致，更要能够满足潜在或意向用户的显性及隐性需求。

1）列表图：列表图是用户在细分类目中浏览店铺，做出点击行为的最重要影响因素，它直接影响到店铺的点击量，以及针对目标受众的精准曝光。列表图虽小，但是价值很大，是最容易被忽视和随意处理的版块之一。

2）店铺主图：店铺主图（图片或者视频封面图）是用户点击进入店铺首页后，直接映入眼帘的内容，其重要性显而易见。

3）团购图文详情页：团购部分是店铺最重要的版块之一。团购的包装，在平台后台都有固定的内容编辑填充格式。其中，团购亮点、适用对象和学习目标等栏目下的内容，均需精心提炼。团购图文详情页的作用和意义等同于天猫/京东平台上商品的图文详情页，是用户做出团购或咨询行为的最重要影响因素之一。

（2）店铺基础数据提升

店铺各项基础数据，是店铺热度、用户信任度的客观体现，也是影响店铺流量和咨询转化效果的关键因素。就像在天猫上买衣服会关注店铺的评分、评价、销量等数据一样，用户在大众点评和美团平台上选择服务和商家的时候，也会基于诸多类似基础数据来作出判断。主要的数据如下：

1）店铺星级（精选好评）：影响店铺星级的关键因素有精选评论的整体数量、质量及更新频率。

要想提升店铺星级，就要持续、稳定地增加精选好评。而成为精选好评的关键在于，评论必须客观真实。平台会通过每一个评论ID主体过往一段时间在平台内部浏览、搜索或购买等各种行为记录，判断该ID主体是否符合真实用户的身份。

自 2020 年以来，大众点评和美团平台对精选的审核越来越严格，以往的"刷好评"行为，该平台都可以识别出来。

目前，提升店铺星级和精选好评数量的最佳方案是机构可以设置一些针对性的激励措施（但注意避免纯粹的利益诱导），积极引导通过大众点评和美团平台到访体验的真实意向客户或成交客户，在体验或消费后在平台上进行真实的评论。

2）经营评分（金/银/铜牌商家）：获得店铺的金/银/铜牌商家，不仅能增强用户对机构的信任度与好感，还会让店铺获得在平台内相关版块或栏目区域的广告位资源，显著增加店铺的曝光机会。是否能拿到金/银/铜牌，主要取决于店铺经营评分。而影响店铺经营评分的具体项目和因素众多，包括店铺装修完整度、电话接通率、在线回复咨询的及时性等。

3）团购量和预约量：团购量和预约量是用户直观能看到的，最能体现店铺受消费者喜欢程度的两个重要数据指标。同一个类别的机构，如果其他要素相近，但其预约量和团购量与其他商家却相差甚多，给人的直观感受是完全不同的。

4）区域热门榜和好评榜：基于大众点评和美团平台的公信力，这两个平台评出的榜单，对用户进行商圈范围内的机构做直观比较和选择，有着很强的指导作用，也是许多商家颇为关注的运营环节。热门榜主要和店铺访问量有关，是平台根据划分的商圈范围，同类别商家综合的数据指标进行的热门度排名，其主要影响因素在于店铺访问量和收藏量等数据。好评榜主要由好评数量、质量及稳定频率等因素决定。

（3）推广通日常管理及效果优化

1）是否开通推广通。推广通相当于天猫的直通车广告，其本质在于购买平台的流量（当然也可以开通站外流量，不过一般不建议开通），是一种付费广告，既可以使商家在所属细分类目下排名更加靠前（类似于竞价排名广告），还可以借助平台大数据，主动推送给可能有潜在需求的人群（类似于信息流广告）。

对于以本地业务为主的教培机构，大众点评和美团平台的推广通获客效率还是很高的，不仅客户精准，而且成本相对较低。因此，一般建议开通。

2）开通时间。建议推广通在店铺装修和基础数据达到一定标准再开通（除非预算很充裕或者十分缺客源），否则如果这两个环节基础太过薄弱，同领域竞争对比毫无优势，甚至劣势明显，开通推广通，往往就会出现效果不稳定、成本较高的局面。

之所以如此建议，还是因为内容是推广的前提。如果店铺装修和内容呈现都很随意，各项主要数据也不理想，就算有流量，转化效率自然也会大打折扣。

3）推广通要怎么做才更有效？

要把推广通的每一分钱花好，效用最大化，是很有讲究的，推广通运营也有很多的数据统计和分析工作需要做。一般建议，只要不是投入特别少，都需要有专职人员来负责推广通的流量监控与调控、数据统计与分析、推广效果的持续优化这三大核心工作。如果没有专职人员，也需要有一个人把这个作为重要工作去研究、实践。做好推广通所带来的丰厚回报，会远远超过其人力成本。

大众点评和美团运营与其他所有网络运营工作一样，都十分烦琐，强调系统性和精细化，需要每一个环节甚至关键细节的有效匹配，才能产生卓越效果。在选对渠道和方法之后，系统计划和精细化操作，就是成败的关键所在。上述三大工作版块的相关介绍，是从思维层面进行的简要剖析，实际操作过程中，涉及的版块或事项会更多，也更加具体。

四、活动营销

1. 开业活动

开业活动是每一家店铺开业后必须要做的营销活动，企业经营里要非常重视开业活动，因为成功的开业活动，可以给一家新店带来第一批"种子客户"，"种子客户"到店后再通过店内的活动，促进其裂变、消费。开业活动的准备工作包含以下几个部分：

（1）制定营销方案

1）刺激客户到店：刺激客户到店的方法包括部分免费的体验、免费领礼品等，可以根据店内的情况进行设计。

2）刺激客户在店内消费：刺激客户在店内消费是评价开业活动最重要的指标，所以刺激消费是必须设计的环节，如可以设置消费抽奖、消费满额赠礼等活动刺激客户消费。

3）让客户再来消费：留住客户再来消费，常用的方法是办卡以及充值，可以根据店内的情况设计办卡充值的赠送活动，保证客户下次的消费，且回收店面开业的现金流。

4）客户裂变：让客户推荐身边的朋友到店内消费，常用的活动是分享有礼活动，可以采购一部分的小礼品，通过朋友圈分享，让客户到店消费后分享即得礼品，使开业活动让周边更多的人知晓。

（2）提前预热宣传

1）线下宣传。

一是地推的宣传，可以根据门店的地址进行一定程度的地推，如在马路周边发放传单、居民楼里发放传单、写字楼内发放传单等。

二是可以借助现有的线下媒体，如电梯内广告、居民楼的停车场广告、停车闸等，传递开业营销信息。

三是进行商家联动，如找到奶茶店、餐饮店进行传单的置换宣传，让周边的商家帮助做预热等。

四是借助其他资源，如周边的快递员和外卖员，让他们在送快递和外卖的期间进行广告派发。

2）线上预热。

一是可以利用公众号进行传播，通过当地关于吃喝玩乐的公众账号，经沟通后付费让其帮助宣传。

二是短视频达人探店体验，找到一些短视频的达人进行探店，在探店的视频中将开业信息传递给粉丝。

三是可以在小红书的平台找到探店达人，让地域的达人用图文的方式宣传门店的开业信息。

（3）活动执行

1）门店的物料布置：在门店要进行物料的布置，保证客户到店时能感受到开业活动的氛围。物料包括门店的吊饰、广告牌、灯箱、传单等，设计元素要统一，包括可以统一服装等，保证整体的活动氛围。

2）团队培训：根据制定的营销方案，对团队成员包括前台人员、按摩师等进行沟通和培训，并制定相应的话术，保证在活动过程中客户能更详细地了解活动内容，形成更好的效果。

3）活动监控及其复盘：正式活动开始后，作为管理者，要时刻监控包括各种物料礼品的消耗情况，监控客户的反馈情况，随时调整策略以及补充物料，后期统一进行复盘动作。

2. 充值活动

在企业经营中，设立会员、贵宾卡项目，是吸引顾客，并让顾客能持续性消费且能很好补充现金流的一种经营方法。贵宾卡可以彰显顾客身份，也可使其享受到更大的价格优惠、服务升级等福利。

贵宾卡的设立，可以分不同的级别，给予不同的优惠，让顾客根据自己的消费需求及能力，选择合适的级别。在特定的节假日（如周年庆、妇女节、教师节等），选择合适的主题及特定的人群，给予适合的开卡、充值优惠活动。

贵宾卡最好采用虚拟的卡，与手机或者微信捆绑，避免顾客没有带实体卡或者想让家人、朋友消费时，无法消费；同时也可以通过微信查看余额、消费记录甚至直接充值。

五、全员营销

俗话说得好，"金杯银杯，不如顾客的口碑"。口碑作为宣传的最好方式，也是最不需要成本的，只要服务好，信誉好，让顾客感到满意，使顾客自愿将店铺分享给身边的朋友，介绍他们到店体验，进行消费。让顾客参与到企业的营销中，能达到一传十、十传百的效果。

学习单元 2　人力资源管理

一、人力资源管理相关知识

1. 人力资源管理的概念

人力资源管理是指在经济学与人本思想指导下，通过各种管理形式和手段，如招聘、筛选、培训、薪资等，使组织内外相关人力资源能有效运作，满足组织现在及未来发展的需求，是保证组织共同目标实现与成员自身发展的最大化的一系列活动的总称。

2. 人力资源管理的意义

若想员工将工作完成好，需要为其指明目标、积极的引导、系统性的培训，用适合的方式好好对待员工，是保健按摩机构能长久经营的基本保障。因此，经营者要对保健按摩机构各个岗位的权责以及奖惩制度做出明确的规定，以保证保健按摩机构健康发展或稳步扩张。

二、人力资源管理的任务

1. 合理配备各级管理人员

当团队规模越来越大时，管理者需要任命或提拔团队中有管理能力的成员来辅助管理，但要明确其职责和权力范围，明确底线。因此，作为管理者的首要任务之一就是制定员工行为规范及岗位职责。辅助管理者和团队成员会按照相关规定来管理自己的言行。

（1）员工行为规范

1）对本职工作认真对待、遵纪守法，自觉遵守机构所有规章制度。

2）上班碰面时应与同事、领导主动打招呼。

3）遵守考勤制度，按时打卡或签到。如遇紧急情况，需报备上级领导做好请假流程与工作交接。不得擅自外出。

4）注重仪表，着工装、戴工牌，不准留长发、长须、长指甲，提前到岗更换工作服，佩戴工牌，检查仪容仪表，清理工作环境，消毒工具，及时更换使用过的毛巾、床单、拖鞋及其他用品。

5）上班期间轻言细语，不扎堆谈笑聊天，工作时间不可吃零食、不可吸烟，禁止工作期间接打私人电话。

6）需在员工休息区饮水及用餐，不得在工作场所进食及饮水。应分批就餐，在规定的时间内完成就餐，确保工作岗位有人值守。用餐后自觉清洁就餐区。

7）如有会议，应按时到达会议地点，不迟到不早退。认真参会并做好会议记录。因特殊原因无法到场参会人员，需提前报备。

8）发生客户投诉，按摩师不要退缩，也不要顶撞，态度诚恳真诚，耐心倾听。当日处理顾客投诉，并给予答复，不可以任何理由拖延。对有争议的问题，应摆事实讲道理，存在过错的话要主动道歉，并及时处理纠纷，同时要让上级领导知晓并提供协助。服从行业主管部门的管理，配合检查或整改。

9）团结友爱、互相关心、互相帮助，具有团结进取的集体主义精神。严禁在按摩店内拉帮结派，挑拨是非等。

10）要以文明礼貌、热情周到、快捷娴熟的专业技术服务于每位顾客，最大限度地满足顾客的合理要求。在对顾客服务时，要做到迎宾有问候声、谈话有称呼声、送客有道谢声、工作出现差错和失误有致歉声。严禁语言粗鲁、态度傲慢、与顾客争吵、侮辱谩骂顾客等。

11）自觉执行消防安全规定，当班负责人每日对安全、消防设施进行安全检查，并做好检查记录，预防盗窃和火灾等事故的发生。

12）爱护机构财物，严禁损坏、挪用、损公肥私等行为。

13）如果顾客有不合理要求，要礼貌而委婉地拒绝，并告诉顾客："您这样会影响我对您的服务，请您配合。"并及时告诉上级领导。

（2）岗位职责

1）前台岗位责任及工作内容

①做好预约记录，准确按顾客要求合理安排保健按摩师。

②做好按摩师预约、工作时长、空闲等各种状态的登记。

③做好与客户的准确沟通，与各部门做好配合、协调工作。

④做好上班前后的交接工作。

⑤熟练掌握办公软件操作。

⑥负责调度按摩师。当有顾客需要做按摩时，能及时按照顾客要求安排房间、床位和按摩师，并及时对已预定的房间和床位做好记录。

⑦对按摩师是否处于工作状态要统计清楚，以便能及时通知其提前做好接待客户的准备，也可以避免重复安排或让按摩师等候时间太长。

⑧顾客较多时应灵活调度按摩师，并注意与其他部门沟通，清楚知晓床位周转情况。

⑨负责统计按摩师的工作量。当按摩师对工作量有异议，要及时响应、核查、更改与解释。

2）保健按摩师岗位职责

保健按摩师属于特殊技术工种，其岗位职责要严格遵守下列各项规定：

①持证上岗：上岗成员需持职业资格证书、健康证等。

②规定着装：穿工作服，保持整洁干净，同时讲究个人卫生。

③遵纪守法：上下班、请假、休息等必须严格按照机构制度执行。严格服从领导的分配和安排，不做违法乱纪、犯罪的事情，发现违规行为应主动上报，不同流合污。

④礼貌待客：遵守工作场所的礼仪礼节，不卑不亢，理解、尊重顾客，注意语言沟通，做到心与心的共鸣。应全身心地投入到按摩服务中，对睡着或者喝过酒的顾客也不要间断按摩。保管好顾客财物，损坏和丢失顾客财物时，应主动道歉，自觉赔偿。对于顾客遗落的物品应设法及时与顾客取得联系，告知对方并约

定认领时间，同时要注意为其妥善保管。

⑤保密原则：以机构利益为重，不利于机构的话不说，不利于机构的事不做，时刻维护机构的口碑，保守商业机密。当顾客问到按摩店内部情况时，应回答："不好意思，我们最关心的问题是自己的手法是否会让您满意。"如果顾客指出不足之处，应该回答："我们一定努力改进，相信您下次光临时，不再出现类似的情况。"

⑥保护环境卫生：按摩床、按摩器具及用品及时消毒；给顾客提供舒适、安静的环境，严禁在店内大声喧哗。

⑦遵守操作流程：按摩师在接到工作指令后，应马上携带所需用品，整理仪容，调整精神状态，5分钟内到达指定的房间。与顾客接触时，要面带微笑进行自我介绍，如："××先生，下午好。我是××号按摩师，很高兴为您服务。"提示顾客正确宽衣，摘下手表、首饰等饰品，为顾客盖好按摩巾。如果顾客要求更换按摩师，应很有礼貌地对顾客说："请您稍等，我们为您重新安排按摩师。"按摩前确认客户的身体状况是否适合进行按摩，选择合适的按摩手法，并按规范的手法标准进行操作，手法要求做到：持久、有力、均匀、柔和、深透。按摩中要注意观察顾客的动态、表情、语言，根据顾客的具体情况，适时调整按摩力度与手法。如需使用器具辅助按摩时，要注意操作安全；若有多个按摩师在同一房间进行按摩，同事之间不得聊天，不得在房内大声喧哗，以免引起顾客的反感。与顾客交流时，要根据顾客的职业和性格特点，选择恰当的话题，把握分寸，多谈与健康有关的内容，多使用安慰和赞美的语言。同时要注意观察，当顾客疲劳需要休息时，应与其少交谈。按摩结束后，提醒顾客带好随身物品，帮助其做好整理工作，并有礼貌地恳请顾客对自己的服务提出宝贵意见和建议。在与顾客道别时，应说："××先生/女士，请慢走，希望能再次为您服务。"

2. 改革招聘制度，择优录用

在招聘时，管理者应看重保健按摩师的职业道德。保健按摩师的职业道德，是指保健按摩师在从事按摩工作过程中应遵循的与按摩职业相适应的行为规范。具体体现在如下三个方面：

（1）遵纪守法

遵守法律是按摩师的底线，也是行业得以持续发展的重要保证。按摩师应遵守《中华人民共和国劳动法》《公共场所卫生管理条例》《治安管理处罚条例》等相关的法律法规，持证上岗，依法执业。对自己和客户负责。

（2）客户至上

按摩师要以客户至上。积极与客户沟通，理解客户的想法，对客户负责，应以客户需求为首。同时，提高自我，认真钻研业务，热爱学习，丰富专业知识；勤于练习，精进按摩手法。此外，做好客户跟进，保持联系，及时解决客户需求。

（3）讲究文明与卫生

做事稳重，举止大方，与同事、客户交谈要文雅、行为要守规矩，待人接物热情有礼。另外，保持清洁卫生是按摩师必须养成的卫生习惯，严格执行消毒卫生制度，不但要讲究个人卫生，还要保持工作环境和按摩用具的卫生，防止发生交叉感染。给客户提供安全、舒适、卫生、清静的环境。

3. 做好劳动考核，提供人事管理依据

对员工定期进行考评是激励机制的一个有效措施，通过考评可以有效地激发员工的工作积极性，对工作不断产生挑战的热情。

（1）员工考评的原则

定期考评。建议按季度对员工进行考评，在考评前应充分与员工沟通，让员工明白考评不是为了考核而考核，而是作为对自己工作的思考和反省，为其在这个行业有更好的发展而去发现自己的优势和劣势。而且在考评前，对员工要有充分的了解，确保考评公平、公正、公开。

（2）考评内容的设置

考评制度不可能一次就做得很完美，管理者应根据实际情况制定考评内容，并不断优化、完善考评制度，将员工的工作表现、工作完成情况、对待工作的态度和积极性、对应的报酬奖金相结合，形成一套沟通、面谈、反馈、改进的机制，可以对工作进行监督指导，对员工起调动积极性和提高工作效率的制度体系，可以为员工的晋升、调配、培训、劝退提供真实有力的依据。

（3）员工考评的内容

1）工作态度：主要考评员工对待工作的积极性，是否爱岗敬业。包括是否遵守规章制度、考勤情况、是否主动接单还是推脱、挑选客户等。

2）工作素养：主要考评员工的工作积极性、学习主动性和对待本职工作的认真程度，注重个人修养，讲职业道德，注重个人形象，维护机构形象等。

3）工作能力：主要考评员工在不同工作阶段中应具备的工作能力和业务能力。如获客能力、沟通能力、技术能力、合作能力等。

4）工作绩效：主要考评员工完成工作任务情况，执行工作纪律情况，工作作

风和服务意识的情况。

（4）员工考评的方法

1）上下级一对一面谈：是管理者直接找员工一对一面谈的方式，对员工现阶段工作与学习的进度和规划、所遇到的困境，进行全面了解与指导，进行考评。

2）同级别比较：将相近时间入职的同事划为不同考评梯队，按照不同成长阶段对应的工作要求的标准进行横向比较，如工作完成量、客户满意度、掌握的技能等进行综合考评。

3）小组评议：所在部门的同事组织起来进行集体考评，分别对组内成员按照所定规则逐一评议，由小组组长负责如实记录评分及评语。

4）个人自我评价：由员工对本人自我的工作表现做出评价，多以评分表等书面形式提交给管理者，再由管理者做出打分评定。

三、加强员工培训，提高员工素质

1. 员工培训的形式

培训形式多种多样，一般要结合培训对象和培训目的来制定培训形式。主要的培训形式有参加各种专题讲座、学术研讨会、公司内部培训、外派进修学习、案例分享等，要不断通过各类培训，提高员工的专业知识和服务技能。在培训中要分阶段考核，不断发现优秀人才并记录考核成绩，给予张榜表扬或奖励，鼓励员工坚持学习，终身成长。

2. 员工培训的内容

（1）入职培训

新员工入职后，应接受系统培训，待符合要求后，才可承担相关工作。新员工的培训主要包括了解机构的文化历史、学习机构的规章制度、了解岗位分工及工作职责、熟悉工作流程及收费价格、学习机构的按摩手法规范。

（2）职业技能培训

职业技能培训主要是培训按摩手法、医学知识等与专业相关的知识，提升业务水平和操作技能，增加履行岗位职责的能力。

（3）服务能力培训

服务能力培训是学习与服务相关的知识，包括沟通能力、心理学知识、销售知识等。

（4）管理能力培训

管理能力培训是对担任管理职责或打算培养成管理着的人员重点进行管理能力的培训。

3. 员工培训要求

（1）培训内容需要与机构及个人实际情况紧密结合

培训内容应根据机构的发展目标，制定培训规划，每一个员工则依据个人条件以及工作需求参加不同的培训。分层次、分类别开展内容丰富、形式灵活的培训，增加培训的针对性和实效性，确保培训质量。

（2）员工的培训过程应该有完善的记录

培训工作应当制度化，每个员工的培训过程都应当有完善的记录并建成培训档案。通过平时的考评逐步帮助学员树立正确的学习动机和态度，掌握学习方法，具有善于发现问题、敢于提出问题、能够解决问题的敏锐性、思维能力和实践能力。

（3）培训后需要跟踪考核

考核的目的是检验员工的培训效果，对培训做出合理的判断，考核不能游离在教学之外。

参考文献

［1］中华中医药学会. 中医体质分类与判定（ZYYXH/T157-2009）［J］. 世界中西医结合杂志, 2009, 4（4）: 303-304.

［2］国家中医药管理局脑病急症协作组. 中风病诊断与疗效评定标准（试行）［J］. 北京中医药大学学报, 1996, 19（1）: 55-56.

［3］中国中西医结合学会神经科专业委员会. 脑梗死和脑出血中西医结合诊断标准（试行）［J］. 中国中西医结合杂志, 2006, 26（10）: 948-949.

［4］朱彩虹. 生产实习中"高原现象"的成因及对策［J］. 职业, 2014（9）: 99.

系文部